U0570044

检验与临床思维案例
内分泌疾病

第二辑

总主编 王成彬

主　编 闫存玲　李贵星　程歆琦

副主编 张　钧　胡　敏　董作亮　方　琪

科学出版社

北　京

内 容 简 介

本书汇集了全国多家医院内分泌疾病检验和临床沟通与融合的 42 个典型案例。全书共分五部分，分别为"甲状腺、甲状旁腺疾病""肾上腺疾病""糖代谢紊乱""性激素分泌异常""其他相关疾病"。每个案例由概述、案例经过、案例分析、知识拓展、案例总结、专家点评六部分组成。本书最大的特点是所有案例均由检验医师与临床医师沟通合作后共同完成，体现了检验与临床协作配合、融合发展。

本书可供各级医疗机构临床医师与检验科医师参考和阅读，有助于医务工作者掌握检验与临床结合的思维方法，对一线检验与临床工作者均具有重要的指导价值。

图书在版编目（CIP）数据

检验与临床思维案例 . 内分泌疾病 . 第二辑 / 王成彬总主编；闫存玲，李贵星，程歆琦主编 . — 北京：科学出版社，2024.8. — ISBN 978-7-03-079136-8

Ⅰ . R446.1

中国国家版本馆 CIP 数据核字第 2024FZ2855 号

责任编辑：丁慧颖 / 责任校对：张小霞
责任印制：肖　兴 / 封面设计：吴朝洪

科学出版社 出版
北京东黄城根北街16号
邮政编码：100717
http://www.sciencep.com

北京中科印刷有限公司印刷
科学出版社发行　各地新华书店经销

*

2024年8月第 一 版　开本：787×1092　1/16
2024年8月第一次印刷　印张：15 3/4
字数：360 000

定价：128.00元
（如有印装质量问题，我社负责调换）

总主编简介

王成彬 中国人民解放军总医院第一医学中心主任医师，南开大学兼职教授、博士研究生导师。先后担任中华医学会第十届检验医学专业委员会主任委员、北京分会常务委员及第十二届检验医学专业委员会主任委员，中国质谱学会临床质谱专业委员会主任委员，中国仪器仪表学会医疗仪器分会副理事长，中国医师协会检验医师分会常务委员，世界华人检验与病理医师协会副主任委员，中国合格评定国家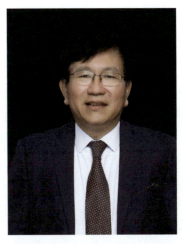认可委员会临床实验室专业委员会副主任委员，国际临床化学与检验医学联合会（IFCC）新冠疫情管理专业委员会委员，国际实验室血液学协会（ISLH）委员等职务。作为负责人先后承担科技部重点研发计划、国家科技支撑计划、国家自然科学基金等项目。获省部级二等奖5项。在国内外期刊发表学术论文400余篇，其中SCI论文近200篇，主编、主译专著10部。

主 编 简 介

闫存玲　北京大学第一医院检验科，副主任/主任技师，主要从事临床免疫学检验、实验室质量管理等工作。担任中华医学会检验医学分会第十届委员会青年委员会副主任委员，北京医学会检验医学分会委员兼秘书，北京医师协会检验专科医师（技师）分会常务理事，中国分析测试协会标记免疫分析专业委员会常委，中国中西医结合学会检验医学专业委员会肿瘤分子诊断专家委员会副主任委员，中国合格评 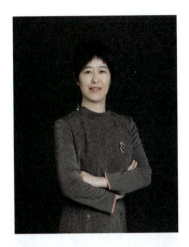定国家认可委员会（CNAS）医学实验室技术评审员，《中华检验医学杂志》通讯编委，全国卫生人才评价领域专家等。

李贵星　四川大学华西医院实验医学科，教授，硕士研究生导师。华西临床医学院检验系生化教研室负责人，中华医学会检验医学分会临床生物化学学组委员，四川省康复医学会检验医学专委会副主任委员，全国高等医药院校临床生物化学专业组常务理事，中国麻醉学会检验与临床分会全国委员，《检验医学与临床》常务编委，《国际检验医学杂志》特邀审稿专家，《临床肝胆病杂志》审稿专家。荣获"四 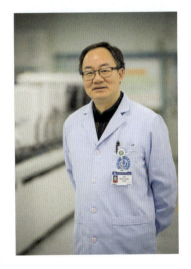川大学青年骨干教师""学生心目中最喜爱的教师""优秀进修带教老师"称号。发表SCI及核心期刊文章125篇。作为主编、副主编及参编人员编写国家级规划教材及专著27部。负责及主研国家级和省部级课题10项，获省级奖项3项。

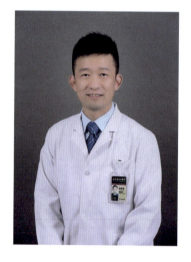

程歆琦 北京协和医院检验科副主任，医学博士，主任医师，硕士研究生导师。本科毕业于中国医科大学临床医学专业，主要从事临床化学、定量免疫学检验、实验室管理及内分泌疾病的实验室诊断。主持省部级以上课题多项，以第一作者和通讯作者发表SCI及核心期刊文章50余篇。担任 *Practical Laboratory Medicine* 编委，《中华检验医学杂志》通讯编委，*Endocrine*、*J Clin Lab Anal*、《中华检验医学杂志》《中华内科杂志》《中华预防医学杂志》等的审稿专家。

编 审 人 员

总 主 编　王成彬

主　　编　闫存玲　李贵星　程歆琦

副 主 编　张　钧　胡　敏　董作亮　方　琪

编　　委　（以姓氏笔画为序）

王　琳	王　新	王万海	王永斌	王承缙
王彩梅	王蓓丽	牛志立	方跃华	邓朝晖
古　艳	卢　婉	田　野	吕庆国	朱钰菁
刘　灿	刘肖瑛	闫存玲	关海霞	许建成
孙树凯	杜鲁涛	李　伟	李　菡	李叶静
李妍淳	李松涛	李肃宁	李贵星	李洪春
李健航	杨佳锦	岑常古	何　庆	宋紫冰
张　钧	张　彦	张欢欢	张海清	陈　武
陈　适	陈　浩	周翔海	孟　琦	胡　敏
俞宛君	徐积兄	徐韫健	高　莹	黄　鋆
崔丽丽	崔晓娟	银联立	彭　伟	董作亮
蒋瑞妹	覃世递	程歆琦	童永清	曾　媚
曾璐璐	谢　彬	强佳祺	管佩钰	谭　佳

点评专家　（以姓氏笔画为序）

于　健	王　旭	王　睿	王从容	王梅华
邓智勇	叶凯云	田清武	宁乐平	邢广群
向　田	刘　萍	刘艳秋	江　淼	李贵星
杨必成	肖　玲	肖振州	吴　芳	吴丹蓉
何　庆	沈　芸	张　玫	张月香	张立群
陈　适	陈载融	林勇平	赵国宏	胡　敏

高　凌　郭瑞金　黄毅文　龚　倩　章江南
隋　洪　彭　宽　谢　丽　戴淑琴

编　者（以姓氏笔画为序）

丁　莉　马　丽　马黎丽　王　宁　王　旭
王　硕　王　潇　王丹丹　文　青　文　茜
方靖舒　邓燕琼　田　芬　田　然　冉晨曦
宁侯发　朱秀芬　刘　铭　刘丰民　汤绍芳
孙水雅　李　伟　李　梅　李乃健　李玉秀
李佳琦　李信乐　肖　楠　肖艳萍　时夏捷
吴　宇　吴燕萍　何　庆　沙宇菁　张　兰
张　婕　张　薇　陈　适　邵新宇　罗　微
罗丽华　岳玉林　姜关祎清　袁　涛　袁梦华
袁慧珍　徐国玲　唐超燕　黄燕妮　彭　宽
董作亮　韩　雪　舒俊俊　曾庆祥　曾柏涛
曾婷婷　蔡芸莹　熊　钦　黎　明　潘　慧
穆丹妮

序　言

检验医学经过改革开放以来40多年的快速发展,整个学科在实验室环境、人员素质、仪器设备、质量管理等方面发生了巨大变化。在此基础上如何进一步加快学科发展,不断提升检验医学在临床疾病诊疗中的地位,促进检验医学与临床医学的融合发展,持续提升检验医生对临床疾病的诊疗能力成为学科发展的重要内容。检验医生的临床沟通、咨询和会诊能力的提升有赖于临床和实验室工作经验的长期积累,以及二者交叉融合实践的训练。同时,检验医学是联系基础医学与临床医学的纽带,是多学科的组合体。现代检验医学倡导以患者为中心,以疾病诊疗为目的,因此加强检验医学工作人员主动学习临床知识、开展检验与临床对话显得尤为重要。

鉴于此,在中华医学会检验医学分会指导下,2021年由检验医学新媒体主办了"第一届全国检验与临床思维案例展示"活动,通过全国征稿,初审、专家复审及现场评审,将选出的优秀案例进行线下展示和线上直播,受到了业内的一致好评。本书即从众多来稿中选出优秀案例编辑而成。书中案例的编写都是在检验医生与临床医生的反复沟通中完成的,本书为检验与临床协作配合、融合发展的成果。本书可供各级医疗机构临床医生和检验医生阅读与参考,有助于医务工作者掌握检验与临床结合的思维方法,对一线检验与临床工作者均具有较强的指导价值。

检验与临床的融合发展,不是一朝一夕的事情,不仅需要检验医生树立理念、不懈努力,更需要检验医生与临床医生的相互包容和理解;中华医学会检验医学分会历来十分重视检验与临床的融合发展,鼓励检验医生在日常工作中加强同临床医生的对话。我希望每年通过举办此类检验与临床思维案例展示活动及以出版相关系列图书为契机,持续推进检验与临床的沟通和融合;希望年轻一辈的检验医生,在今后的工作中更加积极主动地与临床医生沟通,为多学科的融合发展建言献策!

2022年10月

前　言

随着检验技术的不断发展，新技术、新方法、新项目层出不穷，检验指标应用领域和应用内涵不断拓展，新的干扰因素和新的问题等也不断出现。如何才能解读好检验数据，更好地助力临床疾病诊疗和健康管理工作，引起了临床及检验同仁的高度关注。

因此，为了更好地推进检验与临床的沟通交流，真正用好检验指标，并进一步推动检验医学的发展和骨干队伍建设，自2021年起由中华医学会检验医学分会青年委员会作为指导单位，检验医学新媒体作为主办单位，通过网络面向全国医院开展了检验与临床实用典型案例征集系列活动，并于2023年2月出版了《检验与临床思维案例·内分泌疾病》。本书的出版不仅带动了各级医院检验与临床"共话"交流的热潮，也促进了检验与临床的融合发展，得到全国广大检验与临床同仁的高度认可。

案例征集系列活动持续得到全国检验和临床同仁的大力支持和积极响应，2022年陆续收集到190个内分泌相关案例，在前期活动广泛交流学习的基础上，后续案例在案例分析、知识拓展及稿件整体质量方面都有明显提升。经过专家初审、比赛评比、专家现场点评和进一步指导，42个案例经过修改完善后入选《检验与临床思维案例·内分泌疾病》(第二辑)。希望本案例集的陆续出版为广大检验与临床同仁带来更多交流探讨的契机，持续带动检验与临床"共话"交流的热潮，更深入发挥检验指标在疾病诊疗中的作用，更好助力患者健康。

再次感谢所有编者，感谢所有审稿专家和点评专家严谨、务实、专业的指导！也希望广大读者给予批评指正，并期待更多的编者参与后续的案例分享。

闫存玲　李贵星　程歆琦　检验医学新媒体

2024年1月于重庆

目　　录

第一部分　甲状腺、甲状旁腺疾病

1　反复肾结石的诊疗过程分析 ………………………………………… 3

2　降钙素原异常升高的诊疗过程 ……………………………………… 9

3　促肾上腺皮质激素异位肿瘤 ………………………………………… 14

4　甲状腺功能结果异常的原因分析 …………………………………… 19

5　甲状旁腺功能减退症 ………………………………………………… 25

6　三发性甲状旁腺功能亢进症 ………………………………………… 28

7　甲状旁腺激素假性升高 ……………………………………………… 32

8　甲状腺髓样癌 ………………………………………………………… 36

9　自身免疫性多内分泌腺病综合征 …………………………………… 40

10　毒性弥漫性甲状腺肿合并Gitelman综合征 ………………………… 46

11　免疫相关不良反应导致的甲状腺功能异常 ………………………… 52

第二部分　肾上腺疾病

12　21-羟化酶缺陷导致的先天性肾上腺皮质增生症 …………………… 59

13　继发性肾上腺皮质功能减退症引起的低钠血症 …………………… 66

14　肾上腺皮质结节状增生 ……………………………………………… 70

15　库欣综合征引起的继发性骨质疏松症 ……………………………… 75

16　非促肾上腺皮质激素依赖性库欣综合征 …………………………… 80

17　Liddle综合征导致的低钾血症 ……………………………………… 86

18　原发性醛固酮增多症 ………………………………………………… 91

19　肾上腺CT未见异常的原发性醛固酮增多症 ……………………… 96

20　库欣综合征继发甲状腺功能异常分析 ……………………………… 102

21　继发性肾上腺皮质功能减退症 ……………………………………… 107

第三部分　糖代谢紊乱

22　1型糖尿病导致的低血糖频发 ……………………………………… 115

23　线粒体糖尿病 ………………………………………………………… 121

24 胰岛素自身免疫综合征 ………………………………………………… 125

25 儿童酮症酸中毒的诊疗过程分析 ……………………………………… 132

26 高胰岛素与血糖调节异常的分析 ……………………………………… 138

27 糖尿病酮症酸中毒合并高胰酶血症 …………………………………… 143

28 氯吡格雷致胰岛素自身免疫综合征的诊疗过程分析 ………………… 149

29 免疫性胰腺炎导致的暴发性1型糖尿病 ……………………………… 155

第四部分　性激素分泌异常

30 老年男性人绒毛膜促性腺激素增高 …………………………………… 161

31 垂体柄阻断综合征致多种激素缺乏 …………………………………… 164

32 老年女性高雄激素血症的诊疗过程分析 ……………………………… 168

33 雄激素不敏感综合征 …………………………………………………… 175

34 完全型雄激素不敏感综合征 …………………………………………… 182

35 年轻女性高雄激素血症 ………………………………………………… 188

36 睾酮水平异常升高的诊疗过程分析 …………………………………… 194

第五部分　其他相关疾病

37 肺大细胞神经内分泌癌 ………………………………………………… 205

38 反复脆性骨折 …………………………………………………………… 211

39 下丘脑综合征 …………………………………………………………… 217

40 天冬酰胺合成酶缺乏症 ………………………………………………… 224

41 继发性骨质疏松症患者骨转换标志物监测的分析 …………………… 228

42 肝癌综合治疗导致的脑垂体激素水平异常 …………………………… 235

第一部分

甲状腺、甲状旁腺疾病

1　反复肾结石的诊疗过程分析

作者：谭佳[1]，蔡芸莹[2]（云南省第一人民医院：1.检验科；2.内分泌科）
点评专家：郭瑞金（云南省第一人民医院内分泌科）

【概述】

原发性甲状旁腺功能亢进症（PHPT）起病隐匿，误诊率较高，常以反复肾结石肾绞痛、骨质疏松、高钙造成的心血管、神经系统病变甚至消化道症状为首发。PHPT不易确认的原因：一方面在于首诊医师对PHPT的临床表现认识不够；另一方面主要是PHPT的临床表现不典型。在对PHPT症状进行临床诊疗时，需要进一步了解症状背后的根本原因。

【案例经过】

患者，男性，78岁，于2022年4月8日就诊于笔者所在医院睡眠中心，既往5年"反复出现高尿酸血症、痛风、肾结石"。患者4月8日检验结果如表1-1所示。患者甲状腺功能如表1-2所示。

表1-1　患者4月8日检验结果

项目	结果	单位	参考范围
AST	39	U/L	15～40
ALT	27	U/L	9～50
AST/ALT	1.44		
TBIL	7.1	μmol/L	0～26
DBIL	3	μmol/L	0～6.8
UBIL	4.1	μmol/L	0～13.7
TP	80.2	g/L	65～85
ALB	44.3	g/L	40～55
GLB	35.9	g/L	20～40
A/G	1.23	g/L	1.2～2.4
BUN	14.5 ↑	mol/L	3.6～9.5
CR	175 ↑	μmol/L	57～111
UA	487 ↑	μmol/L	178～416
GFR	31.4	ml/（min·1.73m²）	
Cl	109	mmol/L	99～110
Na	139	mmol/L	137～147

续表

项目	结果	单位	参考范围
K	4.5	mmol/L	3.5～5.3
Ca	2.86 ↑	mmol/L	2.11～2.52
P	0.78 ↓	mmol/L	0.81～1.45
HCO_3^-	24	mmol/L	22～29
AG	6	mmol/L	8～16
CYSC	2.8 ↑	mg/L	0.53～1.02

注：AST. 天冬氨酸转氨酶；ALT. 丙氨酸转氨酶；TBIL. 总胆红素；DBIL. 结合胆红素；UBIL. 非结合胆红素；TP. 血清总蛋白；ALB. 白蛋白；GLB. 球蛋白；A/G. 白球比；BUN. 尿素氮；CR. 肌酐；UA. 尿酸；GFR. 肾小球滤过率；Cl. 氯；Na. 钠；K. 钾；Ca. 钙；P. 磷；HCO_3^-. 碳酸氢根；AG. 阴离子间隙；CYSC. 胱抑素C。

表1-2 患者甲状腺功能检测结果

项目	结果	单位	参考范围
促甲状腺激素（TSH）	2.52	mIU/L	0.27～4.20
甲状腺激素（T_4）	94.55	nmol/L	66～181
三碘甲状腺原氨酸（T_3）	1.64	nmol/L	1.3～3.1
血清游离甲状腺素（FT_4）	14.94	pmol/L	12.0～22.0
游离三碘甲腺原氨酸（FT_3）	5.07	pmol/L	3.1～6.8
抗甲状腺球蛋白抗体（ATG）	15.8	IU/L	<115
抗甲状腺过氧化物酶抗体（TPO）	10.2	IU/L	<34

患者甲状腺功能基本正常，生化结果显示存在肾功能不全，血清钙水平如表1-3所示，超过参考范围上限。查看实验室各个相关项目质控情况，发现质控合格，近1个月未发现失控情况。同时，患者标本无溶血、乳糜血、脂血。实验室检查结果可靠。再查看患者病史，了解患者近几年的电解质情况。

表1-3 患者2018～2021年血清钙水平检测情况

时间	2018年5月	2018年9月	2019年7月	2021年3月	2021年3月	2021年3月	2021年4月
钙（mmol/L）	2.70	2.71	2.90	2.97	2.86	2.62	2.73

病因分析：引起高钙的原因有很多，主要依据甲状旁腺激素（PTH）是否持续性升高分为肿瘤依赖性高钙血症（非PTH依赖性）、非肿瘤依赖性高钙血症（PTH依赖性）。

4月24日检验结果反馈：PTH（全段）为445.3pg/ml ↑。检验医师查看患者病史，发现除高钙和高PTH外，在过去的5年内有反复的肾结石、痛风病史。联系首诊科室医师，告知患者可能存在"原发性甲状旁腺功能亢进症"，建议内分泌科会诊。首诊科于4月25日行腹部、盆腔CT，显示双肾、右输尿管下段近膀胱入口处多发结石。检验医师和内分泌科医师及时沟通，临床怀疑甲状腺旁腺功能亢进症，完善甲状腺及甲状旁腺超声，必要时行甲状旁腺甲氧基异丁基异腈（MIBI）显像以明确甲状旁腺腺瘤。甲状腺B超：①甲状腺右侧叶多发囊性结节，性质待查，胶质囊肿可能（TI-RADS 2类）；②甲状腺左侧叶多发结节，性质待查，结节性甲状腺肿合并胶质囊肿可能（TI-RADS 2类）；③甲状腺左侧叶中分背侧似包膜外实性结节，性质待查，甲状旁腺腺瘤可能；④甲状腺双侧叶显示尚均匀声像（请结合甲状腺功能检查）；⑤双侧颈部未见明显肿大淋巴结声像。

　　4月27日患者以"右肾积水伴右侧肾输尿管结石"转入泌尿外科。泌尿道手术后因甲状旁腺腺瘤（2.2cm×1.5cm×1.2cm）、PTH升高，高钙低磷症状转入乳腺甲状腺外科。5月7日行"左侧上甲状旁腺腺瘤切除术"。病理结果显示左上甲状旁腺腺瘤。

　　术后患者需要监测血清钙和PTH，结果如表1-4所示。患者术后PTH检测水平如表1-5所示。

表1-4　患者术后血清钙检测水平

日期或时间	血清钙（mmol/L）	判断	参考范围
4月8日	2.86	↑	2.11～2.52mmol/L
5月5日	2.53	↑	
5月9日手术后6：06	2.53	↑	
5月9日手术后23：10	2.23	无异常	

表1-5　患者术后PTH检测水平

日期或时间	PTH（pg/ml）	判断	参考范围
4月24日	445.3	↑	15～68.3pg/ml
5月7日手术后13：45	21.8	无异常	
5月7日手术后22：36	2.7	↓	
5月9日手术后6：06	5.4	↓	
5月9日手术后23：10	14.1	↓	

【案例分析】

1. 临床案例分析

　　该患者临床表现为反复肾结石，化验提示持续高血钙、高PTH，肾功能受损，最终经手术病理检查证实为原发性甲状旁腺功能亢进症。目前认为甲状旁腺切除术是原发性甲状旁腺功能亢进症的根治性治疗方法，适用于有症状的患者（肾结石和骨质疏松性骨折）。

　　对于手术治疗的患者，切除腺瘤后，术后应长期随访25-羟维生素D（25-OHD）、尿钙、尿磷水平及泌尿系结石和骨代谢状况。对疑似原发性甲状旁腺功能亢进症术后未缓解患者应评估术后6个月血清PTH及血清钙。如术后第1天血清PTH降至正常，在术后数周PTH又升高的患者，要考虑低钙血症、维生素D缺乏等因素导致的继发性甲状旁腺功能亢进症。

2. 检验案例分析

　　对于甲状旁腺腺瘤引起的原发性甲状旁腺功能亢进症的诊治，检验指标发挥重要作用，表现在及时发现患者在睡眠中心就诊期间高钙、低磷、高PTH及肾功能损伤等，且伴有反复肾结石，并告知临床医师及家属，为该患者诊治原发性甲状旁腺功能亢进症提供了线索，也为临床找到了导致患者反复肾结石的根本原因。

检验科提供的血清钙和PTH水平，不仅帮助临床医师还原疾病的真相，还为患者的术后监测和评估提供依据，表现为血清钙（图1-1）、血清PTH变化趋势（图1-2）。

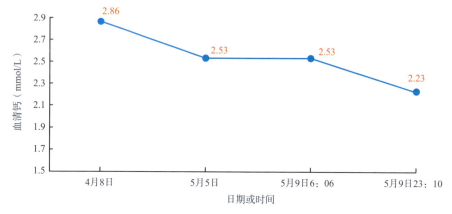

图1-1　患者血清钙变化趋势

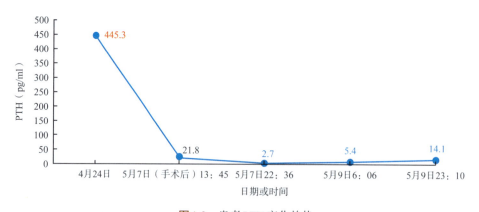

图1-2　患者PTH变化趋势

血清钙、PTH变化分析：患者因甲状旁腺腺瘤出现血清PTH升高，PTH与骨和肾脏的PTH受体结合，使骨吸收增加，导致钙释放入血，肾小管重吸收钙的能力增加，并增加肾脏1,25-二羟维生素D_3[1,25-（OH）$_2D_3$]——活性维生素D的合成，后者作用于肠道，增加肠钙吸收，导致血钙升高。血清钙升高到一定水平导致尿钙排量增多。原发性甲状旁腺功能亢进症时尿磷排出增多，血磷水平随之降低。由于尿钙和尿磷排出增加，磷酸钙、草酸钙等钙盐沉积而形成肾结石、肾钙化。因此，患者反复出现肾结石。5月7日甲状旁腺腺瘤切除术后高钙血症及高PTH血症即被纠正，骨吸收指标迅速下降，血清钙及PTH短期内降至正常。

【知识拓展】

（1）甲状旁腺功能亢进症：在临床上可分为原发性、继发性和三发性3种，以原发性和继发性甲状旁腺功能亢进症多见。原发性甲状旁腺功能亢进症发病原因包括甲状旁腺腺瘤、甲状腺增生和甲状腺癌，病变可单发，也可多发，其中85%的原发性甲状旁腺功能亢进症是由单发腺瘤引起的。原发性甲状旁腺功能亢进症常涉及多个系统，多以乏力、易疲乏等一系列非特异性症状为首发症状，常合并骨骼系统、泌尿系统、消化系统、心血管系统、神经精神系统等的症状。

（2）无症状型甲状旁腺功能亢进症（NPHPT）：患者虽然血清PTH升高，但血钙仅轻微升高，患者通常没有与高血钙和PTH过多相关的经典症状和体征。国内暂无无症状型原发性甲状旁腺功能亢进症流行病学数据，但被越来越多地诊断出来，在欧美国家无症状型原发性甲状旁腺功能亢进症占原发性甲状旁腺功能亢进症的80%[1]。诊断NPHPT有较为严格的标准：患者白蛋白校正的总血清钙或离子钙需要一直正常；必须排除引起继发性甲状旁腺功能亢进症的原因，如维生素D不足和肾功能减退。患者的血清25-OHD水平需持续≥75nmol/L（30ng/ml），估算肾小球滤过率（eGFR）＞60ml/min[2]。还需要排除其他可能造成血清PTH升高的用药和疾病，如应用噻嗪类利尿剂和锂制剂、高尿钙和存在与钙吸收不良有关的胃肠道疾病等。

（3）PTH检测方法的发展：①放射免疫分析（RIA）：20世纪50年代建立了放射免疫分析方法后，以甲状旁腺提取物为抗原制出对应的抗体，从而建立PTH的放射免疫分析方法。由于缺乏足够的敏感度，且特异度不能满足专一检出活性完整PTH（intact PTH）。其后，通过人工合成不同肽段的PTH，PTH的放射免疫分析法准确性显著提高。可测量：C端特异的RIA，即PTH_{69-84}；中间端的RIA，即PTH_{44-53}和PTH_{53-68}；N端的RIA，即PTH_{1-36}。②免疫放射测定法（IRMA）：采用2个识别完整PTH不同部位的抗体，其一识别PTH_{1-84}的C端，另一个抗体识别N端。通过2个抗体识别完整PTH不同部位，显著提高识别完整PTH的准确性和特异性。目前大部分化学发光方法处于第二代定量测定方法水平。③第三代定量测定方法：最近特异识别人PTH_{1-6}氨基酸序列的抗体制备成功，建立了只能检出PTH_{1-84}而不与PTH_{7-8}反应的方法，使PTH_{1-84}的测量结果更接近真实情况。PTH的不稳定性：血清中PTH存在多种形式，如完整PTH、N-PTH、C-PTH、M-PTH等。不同方法所使用的单克隆抗体针对抗原的位点不同，造成结果差异较大。PTH的异位合成：甲状旁腺外组织也可以合成PTH，高特异免疫检测和mRNA分析结合发现，存在异位PTH产生，如肺癌患者在非甲状旁腺组织中PTH基因5′端调节区的不正常，从而转录产生PTH。同时，实验室在报告PTH结果时，应该注明为哪一片段或哪一代的PTH实验室检测方法（表1-6）。

表1-6　PTH检查方法及相应数值参考范围

方法	参考范围
罗氏 Elecsys PTH intact 或 Elecsys PTH intact stat	1.6～6.9pmol/L（15～65pg/ml）
罗氏 Elecsys PTH（1-84）biointact（第三代）	1.58～6.03pmol/L（14.9～56.9pg/ml）

续表

方法	参考范围
DPC2000 intact PTH	1.3～6.8pmol/L（12～65pg/ml）
Centaur intact PTH（第三代）	1.48～7.63pmol/L（14～72pg/ml）

【案例总结】

作为检验人员应该善于发现问题，透过现象看本质，特别是在患者检测项目不齐全，就诊科室不对，接诊医师对其他学科认识不全面的情况下，更应该完善与临床医师的沟通机制，向临床医师提供合理的提示与建议，以达到更好地服务于临床与患者的目的，进而提升检验工作价值。

【专家点评】

原发性甲状旁腺功能亢进症起病隐匿，常规生化检测仅提示血清钙轻度偏高，容易被非内分泌科医师忽略。本例患者以反复肾结石、痛风起病，曾于外院泌尿外科、风湿免疫科就诊，多次行体外震波碎石，泌尿系结石反复发生。于笔者所在医院就诊时发现，高血钙、低血磷，PTH升高，符合甲状旁腺功能亢进症的表现，结合甲状旁腺影像学检查，考虑甲状旁腺腺瘤，经外科手术探查发现甲状旁腺占位，病理确诊为原发性甲状旁腺腺瘤，本例患者经手术治疗后，血清钙水平恢复正常，PTH恢复正常。甲状旁腺切除术是原发性甲状旁腺功能亢进症最有效的治疗手段。原发性甲状旁腺功能亢进症是一种可以根治的内分泌疾病，在诊断的过程中要注意与引起高钙血症、高PTH血症的疾病鉴别，这些疾病的鉴别需要检验科的参与。

参 考 文 献

[1] 中华医学会骨质疏松和骨矿盐疾病分会，中华医学会内分泌分会代谢性骨病学组. 原发性甲状旁腺功能亢进症诊疗指南[J]. 中华骨质疏松和骨矿盐疾病杂志，2014，7（3）：187-198.

[2] 代文杰，喻庆安. 原发性甲状旁腺功能亢进症围手术期处理中国专家共识（2020版）[J]. 中国实用外科杂志，2020，18（7）：579-583.

2　降钙素原异常升高的诊疗过程

作者：王永斌，黄燕妮（昆明医科大学第三附属医院核医学科）

点评专家：邓智勇（昆明医科大学第三附属医院核医学科）

【概述】

　　降钙素原（procalcitonin，PCT）作为细菌感染的重要标志物，具有较高的敏感度和特异度，已广泛应用于临床。降钙素（calcitonin，CT）与PCT在蛋白质的生物合成上有一定的联系，但在生物学功能和临床应用中存在较大差异[1]。PCT是一种无激素活性的降钙素前肽糖蛋白，PCT由降钙素基因（*CALCA*）控制（图2-1）。在人体正常生理状态下，甲状腺滤泡旁细胞（又称C细胞）通过升高的血钙、糖皮质激素、降钙素基因相关肽（CGRP）、胰高血糖素、胃泌素或β肾上腺素能刺激，将PCT完全转化为CT，因此正常人体中没有PCT释放到血液循环中，PCT在正常人体中水平极低（＜0.05ng/ml）[2]。炎症或脓毒症等条件下，多个器官可分泌PCT，引起PCT水平明显升高[3]。因此，PCT主要用于细菌性感染的诊断及疗效观察。但在临床工作中，PCT异常升高就一定是感染性疾病导致的吗？

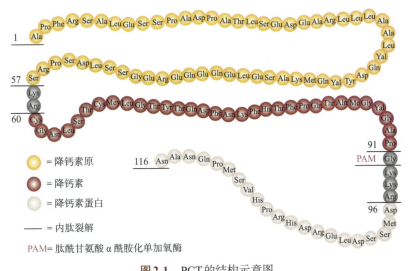

图 2-1　PCT的结构示意图

【案例经过】

　　患者，男性，68岁，汉族。无明显诱因出现声音嘶哑、饮水呛咳，伴咽部异物感，偶感呼吸困难及吞咽困难，无疼痛、发热、心悸、胸闷等不适。为进一步治疗，于2022年1月12日来笔者所在医院就诊，门诊以"颈部继发恶性肿瘤、甲状腺肿物"收入院。自发病以来，患者精神状态尚可，体力良好，食欲食量正常，睡眠情况差，体重1年来下降10kg，大便多，小便正常。查体：一般情况可，甲状腺下极可触及一约4.0cm×3.5cm大小肿块，质中，无压痛，边界清，随吞咽活动上下移动，双侧颈部及锁骨上可触及数个肿大淋巴结，心肺腹查体未见异常。入院后完善相关检查，发现PCT＞100ng/ml（参考值＜0.05ng/ml）。但让人不解的是患者未有感染症状：体温正常，血常规结果正常，血培养阴性（表2-1）。

表2-1　患者血常规检测结果

检验项目	结果	单位	参考范围
白细胞计数	6.06	10^9/L	3.5～9.5
淋巴细胞百分比	34.7	%	20～50
单核细胞百分比	7.1	%	3～10
中性粒细胞百分比	55.9	%	40～75
嗜酸性粒细胞百分比	2.0	%	0.4～8.0
嗜碱性粒细胞百分比	0.3	%	0～1
淋巴细胞绝对值	2.10	10^9/L	1.10～3.20
单核细胞绝对值	0.4	10^9/L	0.10～0.60
中性粒细胞绝对值	3.29	10^9/L	1.8～6.3
嗜酸性粒细胞绝对值	0.12	10^9/L	0.02～0.52
嗜碱性粒细胞绝对值	0.02	10^9/L	0～0.06
红细胞	4.60	10^{12}/L	4.3～5.8
血红蛋白	137	g/L	130～175
血细胞比容	41.1	%	40～50
红细胞平均体积	89.3	fl	82～100
平均血红蛋白量	29.8	pg	27～34
平均血红蛋白浓度	333	g/L	316～354
红细胞体积分布宽度	45.1	fl	37～50
红细胞体积变异系数	13.7	%	11～16
血小板	245	10^9/L	125～350
平均血小板体积	12.3	fl	9～13
血小板分布宽度	15.9	fl	9～17
大型血小板比率	43.0	%	19.2～47
血小板压积	0.30	%	0.16～0.38

　　同时，发现患者CT＞5000pg/ml（参考值为0～18pg/ml），复查血清CT同样为＞5000pg/ml。患者CT异常升高，结合影像学更倾向甲状腺髓样癌。但患者并无感染，

PCT异常升高应该如何解释？

【案例分析】

1. 临床案例分析

由于临床分科的影响，很多一线临床工作者没有真正掌握PCT与CT的生物学性状。作为严重细菌感染的标志物，PCT在肿瘤诊治中是否也存在应用价值目前很少有人关注。在日常诊疗过程中，患者无感染症状，PCT和CT同时升高比较少见，需要进一步排除是否是甲状腺髓样癌或其他肿瘤。为进一步完善检查，进行全身正电子发射计算机体层显像（PET-CT）检查（图2-2），结果如下。①甲状腺左侧叶及峡部增大，见代谢不均匀增高低密度肿块，病变边界不清，突向胸腔，倾向甲状腺癌，病变侵犯相邻甲状软骨可能。甲状腺右侧叶低密度影，伴部分代谢增高，倾向良性病变，请结合专科检查。②左侧上颈部、双侧中下颈部、双侧锁骨区、纵隔内多个代谢增高淋巴结，部分融合，多系肿瘤转移。③左肺下叶2个实性结节影，边缘光滑，未伴代谢增高，肿瘤转移不能除外；右肺上叶散在含气囊腔影，未伴代谢增高，倾向良性病变，建议隔期复查；双肺上叶局限性肺气肿征象。

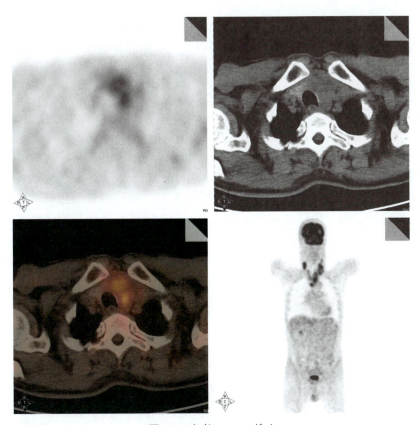

图2-2 患者PET-CT检查

建议行多学科会诊（MDT），主要诊断考虑：①甲状腺髓样癌并广泛淋巴结转移；

②肺转移不能排外。

由于患者颈部淋巴结肿大，故提出穿刺颈部淋巴结进行病理活检。病理报告如下："左颈下段LN"活检考虑恶性，建议免疫组化协助诊断。

免疫组化结果：SYN（+），CK（+），TTF1（+），PAX8（-），TG（-），NAPSIN-A（-），CT（+），Ki-67（+），CK20（-），VILLIN（-）。考虑甲状腺髓样癌。

综合上述结果患者诊断已经明确，考虑甲状腺髓样癌，并高表达CT和PCT，导致血清中CT和PCT异常升高。

2. 检验案例分析

查看血清CT定标、室内质控，以及最近的性能验证（精密度、线性范围）均正常。对CT项目进行重新查阅资料：甲状腺髓样癌是发生于甲状腺滤泡旁细胞（又称C细胞）的恶性肿瘤，C细胞可以合成多种生物活性物质，如降钙素（原）、癌胚抗原和血管活性肽等。此前有报道通过对1236例甲状腺结节患者的血清学、影像学及病理学研究，确诊为甲状腺髓样癌的病例仅2例，而这2例患者血清PCT的结果均远远高于参考范围。有文献称，约70%甲状腺髓样癌患者血清中癌胚抗原（CEA）与降钙素（原）同步升高[2]。

该患者是否为甲状腺髓样癌导致的血清PCT和CT同步升高？带着问题，与临床医师沟通，提出患者同时高表达PCT和CT，需要关注甲状腺髓样癌的可能，同时查看血清肿瘤标志物CEA为45.9μg/L（参考值：<3.4μg/L），其也升高，进一步证实之前甲状腺髓样癌的考虑。

【知识拓展】

甲状腺髓样癌发病率不到5%，但是恶性程度较高，早期发生颈部淋巴结转移的概率较高。甲状腺髓样癌相对于其他类型肿瘤症状不典型，容易漏诊。血清降钙素作为重要的肿瘤标志物广泛应用于甲状腺髓样癌的诊断。部分甲状腺髓样癌患者血清PCT也会升高，但没有感染症状。这种情况应予以重视，不能简单地认为PCT异常升高是假性升高或干扰，还应该考虑甲状腺髓样癌的可能。此时，还需要结合血清降钙素、影像学检查、病理学检查等结果进行MDT加以明确诊断（对于髓样癌患者，明确指出了PCT水平会升高，这类患者不能用PCT判断有没有感染及其严重程度）。

【案例总结】

当实验室检查结果出现异常升高，考虑为某诊断可能性大，但又被进一步的诊断"金标准"排除时，出现检验报告解释较为困难的情况，应该与临床医师积极主动沟通，从临床角度出发，全面考虑可能的情况，不遗漏任何有用的信息，深入讨论，共同分析，找到更加可靠的诊断，而不是简单认为实验室检查结果矛盾，检查结果不准确等。本案例实验室检查结果中常见的PCT异常升高，医师会有先入为主的观念，认为是感染性疾病的提示指标，但随后的血常规及细菌培养均不支持感染，这时应从 PCT 的来源重新分析（重新复盘），辩证思维，逐一考虑。PCT 异常升高时不仅仅只考虑患者感染性疾病，还应考虑患者可能患甲状腺髓样癌，从这个思路出发，找出支持该思路的相关证据，血清 CT 和 CEA 等指标陆续被发现异常，也可更好地支撑临床诊断。与此同时，影像学检查也有其自身的优势，特别是在发现占位性病变时，可准确发现某一系统的具体情况，再结合检查结果，可最大限度避免误诊与漏诊情况的发生。

【专家点评】

甲状腺髓样癌发病率相对于分化型甲状腺癌低，但预后较差，易转移，且发病较为隐匿，不易被发现。血清 CT 和 CEA 是其重要的标志物，有较高的敏感度和特异度，可以很好地辅助临床进行决策。CT 和 PCT 均升高，患者无感染症状的情况时有发生，无论是检验还是临床，均需要警惕甲状腺髓样癌。临床医师也应重视实验室检查项目的特殊临床意义，如本文中的患者 PCT 异常升高，但排除细菌性感染的可能，此时应与检验工作人员沟通，针对 PCT 升高的其他非感染因素进行排查，确保不发生漏诊。

参 考 文 献

[1] 赵岚，崔天盆，张家衡，等. 甲状腺髓样癌血清降钙素原异常增高 [J]. 中华检验医学杂志，2015，38（4）：283-284.

[2] 段辉，周坤，杨贤义. 以降钙素原异常升高为首发表现的甲状腺髓样癌一例并文献复习 [J]. 肿瘤研究与临床，2018，30（5）：339-341.

[3] Bolko P，Manuszewska-Jopek E，Michałek K，et al. Efficacy of procalcitonin measurement in patients after total thyroidectomy due to medullary thyroid carcinoma[J]. Arch Immunol Ther Exp，2003，51（6）：415-419.

3 促肾上腺皮质激素异位肿瘤

作者：田野[1]，冉晨曦[2]（陆军军医大学第二附属医院：1.检验科；2.内分泌科）

点评专家：张立群（陆军军医大学第二附属医院检验科）

【概述】

血清钾浓度低于3.5mmol/L称为低钾血症（hypopotassaemia），是多种原因引起的综合征。低钾血症在临床上比较常见，临床表现如下：轻度低钾血症患者常无明显的临床症状。对于中重度患者，肌无力是最早出现的症状，以四肢软弱、弛缓性瘫痪为主，腱反射消失，进一步可延及躯干，甚至呼吸肌，使呼吸停止。胃肠道平滑肌张力降低，胃肠蠕动减慢，腹胀、畏食、恶心、肠鸣音减弱，严重时可有麻痹性肠梗阻。心脏功能异常，传导阻滞、节律异常。代谢性碱中毒，血钾过低时，K^+由细胞内移出，与细胞外液中Na^+、H^+交换增加，使细胞外液的H^+浓度降低，从而发生碱中毒。但因远曲肾小管Na^+、K^+交换减少，Na^+、H^+交换增多，故患者虽可出现代谢性碱中毒，但其尿液反而是酸性的，称为反常性酸性尿。

【案例经过】

患者，女性，56岁，2022年2月因"慢性胆囊炎急性发作"就诊时发现低钾血症，2022年3月17日查血电解质示钾2.76mmol/L（参考范围：3.5～5.5mmol/L），2022年3月26日补钾后查血电解质示钾3.88mmol/L。查体：血压139/92mmHg，颜面及双下肢水肿，给予补钾、抗炎治疗。2022年4月4日做胃镜检查时，查血电解质示钾3.01mmol/L，补钾后查血电解质示钾3.9mmol/L。未做其他检查，2022年4月14日因"反复四肢麻木、乏力1个月"就诊于笔者所在医院，查血压139/92mmHg，计划行三大常规、电解质、钙镁磷、皮质醇节律、ACTH、尿香草扁桃酸（VMA）、甲状腺功能八项等检查。晨8：00血ACTH 135.00ng/L（参考范围：7.2～63.3ng/L）。骨代谢标志物：甲状旁腺激素72.60pg/ml（参考范围：12～65pg/ml），降钙素16.30pg/ml（参考范围：0～5pg/ml），25-羟维生素D 13.90ng/ml（参考范围：30～40ng/ml），甲状腺过氧化物酶112.57IU/ml（参考范围：0～5.61IU/ml），血皮质醇节律消失，结果如表3-1所示。

表3-1 患者皮质醇检测结果

时间	皮质醇（nmol/L）	参考范围
8:00	524.60	101.2～535.7
16:00	429.60	79～447.8

其他筛查未见明显异常。

【案例分析】

1. 临床案例分析

该患者为中年女性，起病缓慢，病程短。

（1）临床表现：患者于1月余前开始反复出现四肢麻木、乏力，双下肢稍明显，但能行走，自觉颜面水肿、四肢有紧绷感，逐渐加重，院外多次发生低钾血症，补钾治疗有效。

（2）入室查体：生命体征平稳，血压139/92mmHg，体重指数（BMI）22.7kg/m²，双下肢水肿。足背动脉搏动可。

（3）辅助检查：查血皮质醇升高且节律消失，同时ACTH水平升高，降钙素水平也升高，完善过夜小剂量、大小剂量联合地塞米松抑制试验显示血皮质醇均不被抑制，呈现反常性升高。结果如表3-2所示。

表3-2 患者地塞米松抑制试验检测结果

试验名称	皮质醇（nmol/L）	ACTH（ng/L）
0：00口服1mg地塞米松	502.4	112.2
大剂量地塞米松抑制试验	757.1	130.5

追问病史，患者院外第1次发生低钾血症为静脉应用头孢类药物后，第2次发生低钾血症在行胃肠镜检查后，院外低钾原因不完全排除药物、摄入不足等因素所致，入院后未补钾，监测血钾、钠、氯、钙、磷均正常；查ACTH、皮质醇均高。小剂量地塞米松抑制试验、大小剂量联合地塞米松抑制试验显示血皮质醇均不被抑制，支持ACTH依赖性库欣综合征诊断；鞍区MRI平扫加动态增强未见占位，不支持库欣病诊断，但不能完全排除；肾上腺螺旋CT平扫及增强检查提示双侧肾上腺未见明显异常，不考虑肾上腺疾病导致ACTH升高；查血浆儿茶酚胺、血浆甲氧基肾上腺素类物质三项均正常。入院后两次查降钙素均高，查甲状腺功能显示无异常，甲状腺彩超提示双侧甲状腺缩小，不考虑甲状腺髓样癌所致；查血钙磷、甲状旁腺激素（PTH）、肾功能、血红蛋白，显示均正常，尿常规未提示尿路感染，近期无外伤史，故不考虑急慢性肾功能不全、尿路感染、急性肺损伤所致降钙素升高。依据以上证据临床上考虑两方面：①检查结果与常见临床表现不符，结果是否可靠；②鉴别诊断少见或罕见病引起的检验报告异常，与检验科沟通，确认结果的可靠性。

2. 检验案例分析

笔者所在科室接收临床医师意见后根据疑问项目针对性排除干扰，主要为皮质醇、ACTH、降钙素，当天检查仪器状态良好，室内质控在控才会发送报送，首先按照标本复查流程进行复查（表3-3）。

表3-3　患者降钙素、皮质醇、ACTH检测结果

项目	第1次	第2次
降钙素（pg/ml）	16.30	17.80
8:00皮质醇（nmol/L）	524.60	502.40
ACTH（ng/L）	110.0	112.2

（1）考虑标本离心是否充分，有无微量纤维蛋白丝干扰，遂再次离心后检测。

（2）考虑患者有无异嗜性抗体等干扰，利用其他分析平台仪器进行复查，结果差异在可接受范围内，倍比稀释呈线性。

上述实验室检查提示患者皮质醇、ACTH、降钙素结果可靠，告知主诊医师：降钙素由甲状腺滤泡旁细胞（C细胞）合成和分泌，主要由肾脏代谢，可用于筛查恶性肿瘤，常作为甲状腺髓样癌标志物，此外，小细胞肺癌、胰岛癌、类癌、血管活性肠肽瘤、胃肠道癌、乳腺癌等恶性肿瘤也会在不同程度上引起降钙素升高，泌尿系统疾病如急慢性肾功能不全、尿路感染等也会影响降钙素的代谢，导致降钙素水平升高，其他如急性肺损伤也可导致降钙素升高[1]，ACTH升高也可能是因非垂体和肾上腺性的库欣综合征，多见于小细胞支气管肺癌、类癌、胰岛癌、甲状腺髓样癌、嗜铬细胞瘤、肝癌等，主要表现为明显的色素沉着、高血压、水肿、严重低血钾伴肌无力及糖尿病伴烦渴、多饮、多尿、体重下降等。可继续完善肿瘤标志物、胸部CT等检查以筛查有无其他部位肿瘤[2]。

后续情况：经临床医师会诊讨论，考虑肿瘤引起ACTH、降钙素、皮质醇升高，追问病史得知患者父亲为肺癌患者，完善肿瘤标志物、胸腹部CT检查。CT：双肺纹理增多，右肺下叶胸膜旁见实性结节SE3（IM 187，12mm×8mm），余邻近胸膜增厚、粘连，增强后可见强化。肺癌标志物筛查提示胃泌素释放肽前体（proGRP）248.28pg/ml（参考范围：＜70pg/ml）；细胞角蛋白19片段（cyfra21-1）2.27ng/ml（参考范围：0～2.08ng/ml），胃泌素释放肽前体是一种小细胞肺癌特异性肿瘤标志物，用于肺癌的早期诊断，故考虑右肺下叶胸膜旁结节恶性肿瘤可能性大，考虑肺部恶性肿瘤所致异位ACTH综合征可能性大，病灶靠近膈肌，穿刺风险大，建议完善PET-CT检查判断病灶性质。患者由于个人原因，要求出院，无法确诊肿瘤性质。但根据上述相关检查可以考虑异位ACTH综合征和降钙素升高引起患者反复低钾血症。

【知识拓展】

低钾血症常见于：

（1）摄入不足：食物中钾含量充足，钾摄入不足见于饥饿、昏迷、手术后长期禁食、消化道梗阻、食管病变吞咽困难、神经性厌食及偏食的患者。

（2）排出过多

1）消化道失钾：呕吐、腹泻、胃肠引流及肠瘘等造成大量失钾，在临床相当常见。临床少见但亦可造成消化道大量失钾的疾病如下：①弗纳-莫里森（Verner-Morrison）

综合征，此病的特点为水泻、低钾、胃酸缺乏、肿瘤细胞分泌过多的血管活性肠肽；②绒毛状腺瘤，为发生于结肠和直肠面积很大的肿瘤，其分泌的结肠黏液中含钾量高达100～140mmol/L，患者因慢性腹泻而大量失钾。

2）肾脏失钾过多：由尿液丢失大量的钾，这也是临床上低钾血症的常见病因。

3）肾上腺皮质激素分泌过多：①原发性醛固酮增多症和继发性醛固酮增多症，后者可由恶性高血压、巴特（Bartter）综合征、肾素瘤使肾素分泌增多，以及肝硬化、肾病、充血性心力衰竭等肾血流量减少使肾素-血管紧张素系统被激活导致。②醛固酮增多症是以盐皮质类固醇分泌过多为主，而糖皮质类固醇分泌过多如库欣综合征或异位ACTH分泌综合征也引起尿排钾增多，因糖皮质类固醇也具有微弱的盐皮质类固醇活性。此外，创伤、手术、感染、缺氧时由于应激刺激使肾上腺皮质激素分泌亢进，亦可促进尿钾排出增多。

（3）钾分布异常：指钾向细胞内转移，见于碱中毒（碱血症）、胰岛素注入糖原合成增加、家族性周期性麻痹、钡中毒、棉籽油中毒等。

低钾血症原因会有很多，由库欣综合征引起的比较罕见，ACTH水平过高导致继发性皮质醇水平升高引起尿排钾增多，因糖皮质类固醇也具有微弱的盐皮质类固醇活性。异位ACTH综合征在ACTH依赖性库欣综合征中占12%～17%[3]，异位ACTH综合征最常见的原因是神经内分泌肿瘤，包括肺类癌、小细胞肺癌、胸腺类癌、胰腺神经内分泌肿瘤、甲状腺髓样癌、嗜铬细胞瘤等，临床特点有低血钾、高血压和库欣综合征的相关表现，肿瘤进展迅速时库欣综合征临床表现可不明显。异位ACTH综合征的诊断较为困难，岩下窦静脉采血是诊断异位ACTH综合征的金标准。异位ACTH综合征的肿瘤定位困难，常规的影像学方法难以发现比较隐匿的肿瘤，奥曲肽SPECT显像和^{68}Ga-DOTA-奥曲肽PET是较好的选择。异位ACTH综合征患者如肿瘤定位明确，手术治疗是最佳选择，术后长期随访是必要的[4]。

【案例总结】

低钾血症在临床上比较常见，轻度低钾血症患者常无明显的临床症状。中重度低钾血症患者才会出现一系列临床症状，多种原因可以引起该疾病，寻找低钾血症的原因尤为重要，此次能快速顺利地发现病因，离不开检验医师与临床医师的日常沟通交流，检验医师给予临床医师检验方面的建议，内分泌疾病大部分都是由激素代谢紊乱引起的，检验医师是内分泌医师的"眼睛"，遇见临床表现与检验结果不相符时，检验医师必须给临床检验医师解释检验结果，那检验医师依据"什么"解释呢，"今天的质控都在控，仪器也正常，结果可以确定是准确的"这样说有些苍白，还是要靠检验医师的努力，只有检验医师有足够的能力解决与检验息息相关的临床问题，才能得到临床医师的认可。检验医师不是临床的旁观者，而是参与者，没有检验，临床无从谈起。希望检验人不断学习，不断进步。正如我国检验界泰斗孔宪涛教授所言："只有提高自己的素质，才能更好地与临床对话。"

【专家点评】

异位ACTH综合征为库欣综合征的特殊类型，在ACTH依赖性库欣综合征中占12%～17%，是由垂体以外的肿瘤组织异常表达，进而释放大量的伴生物活性的ACTH或者ACTH的类似物，诱导肾上腺皮质增生，最终生成大量的皮质醇所致。关于异位ACTH综合征的肿瘤定位尚未明确，故其临床诊治难度相对较大，国外文献报道，肺部或支气管肿瘤是其主要诱因，其次可见于胸腺肿瘤、胰腺肿瘤、嗜铬细胞瘤、甲状腺髓样瘤、胃肠道肿瘤等；国内文献报道，支气管类癌、胸腺类癌等为主要诱因。同时异位ACTH综合征的发病率很低，临床表现多种多样，容易出现漏诊、误诊，进一步增加其临床诊治难度。本案例从提出ACTH检验结果与临床诊疗不符开始，检验科通过标本连续倍比稀释试验、不同分析平台检测、PEG沉淀试验等方法排除了干扰，确认了ACTH结果的可靠，从而为改变临床诊疗方向提供了可靠的依据。检验和临床形成一种良性的互动。检验医师应经常与临床医师联系，"欢迎临床医师对检验结果进行反馈，如果有不符合临床预期的结果，请及时沟通"。通常临床医师是乐于进行反馈的，而检验医师也乐于接受这种反馈，在良性互动的情况下能够发现不少问题，解决不少问题。在很多情况下，出现难以解释的结果，并不是因为临床医师知识欠缺、不会解释，也不是因为检验科出现了失误，而是其他一些原因导致的，临床医师应及时与检验科工作人员沟通交流，共同努力发现根本问题。

参 考 文 献

[1] 张萌萌，毛未贤，宋玉庭，等.降钙素合成分泌及生理作用[J].中国骨质疏松杂志，2020，26（7）：1059-1062.

[2] 中华医学会内分泌学分会.库欣综合征专家共识（2011年）[J].中华内分泌代谢杂志，2012，28（2）：96-102.

[3] 朱静，郭丽君，谷伟军，等.异位ACTH综合征20例临床特点分析[J].贵州医药，2017，41（7）：711-713.

[4] 胡仲辉，赵庆涛，段国辰.肺类癌引起的异位ACTH综合征一例报告[J].社区医学杂志，2021，19（16）：1020-1023.

4 甲状腺功能结果异常的原因分析

作者：李妍淳[1]，李伟[2]（天津医科大学总医院：1.检验科；2.内分泌科）

点评专家：黄毅文（天津医科大学总医院医学检验科）

【概述】

甲状腺疾病是常见内分泌疾病之一，实验室检查作为疾病管理的重要组成部分，其检测结果的重要性不言而喻。如何给出准确可靠的结果是每个检验实验室的首要任务。甲状腺激素的检测通常采用免疫学方法，此法易受不同因素的干扰，自身抗体是临床实践中的众多干扰之一，加之自身免疫性甲状腺疾病（autoimmune thyroid disease，AITD）患者体内常存在自身抗体，可直接针对不同的抗原，在免疫检测中与标志物产生非特异性结合。例如，甲状腺激素自身抗体（thyroid hormone autoantibody，THAAb）会影响甲状腺激素测定结果的真实性，造成实验室指标与临床表现不一致甚至导致误诊、误治，给临床医师和患者带来负担。THAAb在健康人群中的发生率为1.8%[1]。如果实验室想避免报告错误的检测结果，必须提高对此类问题的认识。

【案例经过】

患者，女性，61岁，3年前出现乏力、畏寒，伴水肿、便秘，就诊于外院，查甲状腺激素结果异常（FT_3低于参考区间，FT_4和TSH高于参考区间），于外院诊治3年余，间断服用甲巯咪唑和左甲状腺素钠片（优甲乐）治疗，上述症状无明显好转。为进一步诊治来笔者所在医院内分泌专家门诊就诊，查游离甲状腺功能：血清FT_4为92.93pmol/L ↑（参考区间11.5～23.5pmol/L），FT_3为0.49pmol/L ↓（参考区间3.5～6.5pmol/L），TSH＞150mIU/L ↑（参考区间0.3～5.0mIU/L），甲状腺球蛋白抗体（TGAb）及抗甲状腺过氧化物酶自身抗体（TPOAb）强阳性。依据甲状腺超声提示，并结合患者症状、体征，考虑FT_4升高与患者临床表现不符，加测TT_3为1.01nmol/L（参考区间0.2～2.79nmol/L），TT_4 49.88nmol/L ↓（参考区间58.10～140.6nmol/L）。

【案例分析】

1.临床案例分析

患者为中老年女性，慢性病程，以乏力、畏寒、食欲减退、记忆力减退、便秘为主要表现，查体示甲状腺功能减退症面容、甲状腺肿大、皮肤粗糙、胫前黏液性水肿，实验室检查显示FT_3明显降低，TSH显著升高，甲状腺球蛋白抗体、甲状腺过氧化物酶自身抗体明显升高，甲状腺B超符合桥本甲状腺炎表现，均支持桥本甲状腺炎、原发性甲状腺功能减退症。患者FT_4升高与临床表现不符，首先需要除外存在化验干扰。另外FT_4和TSH均升高需要考虑与周围型甲状腺激素抵抗综合征和垂体促甲状腺素瘤等鉴别诊断。患者FT_3、TT_3、TT_4无升高，不符合周围型甲状腺激素抵抗综合征和垂体促甲状腺素瘤实验室检查，无甲状腺功能亢进症表现不支持垂体促甲状腺素瘤，通过排除检验干扰后得到明确诊断。患者病程中曾因FT_4升高接受抗甲状腺药物治疗，提示临床工作中需要结合患者症状、体征及辅助检查综合判断，当临床表现与实验室检查不符时，应注意除外检验干扰，避免误诊和漏诊。

初步诊断：①桥本甲状腺炎；②甲状腺功能异常。

2. 检验案例分析

门诊检查报告单如表4-1所示。

表4-1　甲状腺功能检测结果

检测项目	结果	提示	参考区间
FT_3	0.49pmol/L	↓	3.50～6.50pmol/L
FT_4	92.93pmol/L	↑	11.50～23.50pmol/L
TSH	＞150mIU/L	↑	0.30～5.00mIU/L
TGAb	阳性	++	
TPOAb	阳性	++	

（1）该患者甲状腺功能报告有两点问题：①甲状腺激素（FT_3、FT_4）与促甲状腺激素（TSH）之间不符合逻辑上的下丘脑-垂体-甲状腺轴的关系；②FT_4水平升高与患者临床表现和诊断不符。这引起了医师的注意，分析发现问题根源在于FT_4异常升高，此升高是否有问题？又是什么原因导致患者高FT_4水平呢？首先，对原标本追加检测总T_3、T_4，发现总T_4结果与患者临床表现相符，初步印证了医师的想法。然后对标本启动复检程序：原血样排查没有发现血凝块、纤维丝、脂血、溶血等异常；检测仪器及试剂及该样本相邻样本均未发现异常；对室内质控进行检查均在控，未有系统漂移现象。

（2）样本复测：对原样本重新离心再次上同台仪器（A1）和同型号另一台仪器（A2）进行检测，结果如表4-2所示，复测结果变异系数符合要求，排除仪器及试剂原因。

表4-2　同样本同平台复测结果

检测次数	FT_3（pmol/L）	FT_4（pmol/L）	T_3（nmol/L）	T_4（nmol/L）	TSH（mIU/L）	备注使用仪器
1	0.49	92.93	1.01	49.88	＞150.0	A1
2	0.47	89.85	0.98	49.36	＞150.0	A1
3	0.51	93.18	1.06	48.48	＞150.0	A2

注：参考区间如下，FT_3 3.5～6.5pmol/L；FT_4 11.5～23.5pmol/L；T_3 0.92～2.79nmol/L；T_4 58.1～140.6nmol/L；TSH 0.3～5.0mIU/L。

问题依然存在，结合患者临床诊断，依据下丘脑-垂体-甲状腺轴的关系，再次对检验结果讨论分析，认为此结果中FT$_4$的结果应该与患者实际不符，导致本来应该表现出甲状腺功能减退症的结果，呈现出无法解释的现象，这种不真实的体现提示有可能存在某种干扰。

（3）原因分析：甲状腺功能检测的干扰因素主要包括巨分子TSH、生物素、抗链霉亲和素抗体、抗钌抗体、甲状腺激素自身抗体、嗜异性抗体等[2, 3]，它们的鉴定通常依赖于附加的实验室测试，包括检验方法间的比较、稀释程序、阻断试剂研究、聚乙二醇（PEG）沉淀等。

（4）与临床医师沟通：针对此种情况检验人员立即前往门诊联系接诊医师，说明检验科已经做的工作及观点，并说明科室下一步需要做一些实验验证，以还原事实真相，消除临床医师及患者的疑虑。临床医师表示理解并给予肯定，同时也表示结合患者各方面检查检验结果分析FT$_4$结果应该不是一个真实的结果，并和患者沟通说明情况，又抽取了血样，以备后续检测所用。

（5）后续情况：临床医师将患者的甲状腺超声报告结果（图4-1）反馈给检验医师，描述如下：甲状腺体积正常，实质颗粒增粗，回声减低，欠均匀，伴结节样改变，实质内血流信号可，中央区淋巴结可见，提示甲状腺弥漫性病变（桥本甲状腺炎？请结合临床化验）。桥本甲状腺炎是一种以甲状腺自身特异性抗体阳性及甲状腺弥漫性淋巴细胞浸润为主要特征的非感染性自身免疫性甲状腺病。患者产生的多种甲状腺特异性自身抗体，可通过激活致敏的T细胞的直接杀伤作用、激活补体等多种途径损伤自身的甲状腺组织，导致甲状腺滤泡细胞损伤，破坏滤泡细胞，从而影响甲状腺激素产生，最终导致患者甲状腺功能减退。上述情况应该是甲状腺激素降低，在垂体功能正常的情况下，促甲状腺激素升高的实验室表现的原因。

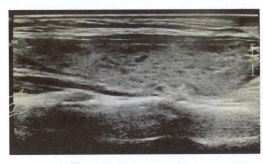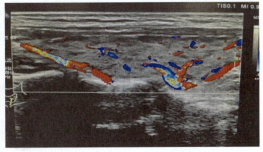

图4-1　该患者甲状腺超声检查图像

超声结果及疾病的临床特点更加坚定了检验医师的判断，于是检验医师进行了一系列的验证实验。

方案一更换检测平台：对同一样本分别应用B、C、D平台检测。结果如表4-3所示，并与最初（A）平台检测结果比较。除A平台外，新平台检测结果均符合甲状腺功能减退症实验室表现，考虑患者血样中存在某种物质正好对该系统FT$_4$检测造成干扰。

表4-3   不同检测平台甲状腺功能结果

检测项目	单位	A平台	参考区间	B平台	参考区间	C平台	参考区间	D平台	参考区间
TT_3	nmol/L	1.01	0.92~2.79	—		0.98	0.89~2.44	1.35	1.30~3.10
TT_4	nmol/L	49.88 ↓	58.10~140.6	—	—	54.34 ↓	62.68~150.84	61.21 ↓	66.00~181.00
FT_3	pmol/L	0.49 ↓	3.50~6.50	0.63 ↓	2.07~6.0	0.98 ↓	2.63~5.70	0.68 ↓	3.10~6.80
FT_4	pmol/L	92.93 ↑	11.50~23.50	2.63 ↓	6.65~19.9	7.33 ↓	9.01~19.05	9.56 ↓	12.00~22.00
TSH	mIU/L	>150 ↑	0.30~5.00	>81 ↑	0.7~7.59	>100 ↑	0.35-4.94	>100 ↑	0.27~4.20

方案二自身抗体结合试验及PEG沉淀试验：向患者血清和正常人混合血清分别加入 ^{125}I-FT_3 或 ^{125}I-FT_4，37℃孵育2小时后，加入25% PEG，混匀离心，分离上清，测定沉淀物的放射性活性计数，并根据放射性活性计数占总放射性的比例（B/T）判定 T_4 自身抗体的存在，发现患者血清中的特异性结合率相比正常人高出100倍。PEG沉淀后的上清测定结果显示 FT_3 和TSH水平没有明显变化，而 FT_4 水平明显下降，结果如表4-4所示。

表4-4   自身抗体结合试验及PEG处理前后甲状腺功能测定结果

T_3自身抗体（%）	T_4自身抗体（%）	FT_3（pmol/L）（参考区间3.5~6.5pmol/L）		FT_4（pmol/L）（参考区间11.5~23.5pmol/L）		TSH（mIU/L）（参考区间0.3~5.0mIU/L）	
2.1[a]	0.5[a]	处理前	处理后	处理前	处理后	处理前	处理后
4.7	59.0	0.49	0.47	92.93	6.84	>150.0	>150.0

a代表20例正常人测定值。

通过一系列的试验最终证实 FT_4 异常升高是由THAAb造成的假性升高，随即再次联系临床医师，告知结果，最终患者得到了正确的治疗，临床医师也肯定了检验医师的工作。同时检验医师建议临床医师如果遇到有异议的检验结果，及时与实验室人员沟通，防止出现漏网之鱼，影响临床诊疗（图4-2）。

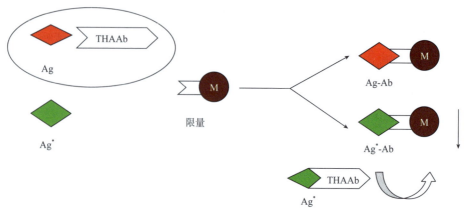

图4-2   干扰原因分析

Ag. 抗原；Ab. 抗体

【知识拓展】

免疫分析平台检测是临床实验室测量甲状腺功能的首选方法。尽管自动化程度高、样本检测周转时间短、高特异度和敏感度，但免疫分析容易受到不同类型的干扰，可能导致错误的临床决定。在临床工作中识别这些干扰是保证结果准确可靠的前提之一。THAAb是一种对T_4和T_3有特异性的分析性自身抗体，是唯一报道的干扰甲状腺功能检测的抗体。IgG同源性占主导地位，它随检测方法和标记的抗原的结构和分子特征而变化[4]。它在普通人群中并不常见，在甲状腺疾病和非甲状腺相关的自身免疫性疾病患者中，其浓度明显增加。THAAb的分析具有至关重要的临床意义，也会导致虚假的甲状腺功能检测结果[5]。当检验结果与临床结果相互矛盾且无法解释临床症状时，需要考虑THAAb的存在。在没有THAAb的情况下，样品中的标记示踪剂和分析物会竞争捕获抗体的结合位点。然而，在有抗T_3和抗T_4 THAAb的情况下，自身抗体可能与被测分析物和标记的示踪剂结合，从而影响甲状腺激素的检测。

【案例总结】

循环内源性抗体对免疫测定的干扰由来已久，由于诊断免疫分析使用的抗血清来源于动物，因而很难避免内源性抗体与试剂、抗血清交叉反应对免疫分析造成干扰，一旦没有察觉，通常会带来严重的后果和影响。本案例中介绍了1例甲状腺功能与临床表现不一致的患者被诊断为桥本甲状腺炎。但由于FT_4异常升高且与临床不符，给临床医师正确评估和诊治带来了困惑，也使患者3年多未能接受规律治疗，身体受到一定影响。而检验人员在报告审核时及时发现了异常，并迅速采取措施，与临床医师充分沟通，再经过多种方法验证，最终证实FT_4异常升高是一个假性升高，还原了事实真相，同时临床医师及检验人员在专业上都得到了提升。

虽然检验医学自动化技术和程度不断提高，但免疫分析存在的干扰问题是一直存在的，虽然有了一些手段能避免，但并不能完全避免。这就需要检验人员在做好常规工作的同时，不断丰富自身专业知识、提高内涵，发现问题、解决问题，并通过加强与临床医师的沟通、利用多学科的交流提升协作和合作能力，为以患者为中心的临床诊疗工作贡献力量。

【专家点评】

甲状腺疾病是内分泌领域的第二大疾病，影响了众多患者，甲状腺功能检测是疾病诊疗及管理的重要环节。免疫分析方法作为检测的首选方法，因其固有的干扰问题存在，对检验人员来说如何保证检验结果准确可靠至关重要。本案例中涉及的THAAb在人群中的发生率不高，已有报道中造成干扰的案例并不多见，幸好本案例中检验人员与临床医师均注意到了这个问题，进行互动并妥善解决、还原了真相。通过这个案例，检验医师和临床医师应该举一反三，制订异常结果管理流程，进一步加强科室间的沟通与交流，不放过每一个细节，形成一种以患者为中心共同提高诊疗水平的浓厚氛围。

参 考 文 献

[1] Sakata S，Matsuda M，Ogawa T，et al. Prevalence of thyroid hormone autoantibodies in healthy subjects[J]. Clin Endocrinol（Oxf），1994，41（3）：365-370.

[2] Favresse J，Burlacu M C，Maiter D，et al. Interferences with thyroid function immunoassays：clinical implications and detection algorithm[J]. Endoc Rev，2018，39（5）：830-850.

[3] Soh SB，Aw TC. Laboratory testing in thyroid conditions-pitfalls and clinical utility[J]. Ann Lab Med，2019，39（1）：3-14.

[4] Després N，Grant AM. Antibody interference in thyroid assays：a potential for clinical misinformation[J]. Clin Chem，1998，44（3）：440-454.

[5] Lee MN，Lee SY，Hur KY，et al. Thyroxine（T_4）autoantibody interference of free T_4 concentration measurement in a patient with Hashimoto's thyroiditis[J]. Ann Lab Med，2017，37（2）：169-171.

5 甲状旁腺功能减退症

作者：张欢欢[1]，张薇[2]（贵州医科大学附属医院：1.检验中心；2.内分泌科）

点评专家：吴丹蓉（贵州医科大学附属医院内分泌科）

【概述】

甲状旁腺是多位于人体颈前部甲状腺侧叶后方的内分泌腺体，约80%的人有4个甲状旁腺，甲状旁腺分泌的激素主要为甲状旁腺激素（parathyroid hormone，PTH），它主要调节人体内钙磷代谢和骨骼代谢。甲状旁腺功能减退症简称甲旁减，其为由多种原因导致PTH产生减少或作用缺陷，并造成低钙血症、高磷血症，患者表现为反复手足搐搦和癫痫发作，长期口服钙剂和维生素D制剂以使病情得到控制。

【案例经过】

患者，老年女性，最初间断性乏力未予以重视，后出现肢体搐搦，于当地医院就诊，补钙、补钾治疗后可好转，曾于笔者所在医院治疗，考虑甲旁减，后肢体搐搦频率增加，出现发作时意识障碍，口服药物无法缓解，院外方案为碳酸钙1.2g每天1次、阿法骨化醇1.0μg每天1次、氯化钾1.0g每天1次，后于笔者所在医院就诊。既往史：有白内障病史，2次腰椎骨折病史。否认家族中有类似病史。入院后，给予补钙治疗，但难以纠正。当前治疗方案：碳酸钙1.2g每天3次、骨化三醇0.5μg每天2次、维生素D_3 800IU每天1次，血钙维持在1.8mmol/L以上。反复低血钾，未给予补钾治疗，可恢复，后再次下降。24h尿钙提示肾脏排出增多。PTH小于3.0ng/ml，骨密度提示低骨量。头颅MRI提示基底节区丘脑深部白质异常信号灶。胸部CT提示肺部感染，双肺多发钙化灶。

【案例分析】

1.临床案例分析

患者入院检验结果提示长期低钙血症。据现有检查结果诊断：甲旁减。但病因未明确，其常见病因：①术后损伤；②自身免疫性疾病；③遗传性因素。患者需要进一步完善基因检查以明确病因。低血钾病因：考虑与肾脏排钾增多有关，如原发性醛固酮增多症、嗜铬细胞瘤等。①患者家族史无特殊，已排除先天性遗传性原因；②需要排除转移性甲状旁腺肿瘤，完善甲状旁腺超声；③完善基因检查，进一步明确病因。治疗：需要维持碳酸钙剂量，使用特立帕肽替代治疗。需要排除肿瘤原因，完善骨扫描检查。排除骨代谢异常。

2. 检验案例分析

患者入院血钙多次低于正常，24小时尿钙排量减少。补钙治疗效果不明显。结合患者影像学检查结果及多年发病症状及体征，考虑甲旁减。甲旁减应早期诊断和及时治疗，治疗目标是控制病情，使症状缓解，血清钙纠正至正常低限或接近正常，尿钙排量保持在正常水平，婴儿<1.0mmol/24h（40mg/24h），儿童<0.1～0.15mmol/（kg·24h）[4～6mg/（kg·24h）]，成人2.5～7.5mmol/24h（100～300mg/24h）。

【知识拓展】

甲旁减的病因如下。

（1）甲状旁腺发育不全：先天性甲状旁腺发育不全可致甲旁减，在新生儿时期发病。可单一发生甲旁减，也可有先天性胸腺萎缩的免疫缺陷和先天性心脏异常。

（2）甲状旁腺损伤：多见于甲状腺癌根治或甲状旁腺功能亢进症（简称甲旁亢）多次手术后，切除或损伤甲状旁腺组织，影响甲状旁腺血液供应。有暂时性和永久性甲旁减两种情况。颈前部或甲状腺手术引起的甲旁减的发生率为0.2%～5.8%[1]。原发性甲旁亢患者术后出现永久性甲旁减的发生率约为0.5%。极少数的病例是因接受颈部放射治疗后发生甲旁减。

（3）金属中毒：如血色病（铁）、地中海贫血（铁）和肝豆状核变性（Wilson病，铜）等。

（4）甲状旁腺浸润性疾病：如淀粉样变、结核病、结节病、肉芽肿或肿瘤浸润而引起[2]。

（5）自身免疫性多腺体疾病：如家族性内分泌病变——甲旁减、艾迪生病及黏膜皮肤念珠菌病综合征。

（6）PTH分泌缺陷：如钙敏感受体和甲状旁腺激素的基因异常，导致PTH分泌的调控与合成障碍[3]。

（7）PTH分泌调节异常：①甲旁亢母亲的新生儿；②甲旁亢患者手术后；③低镁血症[4]。

（8）靶组织对PTH生物学作用反应的缺陷：靶组织对PTH作用的抵抗可原发于假性甲旁减或继发于低镁血症[5]。

【案例总结】

甲旁减常见病因：PTH分泌不足、PTH无生物活性、PTH抵抗-假性甲旁减。

作为检验科医师应把握几个要点：①血钙水平≤2.13mmol/L（8.5mg/dl），有明显症状者，血总钙值一般≤1.88mmol/L（7.5mg/dl），血游离钙≤0.95mmol/L（3.8mg/dl）；②血磷多数患者增高，部分可患者正常；③24小时尿钙和磷排量，尿钙排量减少，肾小管重吸收磷增加，尿磷排量减少，部分患者可正常；④血碱性磷酸酶正常；⑤血PTH值多数低于正常，也可以在正常范围。除检验报告以外，应结合患者临床症状综合分析。

【专家点评】

　　甲旁减常有手足抽搐反复发作史，低钙击面（Chvostek）征与低钙束臂（Trousseau）征阳性。实验室检查如有血钙降低（常低于2mmol/L）、血磷增高（常高于2mmol/L），且排除肾功能不全者，诊断基本上可以确定，如血清PTH测定结果明显降低或不能测得，或滴注外源性PTH后尿磷与尿环磷酸腺苷（cAMP）显著增加，诊断可以肯定。对于特发性甲状旁腺功能减退症患者，临床上常无明显病因可发现，有时可有家族史，手术后甲旁减常于甲状腺或甲状旁腺手术后发生。检验人员在日常检验工作中，要注意分析异常检验报告，及时与临床医师沟通患者病情、病史，主动与管床医师取得沟通，提高检验诊断能力。加强临床科室与检验科室的沟通协作，以更好地及时为患者的诊断治疗提供有效帮助。

参 考 文 献

[1] 中华医学会骨质疏松和骨矿盐疾病分会. 骨质疏松及骨矿盐疾病诊疗指南（讨论稿）[J]. 国际内分泌代谢杂志，2006，26（4）：291-298.

[2] Horwitz MJ，Stewart AF. Hypoparathyroidism：is it time for replacement therapy?[J]. J Clin Endocrinol Metab，2008，93（9）：3307-3309.

[3] 廖二元. 内分泌代谢病学[M]. 3版. 北京：人民卫生出版社，2012.

[4] 杜莉，潘社棉，李晓苗. 假性甲状旁腺功能减退症并甲状腺功能减低症1例[J]. 陕西医学杂志，2002，31（12）：1132-1133.

[5] 王秀英，刘东海，张星星. 甲状旁腺功能减退症12例误诊分析[J]. 实用儿科临床杂志，2007，22（20）：1562-1563.

6 三发性甲状旁腺功能亢进症

作者：谢彬[1]，文青[2]（贵州医科大学附属医院：1.检验中心；2.内分泌科）
点评专家：王睿（贵州医科大学附属内分泌科）

【概述】

甲状旁腺功能亢进症是由于甲状旁腺的活动增加，或者是由于甲状旁腺激素排泄的内在异常变化（原发性或三发性甲状旁腺功能亢进症，tertiary hyperparathyroidism，THPT），或者是由于影响钙稳态刺激甲状旁腺激素产生的外在异常变化（继发性甲状旁腺功能亢进症）。

【案例经过】

患者，男性，27岁，2015年无明显诱因出现"心悸伴四肢乏力"，心率最高120⁺次/分，自行服用"酒石酸美托洛尔（25mg）12.5mg每天2次"降心率，未正规诊治。3年前患者除上述症状加重，出现右侧膝关节疼痛，伴烦躁、畏寒，无情感淡漠、便秘等不适，仍未予以重视。半个月前就诊于六盘水市某医院，完善甲状腺超声检查，显示双叶甲状腺内结节，结节性甲状腺肿？甲状旁腺激素（PTH）278.2pg/ml，血钙2.7mmol/L，诊断为"甲状旁腺腺瘤？甲状旁腺功能亢进症？高钙血症"，未予以诊治。2021年7月21日为进一步治疗就诊于笔者所在医院内分泌科门诊。门诊以"甲状旁腺功能亢进症"收入院。既往"尿毒症"11年，长期透析治疗8年，透析期间查PTH大于3000pg/ml，血钙最高2.9mmol/L，间断口服西那卡塞治疗；"高血压"10余年，规律口服"硝苯地平缓释片30mg每天2次+厄贝沙坦0.15g每天2次、酒石酸美托洛尔12.5mg每天1次"，血压控制可；3年前于笔者所在医院泌尿外科行"右肾移植术"。查体：身高缩短3cm。

入院完善相关检查：生化检查结果肌酐84μmol/L，钙2.6mmol/L，磷0.77mmol/L，钾4.04mmol/L；PTH 150.00pg/ml；甲状腺功能三项正常；肾脏B超显示左肾多发结石。

【案例分析】

1. 临床案例分析

男性患者，既往有高血压病史，血钙高，但无口服噻嗪类降压药史，故不考虑药物引起尿钙排出减少而导致的高钙血症。患者主要为血钙、PTH高，甲状腺功能三项正常，外院甲状腺超声显示双叶甲状腺内结节，故考虑甲状旁腺功能亢进症，而甲状旁腺功能亢进症分为4类：①原发性甲状旁腺功能亢进症，甲状旁腺本身的病变引起PTH增多；②继发性甲状旁腺功能亢进症，多种原因引起的甲状腺肥大增生，PTH增多；③三发性甲状旁腺功能亢进症，在继发性的基础上由于腺体受到强烈刺激，部分增生组织转换为腺瘤，自主分泌PTH，主要见于肾移植后；④假性甲状旁腺功能亢进症，见于某些器官如肺、卵巢恶性肿瘤。原发性甲状旁腺功能亢进症主要为高钙血症引起乏力、记忆力减退、食欲不振、肌肉软弱等，但患者这些症状均不典型，故不考虑。假性甲状旁腺功能亢进症由恶性肿瘤引起，该患者为青年男性，无明显恶病质表现，如进行性体重减轻等，故该病可能性不大，进一步完善肿瘤标志物、血尿轻链等排除诊断。患者既往尿毒症，最突出的是长期血液透析，透析期间查PTH大于3000pg/ml，血钙最高2.9mmol/L，长期高血磷、低血钙，刺激甲状旁腺增生，考虑继发性甲状旁腺功能亢进症，3年前肾移植后PTH显著下降，从3000pg/ml降至150pg/ml左右，但术后持续存在PTH高水平，而甲状旁腺激素的生理功能是调节体内钙代谢并维持钙和磷平衡，促进破骨细胞的作用，使骨钙溶解释放入血，导致血钙浓度升高，大量的磷酸钙沉积于肾脏形成泌尿系结石，这可能为患者肾脏多发肾结石的原因，PTH高导致高钙血症，从而使甲状旁腺自主功能腺瘤形成，又称为三发性甲状旁腺功能亢进症，长时间慢性肾衰竭病程及血液透析加重了甲状旁腺功能亢进症，减少了增生腺体恢复的可能性，增加了肾移植后产生自主分泌甲状旁腺激素的风险。故对此患者考虑诊断为三发性甲状旁腺功能亢进症，患者身高缩短、关节疼痛，需要进一步完善骨密度、骨代谢相关检查及维生素D检测、甲状旁腺超声等协助诊断。

2. 检验案例分析

从患者检验报告结果可以看到，患者血钾、肌酐、甲状腺三项正常，血钙高，血磷低，PTH高，考虑甲状旁腺功能亢进症，是什么原因引起的甲状旁腺功能亢进症呢？根据临床要求完善骨代谢相关检查：骨源性碱性磷酸酶（BAP）100U/L；骨转换标志物：OSTEOC 40.94ng/ml，TP1NP 101.40ng/ml，β-CROSSL 0.920ng/ml；维生素D 7.36ng/ml；肿瘤标志物：糖类抗原（CA）72-4 0.77U/ml，CA15-3 13.23U/ml，CA12-5 12.98U/ml，CA19-9 62.84U/ml（高），癌胚抗原（CEA）1.30ng/ml，甲胎蛋白（AFP）1.53ng/ml，总前列腺特异性抗原（TPSA）0.72ng/ml；血尿轻链正常。因此根据患者检验结果暂不考虑恶性肿瘤如多发性骨髓瘤、消化道肿瘤等引起的甲状旁腺功能亢进症，患者既往有肾衰竭病史，考虑继发性甲状旁腺功能亢进症，3年前行肾移植，肾移植后仍出现高钙、低磷、甲状旁腺激素升高，长期高钙对周围神经产生刺激，从而出现全身酸痛等症状，因此患者关节疼痛，且完善骨转换标志物提示高转换状态，患者入院后2次血钙结果分别为2.6mmol/L、2.57mmol/L，PTH为150～160pg/ml，在继发性甲状旁腺功能亢进症的基础上，由于腺体受到强烈刺激，部分增生组织转换为腺瘤，自主分泌PTH，故患者甲状旁腺功能亢进症考虑为三发性甲状旁腺功能亢进症可能性大。笔者建议完善甲状旁腺超声及请甲状腺外科会诊，协助诊治。

后续情况：完善甲状旁腺彩色多普勒超声显示甲状腺右叶下极低回声结节，不除外甲状旁腺来源可能；甲状旁腺显像显示甲状腺右侧叶下极水平显像剂分布稍增浓，甲状旁腺功能亢进症？甲状腺彩色多普勒超声：甲状腺左叶多发低回声结节，TI-RADS分类为3类。甲状腺右叶下极低回声结节，不除外甲状旁腺来源可能；骨密度桡骨T–3.8、Z–3.7，腰椎 Z-2.4。肾移植患者，甲状旁腺超声及核素显像均提示甲状腺右叶下极结节考虑甲状旁腺功能亢进表现，目前高钙、低磷，甲状旁腺激素升高，骨代谢异常，肾结石，低骨量，根据患者病史及辅助检查，三发性甲状旁腺功能亢进症诊断明确。针对该疾病治疗方案有3种。第一种为手术治疗，手术治疗有3种方法：①甲状旁腺全切术，术后极易发生甲状旁腺功能减退症，严重低钙血症，但术后不易复发；②甲状旁腺次全切，考验手术医师经验，术后易复发；③甲状旁腺全切＋甲状旁腺移植术，是目前使用最多的手术方法，可将甲状旁腺移植到上臂和胸壁，术后根据甲状旁腺激素处理移植后甲状旁腺。第二种治疗是化学消融和射频消融，复发率高。第三种方案是口服拟钙剂治疗，但有较多副作用，且价格高昂，且不能根治，既往患者口服效果不佳，故不考虑。结合该患者情况，请甲状腺外科会诊后因考虑患者基础疾病严重，暂不考虑手术治疗，继续对症支持治疗，待患者病情稳定后再考虑手术治疗。

【知识拓展】

三发性甲状旁腺功能亢进症（THPT）多发生于慢性肾脏病合并肾性骨营养不良、肾移植后肾功能恢复期的患者，已被一项前瞻性队列研究证实[1]。国外文献报道THPT在肾衰竭患者中的发病率为1%～3%。一般在肾移植后1年左右出现，也有报道在肾移植后4～5年后发生，其原因及发病机制尚不明确，常被认为是负反馈机制失衡后机体自身调节使内环境稳态重新建立的结果。接受过肾移植的患者是一类独特的人群，其特征是在终末期肾病期间持续存在一些代谢异常。肾移植后矿物质代谢参数经常发生变化。这些改变涉及钙、磷、维生素D和PTH紊乱[2]。有研究表明肾移植前甲状旁腺激素水平≥300pg/ml和使用拟钙剂与THPT的发展相关。这些发现提示推荐在肾移植前考虑甲状旁腺激素阈值，并重新考虑肾移植前继发性甲状旁腺功能亢进症的治疗，以避免肾移植受者出现THPT的不良后遗症[3]。研究发现尿毒症继发性甲状旁腺功能亢进症中甲状旁腺激素分泌与腺体大小有关[4]。因此也可通过观察甲状旁腺激素，从而推测腺体大小。有报道指出肾移植之前透析时间越长，血钙水平越高，继发性甲状旁腺功能亢进症的症状越严重，移植后THPT的发生率越高。THPT的组织学表现具有多样性，可为1个或几个腺体增生，或在1个腺体内散布结节性增生、腺瘤和正常腺体组织。除此之外，THPT的发生也有遗传学基础，与人类第11号染色体上的肿瘤抑制基因的单克隆失活有关。钙敏感受体基因突变可能也参与了THPT发生。另外，低血磷性骨软化症也是THPT发生的一个少见的原因，据报道发生率不足5%。慢性多器官衰竭患者在疾病恢复期也易发生THPT。其他引起肾损害的疾病也会造成钙磷代谢紊乱继而导致甲状旁腺发生瘤样变，此种情况在临床上罕见，如国内有报道肝豆状核变性引起的THPT[5]。

【案例总结】

从检验医师来看，PTH增高时，需要结合患者病史进一步分析，不单单考虑常见疾病，罕见疾病的诊断通常容易被忽略，患者长期肾功能不全可导致继发性甲状旁腺功能亢进症，增生的甲状旁腺也可发展为具有自主分泌功能的甲状旁腺腺瘤而成为THPT。然而临床上THPT少见，主要临床表现为骨痛、骨骼畸形、精神状态改变、肌无力、皮肤瘙痒等，钙化防御现象如皮肤钙化、软组织肿瘤样钙化也较常见。总之，为了协助诊断，需要将检验结果及病史充分结合。

【专家点评】

THPT的特征是在长期继发性甲状旁腺功能亢进症后过度分泌PTH，继发高钙血症。THPT通常发生于慢性肾病患者，多在肾移植后。特征是半自主性PTH分泌过多导致高钙血症。THPT的细胞学病因尚不清楚，但推测是由于甲状旁腺细胞单克隆扩增，其钙敏感受体的设定点发生了改变，因此尽管血清钙含量很高，但仍会分泌PTH。尽管成功的肾移植可以逆转大多数患者的大部分骨骼和矿物质异常，但有时会看到PTH持续升高，伴有血清钙增加。同时可出现各系统的临床表现，如乏力、纤维性骨炎、骨折、免疫力低下、肾性贫血加重及周围神经病变等。甲状旁腺激素的生理功能是调节体内钙代谢并维持钙和磷平衡，主要靶器官为骨和肾，它促进破骨细胞的作用，使骨钙溶解释放入血，导致血钙和血磷浓度升高，大量的磷酸钙沉积于肾脏形成泌尿系结石，从而为肾移植后患者出现移植肾及输尿管结石的原因，高血钙对周围神经的刺激从而出现全身酸痛等症状。随着国内外肾移植病例增多，THPT发病率也呈现逐渐增加的趋势，其是影响慢性肾衰竭患者死亡率和生活质量的严重并发症，故加深对其的认识，规范内科药物治疗，严格把握手术指征，选择个体化手术方案尤为重要。因此，检验工作中若发现血钙、血磷异常及PTH高患者需要结合患者临床表现等进行综合分析，为临床医师诊断提供帮助，同时检验人员在工作之余也要主动学习临床医学及检验医学专业知识，不局限于本专业知识，这样才能更好地与临床医师沟通，为患者的疾病诊断提供专业判断。

参 考 文 献

[1] Wolf M，Weir MR，Kopyt N，et al. A prospective cohort study of mineral metabolism after kidney trans-plantation [J]. Transplantation，2016，100（1）：184-193.

[2] Alfieri C，Mattinzoli D，Messa P. Tertiary and postrenal transplantation hyperparathyroidism [J]. Endocrinol Metab Clin North Am，2021，50（4）：649-662.

[3] Sutton W，Chen X，Patel P，et al. Prevalence and risk factors for tertiary hyperparathyroidism in kidney transplant recipients [J]. Surgery，2022，171（1）：69-76.

[4] Indridason OS，Heath H，Khosla S，et al. Non-suppressible parathyroid hormone secretion is related to gland size in uremic secondary hyperparathyroidism [J]. Kidney Int，1996，50（5）：1663-1671.

[5] 张妍妍，王培松，王雪薇，等. 三发性甲状旁腺功能亢进症诊治进展[J]. 中华内分泌外科杂志，2020，14（1）：83-86.

7 甲状旁腺激素假性升高

作者：孙树凯¹、田芬²（青岛大学附属医院：1.检验科；2.肾病科）

点评专家：田清武¹、邢广群²（青岛大学附属医院：1.检验科；2.肾病科）

【概述】

继发性甲状旁腺功能亢进症是慢性肾衰竭尿毒症期血液透析患者常见的并发症，甲状旁腺长期受到低血钙、低血镁或高血磷的刺激而分泌过量的甲状旁腺激素（PTH），以提高血钙、血镁和降低血磷。长期的甲状旁腺增生最终导致形成具有自主分泌功能的腺瘤，出现严重的钙磷代谢紊乱、转移性钙化及骨痛、瘙痒等不适。在慢性肾脏病患者，高甲状旁腺激素将影响患者的生活质量和预后，最终需要通过甲状旁腺切除手术治疗[1]。

【案例经过】

患者，女性，43岁，慢性肾衰竭尿毒症期，规律血液透析11年，原发病为慢性肾小球肾炎，合并高血压（3级，极高危）、肾性贫血，发现PTH升高6年，2018年11月1日甲状旁腺显像显示双侧甲状旁腺增生可能性大（4枚）伴核素浓集。甲状腺超声检查（彩超）显示甲状腺不均质回声结节，结节性甲状腺肿，甲状腺后下方4个结节，考虑继发性甲状旁腺增生，甲状旁腺功能亢进症（PTH 4015.00pg/ml，碱性磷酸酶1301.00U/L）。2018年12月5日全身麻醉下行甲状旁腺切除术+甲状旁腺左前臂移植术，术后PTH 13.28pg/ml。手术顺利，患者病情好转，出院后回当地医院继续规律血液透析治疗。

患者因"间断恶心1个月"于2021年4月27日再次入院，4月28日常规自左前臂抽取空腹血，完善相关辅助检查，结果：尿素氮24.99mmol/L↑（参考范围2.6～7.5mmol/L），肌酐917μmol/L↑（参考范围31～132μmol/L），钙2.01mmol/L↓（参考范围2.11～2.52mmol/L），磷1.38mmol/L（参考范围0.85～1.51mmol/L），PTH＞5000pg/ml↑（参考范围15～65pg/ml）。2021年4月29日该患者空腹采血复查PTH，结果仍＞5000.00pg/ml。

2021年4月30日该患者抽血复查，PTH 257.00pg/ml，钙1.97mmol/L，磷1.35mmol/L，PTH结果与前两次相比差距非常大。临床医师对该患者进行甲状旁腺显像检查，排除甲状旁腺增生和异位甲状旁腺，结果显示：①甲状腺后方未见甲状旁腺增生影像；②前纵隔内未见异常密度影；③左前臂移植部位皮下结节影。2021年5月5日该患者从足部抽血检测PTH（239.00pg/ml），医师建议患者行左前臂移植甲状旁腺切除术，患者要求暂时保守治疗，后出院保守治疗。

2021年7月7日该患者再次入院准备行左前臂甲状旁腺探查部分切除术，术前抽血检查显示钙1.76mmol/L，磷1.45mmol/L，PTH 295.00pg/ml（右前臂）。

2021年7月8日进行左前臂甲状旁腺移植物切除术，术后下肢抽血检查显示PTH 28.1pg/ml，左前臂抽血检查显示PTH 180pg/ml。

【案例分析】

1. 临床案例分析

患者为慢性肾衰竭尿毒症期规律血液透析患者，继发甲状旁腺功能亢进症，原发病为慢性肾小球肾炎，合并高血压，患者曾于2018年12月5日全身麻醉下行甲状旁腺切除术+甲状旁腺左前臂移植术，术后PTH 13.28pg/ml，手术顺利，患者出院回当地医院继续规律血液透析及对症处理。2021年4月27日患者再次入院，抽取空腹血时护士依常规自左前臂抽血，PTH＞5000pg/ml，异常升高，后结合患者左前臂甲状旁腺移植病史，考虑不除外移植甲状旁腺成活影响，抽血部位靠近成活的移植甲状旁腺而影响检查结果，更换抽血部位后，PTH 239.00pg/ml，接近其临床实际状况。进一步完善甲状旁腺显像检查，结果显示：①甲状腺后方未见甲状旁腺增生影像；②前纵隔内未见异常密度影；③左前臂移植部位皮下结节影。证实患者左前臂移植甲状旁腺成活、有功能，进一步行左前臂移植甲状旁腺切除术，检测患者外周甲状旁腺激素水平显示PTH 28.1pg/ml，较前明显好转，左前臂抽血检查显示PTH 180pg/ml。

2. 检验案例分析

2021年4月28日空腹血标本实验室检查相关指标：尿素氮24.99mmol/L↑，肌酐917μmol/L↑，钙2.01mmol/L↓，磷1.38mmol/L，PTH＞5000pg/ml↑。

（1）该患者PTH异常升高，且血钙低、血磷正常，引起了报告审核人员的注意。①核对并观察标本：检测标本性状良好，无纤维丝、凝块、溶血等异常；②观察仪器：运行状态良好，未见报警；③室内质控：在控；符合要求，且同时段内检测的其他标本PTH结果分布状况正常。

（2）标本复查：原标本复查PTH，结果仍＞5000pg/ml，分析认为检测结果没问题。

（3）联系临床：①询问标本采集情况，未有异常情况发生；②了解患者情况，无明显相关临床表现，告知临床医师PTH相关实验室检查结果，并解释性注释报告。

（4）检验科的解释性注释报告：4月29日和4月30日患者PTH极高，结果已全面查证、复检，有关实验室结果不符合常规甲状旁腺功能亢进症，已与临床医师沟通，建议该患者重抽血复查PTH，如有问题请及时与检验科联系。

（5）该患者4月30日重采血，PTH 257.00pg/ml，检测结果与之前结果差异大，问题出在哪里呢？

1）再次向临床医师深入了解患者情况：患者2018年继发甲状旁腺功能亢进症，行甲状旁腺切除并行甲状旁腺左前臂移植术。

2）询问采血部位，回复于左前臂静脉行血标本采集。患者PTH异常升高，是否与甲状旁腺切除左前臂移植术有关？

3）检验科的解释性注释报告：建议变换部位抽血复查，同时完善甲状旁腺显像等检查，进一步明确有无异位甲状旁腺增生状况。

（6）2021年5月5日该患者早上从足部抽血检测PTH，结果为239.00pg/ml，印证了检验科的推断，该患者PTH异常是标本从移植侧静脉采血所致。

【知识拓展】

随着维持性血液透析患者透析年限增加，合并继发性甲状旁腺功能亢进症的风险明显增加。常见的处理方法有2种：药物抑制PTH释放，如磷结合剂、活性维生素D及类似物、拟钙剂；对于药物治疗无效的继发性甲状旁腺功能亢进症采用甲状旁腺切除手术。常见术式有甲状旁腺次全切除术、甲状旁腺全切术和甲状旁腺全切加自体移植术及超声引导下介入治疗。甲状旁腺次全切术后复发率较高，而甲状旁腺全切术后可能引起PTH过低和低血钙，甲状旁腺全切+自体移植术可以避免以上问题[2]。

甲状旁腺全切+自体移植术将切除的相对病变较轻的甲状旁腺少许组织（存活的）重新异位移植于患者血管化良好的肌肉区域[3]。因颈部再次手术不仅增加了手术难度，也增加了喉返神经损伤等并发症，一般移植的甲状旁腺选择前臂肱桡肌作为移植部位，具有手术操作简单、移植物复发再次切除定位容易等优势，也能避免颈部再次大手术的风险。

【案例总结】

此患者以前做过甲状旁腺切除+甲状旁腺左前臂移植术，甲状旁腺移植成功后，PTH在左前臂分泌后经局部组织进入血液循环，前臂血液中PTH的浓度很高。4月28日和29日护士从该患者左前臂抽血，PTH > 5000pg/ml，30日从右前臂抽血，PTH结果为257pg/ml，5月5日从足部抽血检测PTH，结果为239.00pg/ml。说明该患者PTH异常是标本从移植侧静脉采血所致。

如果患者采取甲状旁腺全切联合自体前臂移植术，移植侧前臂血液中PTH的浓度会大于对侧1.5倍以上，因此如果该类手术患者采血查PTH时不能从移植侧采集，应当从对侧采集血液。

检验科检测PTH如果遇到异常升高的结果，首先要结合患者其他检验指标和临床表现进行综合分析，对结果是否可靠进行判断，然后要注重与临床沟通，了解患者详细信息，是否做过甲状旁腺切除+甲状旁腺前臂移植术，以及标本采集部位，防止甲状旁腺切除+甲状旁腺前臂移植术患者因标本采集部位不当，PTH结果异常，对临床的诊治产生不良影响（表7-1）。

继发性甲状旁腺功能亢进症是尿毒症规律血液透析患者常见的并发症之一，也是影响尿毒症患者生活质量的一个重要因素。对于药物治疗效果欠佳、甲状旁腺腺瘤形成的继发性甲状旁腺增生患者，甲状旁腺切除是重要的治疗手段。部分患者行甲状旁腺全切+甲状旁腺前臂移植术，移植部位常选择前臂。对于该类患者，临床抽血监测指标时，要注意抽血部位靠近移植成活的甲状旁腺可能对检测结果造成巨大影响。靠近移植甲状旁腺部位抽血可能导致PTH假性升高。因此该类患者在抽血复查时可从对侧前臂或足部抽血，避免自移植侧肢体抽血而影响检查结果。

表7-1 不同时间、部位PTH、钙、磷检测结果

项目	4月28日	4月29日	4月30日	5月5日	7月7日	7月8日（术后）	7月9日	7月9日	7月12日	7月13日	7月13日
采血部位	左前臂	左前臂	右前臂	足部	右前臂	足部	左前臂	足部	右前臂	左前臂	足部
PTH（pg/ml）	＞5000	＞5000	257	239	295	47.5	180	28.1	26	148	24.4
钙（mmol/L）	2.01	2.00	1.97	1.80	1.76	—	1.77	1.77	1.81	1.85	—
磷（mmol/L）	1.35	1.40	1.35	1.35	1.45	—	1.46	1.46	1.52	1.45	—

【专家点评】

靠近前臂移植的甲状旁腺处抽血如同在肿瘤局部检测，导致检测结果增高，不能反映全身的真实水平。本案例基于临床实践，多角度全面考虑问题，更好地反映了局部和全局的关系，对结果进行了质控，对正确评价前臂移植的甲状旁腺是否成活及对全身的影响提供了科学的依据。

本文通过1例甲状旁腺全切+甲状旁腺左前臂移植术患者PTH异常升高病例，从检验与临床两个角度详细介绍了患者PTH异常升高的发现、可能原因分析、逐步处理措施，最终确定是从甲状旁腺前臂移植侧静脉抽血所致，为以后遇到此类患者检测PTH提供了借鉴。该病例充分体现了检验工作人员必须要有扎实的专业技术知识，从检验角度对检验结果进行分析及处理，同时积极与临床医师沟通，为临床提供提示性的意见或建议，以便更好地服务于临床，更好地为患者服务。

参 考 文 献

[1] 丁霏，罗薇，郭英，等.慢性肾脏病初诊患者甲状旁腺激素水平影响因素分析[J].中国实验诊断学，2018，22（11）：1942-1945.
[2] 周加军.继发性甲状旁腺功能亢进症的手术治疗进展[J].中国血液净化，2020，19（3）：194-196.
[3] 魏常胜，骆成玉，王以新，等.甲状旁腺全切除术治疗肾性继发性甲状旁腺功能亢进症近期疗效观察[J].中华实用诊断与治疗杂志，2022，36（5）：471-474.

8　甲状腺髓样癌

作者：彭伟[1]，肖艳萍[1]，吴宇[2]（福建医科大学肿瘤临床医学院：1.检验科；2.头颈外科）
点评专家：肖振州（福建医科大学肿瘤临床医学院检验科）

【概述】

甲状腺髓样癌（MTC）是起源于甲状腺滤泡旁细胞的恶性肿瘤，占所有甲状腺癌的3%～5%，与分化型甲状腺癌相比侵袭性强，预后差，诊断时通常已局部进展或转移，可导致高达13.4%的甲状腺癌相关死亡[1]。MTC是一种神经内分泌恶性肿瘤，因此具有类癌等其他神经内分泌肿瘤的临床特征及组织学特征。甲状腺滤泡旁细胞也称C细胞或明亮细胞，为神经内分泌细胞，合成、分泌降钙素[2]。降钙素是一种广泛应用的特异度及敏感度高的单体肽，是MTC诊断、判断术后复发的重要参考指标。与分化型甲状腺癌不同，MTC不依赖促甲状腺激素（TSH），也不摄碘，对TSH抑制治疗和[131]I治疗无效，手术成为其主要治疗方式，因此早期发现、早期诊断、早期规范治疗是保证疗效的关键[3]。

【案例经过】

患者，女性，44岁，2021年8月体检发现癌胚抗原（CEA）升高（22.3ng/ml，参考区间0～5μg/L），其他肿瘤标志物AFP、CA19-9、CA12-5、CA15-3均正常，全腹及乳腺彩超未发现异常，高血压病史1年，有消化道恶性肿瘤家族史。为查明CEA升高原因，于2021年9月入笔者所在医院胃肠专科住院，入院后全身体格检查未发现异常，行胸部、腹部及盆腔CT扫描未见明显异常，进一步行胃、肠镜检查，显示升结肠可见多个大小不一的结肠息肉，最大为1.0cm×0.8cm，内镜下摘除息肉后出院，1个多月后门诊复查CEA为28.5ng/ml。当日门诊肿瘤标志物检查报告单结果如表8-1所示。

表8-1　肿瘤标志物检查结果

检测项目	结果	参考区间
糖类抗原19-9（U/ml）	8.73	0～30
癌胚抗原（ng/ml）	28.5↑	0～5
甲胎蛋白（ng/ml）	2.15	0～7
糖类抗原12-5（U/ml）	11.41	0～47
糖类抗原15-3（U/ml）	11.34	0～24

发出肿瘤标志物检查报告单当日，接到临床医师咨询电话：患者持续单独CEA升高，

查不出原因，检查结果是否可靠？或是否有什么问题？

（1）结果复查：该患者单独CEA升高超过正常值5倍，回顾历史结果该患者2021年8月CEA结果为22.3ng/ml，有缓慢升高趋势，血常规、肝肾功能、电解质均正常，全身系统影像学检查正常，已行内镜下结肠息肉摘除，找不出相关原因。对于临床提出的问题，首先须确认检测结果的准确性，按照标本复查流程进行复查：标本性状良好，无溶血、脂血、黄疸，无纤维丝、凝块等异常；仪器状态良好；该项目室内质控在控，移动均值实时显示该项目无总体偏高；将该标本放于另一台电化学发光检测仪器上进行复查，检查结果为28.9ng/ml，复查结果一致。

（2）查阅病历：为了进一步了解患者相关资料，追踪查阅患者2021年9月入住笔者所在医院胃肠专科时的病历，该患者住院时查全腹和乳腺彩超未见异常，胸部、腹部及盆腔CT扫描未见明显异常，胃、肠镜显示升结肠可见多个大小不一的结肠息肉，最大为1.0cm×0.8cm，已在内镜下摘除，但摘除息肉后CEA不降反升，检查结果后面隐藏着什么呢？到底是什么原因导致该患者CEA持续升高呢？经仔细反复查看病历，笔者发现检查结果中缺少甲状腺的相关检查，考虑到CEA升高的原因还可能为甲状腺疾病：一部分MTC患者可表现为CEA升高，以CEA升高为首发症状，但因MTC发病率低，易被忽略。MTC是起源于甲状腺滤泡旁细胞的一种神经内分泌恶性肿瘤，甲状腺滤泡旁细胞分泌的降钙素是一种广泛应用于MTC的特异度及敏感度高的肿瘤标志物。为了排除MTC，笔者要求患者追加甲状腺项目检测，显示降钙素33.87pg/ml↑（参考值＜6.4pg/ml）。

（3）建议性报告：经检验角度分析和验证后，告知临床医师：患者单独CEA升高可能与甲状腺组织恶性增生有关，建议完善甲状腺相关检查，以明确病因。

（4）后续追踪：次日患者甲状腺彩超显示甲状腺左、右叶大小分别为4.2cm×1.2cm×1.0cm和4.2cm×1.2cm×1.0cm，峡部厚约0.3cm，形态正常，包膜光滑，左叶上部背侧探及一低回声区，大小约0.55cm×0.41cm×0.51cm，边界不清，边缘毛糙，纵横比＞1，内部回声欠均匀，内部未见血流信号，TI-RADS分类4a～4b类（倾向甲状腺癌）；右叶回声尚均匀，未见明显局限性异常回声区及异常血流信号。双颈2、3、4区探及数个淋巴结，大者1.8cm×0.6cm，边界尚清，大部分内可见淋巴结门回声及少许血流信号。患者入住头颈外科，行"左甲状腺癌根治术＋右甲状腺叶切除术"。术后病理：（左甲状腺及峡部）甲状腺微小型髓样癌（直径0.6cm）。

【案例分析】

1. 临床案例分析

（1）排除胃肠道原因：患者1个月前因体检发现低浓度CEA升高（22.3ng/ml）伴消化道恶性肿瘤家族史，首先考虑消化道原因导致CEA升高，结合患者全腹及乳腺彩超未发现异常，入住胃肠专科后胸部、腹部及盆腔CT扫描未见明显异常，进一步行胃、肠镜检查发现多个结肠息肉。结肠息肉可以导致CEA低浓度升高，与患者CEA浓度（22.3ng/ml）比较吻合，考虑CEA升高与结肠息肉有关，于是行内镜下息肉摘除，后续随访。出乎意料，1个多月后复查CEA（28.5ng/ml），不降反升，说明该患者CEA升高可能与结肠息肉无关，背后一定隐藏了其他病因。

（2）梳理检查结果：在检验科同仁的帮助下确定甲状腺来源。排除结肠息肉原因后，仔细梳理患者所有的检查结果，胃肠道、腹腔、肺、乳腺相关的影像学检查结果均未发现问题，相关的肿瘤标志物等检验结果都正常。考虑遗漏甲状腺相关检查，同时检验科同仁追加检测降钙素，其结果为33.87pg/ml↑，提示MTC可能，立即完善甲状腺相关检查。次日甲状腺彩超提示倾向甲状腺癌，双颈淋巴结可见。病因基本明确，患者转入头颈外科行进一步治疗，最终术后病理确诊甲状腺髓样癌。

2. 检验案例分析

CEA是在结肠癌组织首先发现的一种糖蛋白，广泛存在于内胚叶起源的消化系统癌，也存在于正常胚胎的消化道组织中，在正常人血清中也可有微量存在。97%的健康成人血清CEA浓度在2.5ng/ml以下[4]。癌胚抗原是一个广谱性肿瘤标志物，原发性结肠癌患者CEA升高占45%～80%。食管癌、胃肠腺癌、肺癌、乳腺癌、卵巢癌和泌尿系统肿瘤阳性率也很高，一般为50%～70%。良性肿瘤如结肠息肉、溃疡性结肠炎、胰腺炎和酒精性肝硬化患者CEA也有部分升高，但远远低于恶性肿瘤，CEA一般小于20ng/ml，超过20ng/ml通常提示有消化道肿瘤。所以测定CEA可以作为良性与恶性肿瘤的鉴别诊断依据。

但CEA不具备器官特异性，该患者体检发现CEA低浓度升高（22.3ng/ml），在行结肠息肉摘除后不降反升（28.5ng/ml），不能排除恶性肿瘤来源，在确认检测结果准确无误后，经查阅病历，基本排除胃肠、乳腺、肺、卵巢因素导致CEA升高，需要考虑排除甲状腺来源，经追加检测发现降钙素升高也指向这一来源，立即向临床医师给出建议性报告。

【知识拓展】

甲状腺癌患者中，90%以上为分化型甲状腺癌（DTC），而MTC的发病率较低，发病隐匿，约30%的患者有慢性腹泻史，并伴有面部潮红等，类似类癌综合征。

MTC是起源于甲状腺滤泡旁细胞（C细胞）的恶性肿瘤。C细胞属于神经内分泌（APUD）系统，具有合成、分泌降钙素及降钙素基因相关肽的作用，因此，MTC亦被认为是神经内分泌肿瘤之一。根据疾病的遗传特性，将MTC分为遗传性和散发性两大类。几乎所有的遗传性MTC（HMTC）都伴有*RET*基因胚系突变，50%的散发性MTC有*RET*基因体细胞突变。散发性MTC发病率较高，占发病总数的75%～80%。

降钙素是多肽类激素，主要由甲状腺滤泡旁细胞表达并分泌释放，故在MTC患者中特征性表达，研究显示血清降钙素对于诊断MTC的敏感度、特异度均较高，我国于2017年发布的《甲状腺癌血清标志物临床应用专家共识》推荐，对于怀疑恶性甲状腺肿瘤患者，术前应常规行血清降钙素检测。除降钙素外，甲状腺滤泡旁细胞也能分泌CEA，因此，MTC患者的CEA水平也可能升高，但CEA特异性不强，无法作为一个理想的MTC筛查指标。《甲状腺髓样癌诊断与治疗中国专家共识（2020版）》推荐，对于以CEA升高为首发症状就诊的患者，在排除消化道肿瘤后，建议补充降钙素及颈部超声检查。与分化型甲状腺癌不同，MTC不依赖促甲状腺激素（TSH），也不摄碘，对TSH抑制治疗和^{131}I治疗无效，手术成为其主要治疗方式。

【案例总结】

MTC的发病率较低，发病隐匿，缺乏典型的临床表现，误诊、漏诊现象普遍存在。该案例中患者以CEA升高为首发症状，在摘除肠道息肉后CEA不降反升。在排除其他相关疾病的基础上，检验科工作人员从检验角度分析和思考、查阅文献，并进一步查阅病历后发现单纯CEA升高可能与MTC有关。然而该患者全身体格检查时未发现甲状腺结节，全身系统检查遗漏了甲状腺相关检查，在追加检测降钙素（33.87pg/ml↑）后，通过建议性报告，积极与临床医师沟通，协助找出病因，并在后续检查和治疗中得到证实，帮助临床达到早发现、早治疗的目的。

该案例中检验科工作人员为临床医师提供了有意义的建议，在疾病的诊断中发挥了重要作用。可见检验与临床之间沟通的必要性和重要性，检验人员不仅要掌握一定的临床知识，更应学会合理分析检验结果的方法，能够从检验结果中发现异常数据背后可能的原因。同时应具备与临床医师进行有效沟通的能力，能积极面对临床医师及患者提出的问题，抱着解决问题的态度，深入查找线索，直至找到原因，解决问题，更好地服务于临床医师及患者。

【专家点评】

MTC的发病率较低，发病隐匿，缺乏典型临床症状，仅约30%的患者有慢性腹泻史，并伴有面部潮红等，类似类癌综合征，甲状腺髓样癌患者血清降钙素浓度升高。在理论上降钙素可以降低血钙，但事实上只有少数病例出现低血钙，大多数患者均正常，这可能是甲状旁腺代偿之故。对于以CEA升高为首发症状的MTC的诊断，常易漏诊。

检验科工作人员在日常工作中能将检查结果结合住院病历进行综合分析，主动给临床医师提出进一步的检查建议，为进一步明确诊断提供帮助，彰显出扎实的理论基础和丰富的工作经验。检验科工作人员应主动学习临床医学和检验医学的专业知识，不断提升知识储备和工作能力，积极与临床医师沟通交流，协助临床医师做出正确、全面的诊断。

参 考 文 献

[1] 王宇，田文，嵇庆海，等. 甲状腺髓样癌诊断与治疗中国专家共识（2020版）[J]. 中国实用外科杂志，2020，40（9）：1012-1020.

[2] Elisei R，Tacito A，Ramone T，et al. Twenty-five years experience on RET genetic screening on hereditary MTC：an update on the prevalence of germline RET mutations[J]. Genes（Basel），2019，10（9）：698.

[3] 殷德涛，张高朋，李红强，等. 甲状腺结节患者常规行血清降钙素检查对早期发现甲状腺髓样癌的临床价值[J]. 中国普通外科杂志，2018，27（5）：541-546.

[4] 中国抗癌协会甲状腺癌专业委员会（CATO）. 甲状腺癌血清标志物临床应用专家共识（2017版）[J]. 中国肿瘤临床，2018，45（1）：7-13.

9 自身免疫性多内分泌腺病综合征

作者：俞宛君[1]，沙宇菁[2]（复旦大学附属中山医院青浦分院：1.检验科；2.内分泌科）

点评专家：龚倩（复旦大学附属中山医院青浦分院检验科）

【概述】

肾上腺皮质功能减退症按照病因可分为原发性和继发性两大类[1]。原发性肾上腺皮质功能减退症中最常见的是艾迪生病，其为结核、肿瘤、感染、自身免疫等原因破坏了双侧肾上腺皮质绝大部分而引起皮质激素分泌不足所致的疾病，临床上大多同时有肾上腺糖皮质激素（皮质醇）和盐皮质激素（醛固酮）分泌不足的表现。继发性肾上腺皮质功能减退症是下丘脑或垂体等病变引起ACTH分泌不足所致。这类疾病起病隐匿，初期症状轻、不典型，临床表现有虚弱无力、食欲减退、消瘦、低血压、直立性晕厥、女性腋毛和阴毛稀少或脱落等。

【案例经过】

患者，女性，65岁，入院前半个月无明显诱因下出现恶心、呕吐，呕吐6～8次，呕吐物为胃内容物、量中等，有皮肤色素加深，伴乏力、嗜睡、反应迟钝，无发热，无腹痛、腹泻，无咳嗽、咳痰，无胸闷、气促，无视物模糊等不适。至上海市某医院查胃肠镜，显示慢性萎缩性胃炎伴糜烂，食管下段黏膜下隆起（建议超声内镜检查）。遂就诊于上海市某医院完善超声内镜检查：食管下段多发黏膜下隆起（考虑平滑肌瘤可能）；纵隔囊性占位（建议增强CT）；食管下段固有肌层明显增厚。患者于2021年11月3日再次因恶心、呕吐就诊于笔者所在医院急诊科，查电解质显示钾4.8mmol/L，钠122mmol/L，氯87mmol/L，钙2.59mmol/L，淀粉酶49IU/L，血酮阴性。上腹部CT：左侧膈脚椎旁间隙占位，考虑良性肿瘤，前肠囊肿可能，神经源性肿瘤待排，请结合临床及随访；左肾小囊肿；左肺下叶支气管扩张伴感染。急诊给予补钠对症处理，为进一步明确低钠病因，2021年11月6日因"反复恶心、呕吐半个月"收入院。患者自起病以来，精神萎靡，食欲缺乏，大小便如常，近期体重下降5kg。有糖尿病病史10余年，当前口服二甲双胍0.5g每天1次降糖治疗，随机血糖为5mmol/L左右；有高血压病史2年，最高收缩压150mmHg左右，未服药。传染病史、手术外伤史、过敏史、婚育史、家族史均无特殊。

【案例分析】

1.临床案例分析

（1）临床表现：该患者为老年女性，以非特异性上消化道症状为主，伴乏力、体重减轻，要警惕胃肠道、肝脏疾病的可能；患者乏力、体重减轻也要与血液系统疾病相鉴别。另外，患者皮肤色素沉着，从内分泌角度首先考虑肾上腺皮质功能减退，常有虚弱无力、食欲减退、体重下降等表现。追问病史，患者否认胃病、肝病史，否认齿龈出血、骨痛史，否认腹泻及黑便史。

（2）入院查体：体温（T）36.5℃，脉搏（P）86次/分，呼吸（R）19次/分，血压（BP）114/68mmHg，体重指数（BMI）20.03kg/m²，腰围76cm，臀围84cm，腰臀比0.91。神志清楚，精神一般，呼吸平稳，无烂苹果味，体型中等，步入病房。面部、齿龈、舌部、掌纹、束腰带处、乳晕周边皮肤色素沉着加深，双手、双足指甲色素沉着加深，部分呈黑色（图9-1），无瘀点、瘀斑，眉毛、腋毛无稀疏，无贫血貌，无脱水貌，无肝掌、蜘蛛痣。余体格检查无特殊。

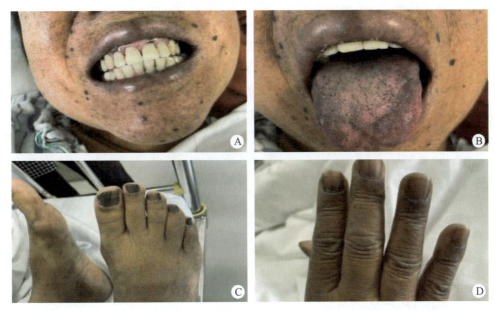

图9-1　患者面部（A）、齿龈和舌部（B）及双足（C）、手（D）指甲色素沉着加深

（3）辅助检查：血常规、尿常规、便常规、凝血五项、心肝肾功能正常。电解质：钾4.3mmol/L，钠131mmol/L，氯96mmol/L，钙2.49mmol/L；糖化血红蛋白6.4%；血清皮质醇（F）于8：00＜10mmol/L（参考范围172～497mmol/L），16：00＜10mmol/L（参考范围71.1～286mmol/L），24：00＜10mmol/L（参考范围35.5～143mmol/L）；血清促肾上腺皮质激素（ACTH）于8：00＞2000ng/L（参考范围10～80ng/L），16：00＞2000ng/L（参考范围5～40ng/L），24：00＞2000ng/L（参考范围5～10ng/L）；24小时尿皮质醇6.3μg/24h。心电图未见明显异常。肺CT：双肺慢性炎症，左肺下叶支气管扩张伴感染，建议随访。冠状动脉硬化。甲状腺肿大，左侧膈脚椎旁间隙占位。

结合患者病史、体格检查及实验室检查结果，患者原发性肾上腺皮质功能减退诊断明确。需要进一步行实验室检查及影像学检查以明确诊断。

甲状腺功能：三碘甲状腺原氨酸（TT₃）3.56nmol/L，甲状腺素（TT₄）104.00nmol/L，游离三碘甲状腺原氨酸（FT₃）6.67nmol/L，游离甲状腺素（FT₄）12.50nmol/L，促甲状腺激素（TSH）8.640mIU/L，甲状腺过氧化物酶抗体（TPO-Ab）223IU/ml，甲状腺球蛋白抗体（TG-Ab）1834mIU/ml。血清固定免疫电泳：免疫球蛋白A阳性；轻链λ型阳性。性激素全套中睾酮（T）<0.025ng/ml，余无异常。血沉结果正常。糖尿病自身抗体阴性。T淋巴细胞斑点试验（T-SPOT）阴性。结核抗体阴性。抗核抗体、抗ENA抗体谱阴性。肾上腺增强CT：两侧肾上腺形态、密度未见明显异常，增强后未见明显异常强化；脊柱左侧缘膈脚后方约左肾上腺水平可见类圆形异常密度影，边界清楚，光滑，大小约30mm×35mm，内部密度基本均匀，边缘少许弧形钙化，增强后病灶信号未见明显增强；双肾小囊肿。垂体动态增强MRI未见明显占位灶。甲状腺B超：甲状腺两叶弥漫性肿大伴弥漫性病变，甲状腺两叶实性结节，双侧颈部见淋巴结。

　　基于以上结果，推测该患者原发性肾上腺皮质功能减退症可能是自身免疫所致，同时伴自身免疫性甲状腺炎，考虑自身免疫性多内分泌腺病综合征可能。

　　原发性肾上腺皮质功能减退症的病因现主要为特发性（包括自身免疫性多内分泌腺病综合征，autoimmune polyglandular syndrome，APS），占65%，其次为结核，约占20%，其他病因占15%。半数以上的特发性肾上腺皮质萎缩患者中可检测到针对肾上腺皮质的抗体，而细胞毒性T淋巴细胞亦是其病因。其中50%左右同时可伴有其他自身免疫性内分泌疾病，称为自身免疫性多内分泌腺病综合征[2]。Ⅱ型自身免疫性多内分泌腺病综合征常伴肾上腺皮质功能减退症（100%）、自身免疫性甲状腺炎（70%）和1型糖尿病（50%），同时也可有卵巢早衰、恶心、贫血、白癜风、脱发等，具有"显性"遗传特征，与B8、DR3/DR4相关联，并发现其与第6对染色体的基因突变有关[3]。在大多数患者血液循环中，存在一种或数种针对内分泌腺的自身抗体。

　　该患者经糖皮质激素替代治疗（醋酸泼尼松）、降糖（二甲双胍）及降压（非洛地平缓释片）治疗后，恶心、呕吐、乏力等症状明显改善，初步判断患者恢复情况良好。2021年12月6日随访，患者皮肤变黑情况较前有所好转（图9-2）。复查电解质：钾4.1mmol/L，钠137mmol/L，氯99mmol/L，钙2.41mmol/L；血清促肾上腺皮质激素（ACTH）于8：00为1080ng/L（参考范围10～80ng/L）。

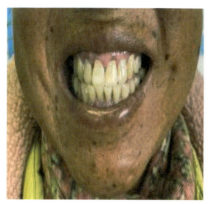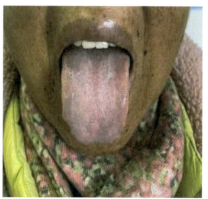

图9-2　患者面部、齿龈、舌部色素沉着变浅

2. 检验案例分析

（1）思路1：血浆皮质醇、ACTH及24小时尿游离皮质醇是诊断肾上腺皮质功能减退症的重要指标。

不论原发性还是继发性肾上腺皮质功能减退症患者，皮质醇的分泌均出现明显降低。正常人的血皮质醇水平以上午最高，午夜最低，男女无显著性差异。艾迪生病的皮质醇水平不但出现明显降低，而且昼夜节律消失。检查时一般于8：00和16：00采血测定，必要时午夜（0：00）加测一次。血皮质醇水平受很多因素影响，本身的波动很大，一般认为血浆皮质醇水平基础值＜82.8mmol/L（3μg/dl）可确诊为肾上腺皮质功能减退症，而血皮质醇＞552mmol/L（20μg/dl）可排除此病。

检测24小时尿游离皮质醇（UFC）或17-羟皮质类固醇（17-OHCS）可避免血皮质醇昼夜节律及上下波动的影响，更能反映肾上腺皮质功能的实际情况。严重的肾上腺皮质醇功能减退症患者由于血皮质醇基础值明显降低，UFC及17-OHCS亦低于正常值。

需要注意的是，皮质醇水平因使用的化验方法而异，因此，建议与相关实验室核对参考范围[4]。此外，妊娠和口服雌激素治疗可能导致皮质类固醇结合球蛋白水平增加，掩盖肾上腺功能不全。相反，许多情况包括炎症、脓毒症、肝硬化等都会降低皮质类固醇结合球蛋白的能力[5]。有意思的是，目前质谱分析提高了检测的特异性，比免疫分析法检测到更低的皮质醇水平[6]。

原发性肾上腺皮质功能减退症患者由于双侧肾上腺大面积损伤，血皮质醇水平明显降低，进而反馈性引起ACTH分泌上升，血ACTH水平应明显高于参考区间，多数超过55pmol/L，常达88～440pmol/L（参考区间为1.1～11pmol/L），而继发性肾上腺皮质功能减退症患者血浆ACTH浓度极低，因此血浆ACTH正常能排除慢性原发性肾上腺皮质功能减退症，但不能排除轻度的继发性肾上腺功能减退症。

（2）思路2：ACTH检测、ACTH兴奋试验，肾上腺和蝶鞍的影像学检查如CT、MRI等有助于定位诊断。

ACTH兴奋试验可用于检测肾上腺皮质的储备功能[7, 8]，有助于发现轻型慢性肾上腺皮质功能减退症患者及鉴别原发性与继发性慢性肾上腺皮质功能减退症。在进行性肾上腺损伤的早期阶段，常规实验室检查难以发现异常，当肾上腺储备功能下降时，基础皮质醇水平可正常，但应激后激素水平升高低于正常。在疾病的这一阶段，ACTH兴奋试验可揭示肾上腺异常，可发现皮质醇水平升高低于正常。

快速ACTH$_{1-24}$[9]：所有怀疑存在肾上腺皮质功能减退症患者都可进行快速ACTH兴奋试验以确诊。简化方法：静脉注射ACTH 250μg，分别于0分钟、30分钟和60分钟后查血浆皮质醇浓度。结果判断：①正常反应，基础或兴奋后血皮质醇≥552nmol/L（20μg/dl）；②原发性肾上腺皮质功能减退症，由于内源性ACTH已经最大限度地兴奋肾上腺分泌皮质醇，因此外源性ACTH不能进一步刺激皮质醇分泌，血皮质醇基础值低于参考区间或在参考区间低限，刺激后血皮质醇很少上升或上升不明显；③继发性肾上腺皮质功能减退症，血皮质醇呈低反应或无反应，如连续注射ACTH 3～5天，则血皮质醇水平能逐渐上升并改善，为迟发反应。

（3）思路3：选择T-SPOT、血清结核抗体检测，肾上腺自身抗体及免疫学指标等进行病因检测。

T-SPOT、血清结核抗体和结核分枝杆菌基因检测有助于结核病确诊。伴1型糖尿病者应明确是否为1型自身免疫性糖尿病，伴甲状腺功能减退者应测定甲状腺自身抗体。如果发现血钙降低，应进一步检测血PTH。若有月经稀少或闭经，应测定血卵泡刺激素（FSH）和黄体生成素（LH）。美国内分泌学会建议所有年龄大于6个月的艾迪生病患者需要接受21-羟化酶抗体检测，以此判断病因是否来自自身免疫性疾病[10]。

【知识拓展】

艾迪生病共同的病理机制包括肾上腺皮质激素分泌不足和ACTH分泌增多，在典型的艾迪生病中，肾上腺破坏一般都在90%以上，通常同时累及束状带、网状带和球状带，导致糖皮质激素和盐皮质激素同时缺乏。在女性雄激素分泌减少[9]。皮质醇分泌减少导致对ACTH反馈抑制程度减弱，血浆ACTH水平明显升高。糖皮质激素缺乏表现为乏力、食欲缺乏、恶心和体重下降；糖异生减少，肝糖原消耗，胰岛素敏感性增加，易出现低血糖；免疫力低下易患各种感染性疾病；ACTH增多引起皮肤、黏膜色素沉着，近年来发现个别患者因内在黑色素细胞缺陷，不出现色素沉着。盐皮质激素缺乏，失钠增多，出现低钠血症和轻度代谢性酸中毒。加之糖皮质激素对儿茶酚胺的作用减弱，心排血量和外周阻力下降，进一步加重直立性低血压。

患者临床表现常为软弱无力和疲劳，因此早期肾上腺皮质功能减退症的诊断困难。如合并轻度胃肠道不适、体重减轻、食欲缺乏，以及皮肤色素沉着加重，选择ACTH兴奋试验可协助诊断，尤其是在开始甾体激素治疗之前。面部色素沉着可能是疾病的临床表现，进行性肾上腺损害的患者可出现新发、进行性加重的色素沉着，但当肾上腺快速损伤如双侧肾上腺出血情况下通常不会出现过度色素沉着。过度色素沉着合并其他疾病也可能有提示意义，但肾上腺皮质功能减退症引起的色素沉着的外观和分布具有特征性，如不明确，则可测定ACTH水平，或行ACTH兴奋试验了解肾上腺储备功能，可鉴别诊断。

【案例总结】

自身免疫性多内分泌腺病综合征（APS）是一种罕见病、复杂病，指同一个体中发生2个及以上内分泌腺体的自身免疫性病变，且非内分泌器官也可受累的一类疾病，根据病因及临床特征可将其分为2型，即APS Ⅰ型和APS Ⅱ型。艾迪生病是APS Ⅰ型和Ⅱ型共同的重要组成疾病。本例患者根据病史、皮质醇、ACTH、甲状腺激素和影像学等检查结果，可做出以下诊断：APS Ⅱ型（自身免疫性肾上腺皮质功能减退症合并自身免疫性桥本甲状腺炎）。诊断依据：①患者皮质醇水平出现明显降低，促肾上腺皮质激素水平显著上升；②患者血清甲状腺过氧化物酶抗体和甲状腺球蛋白抗体水平显著上升；③患者无长期应用糖皮质激素、放化疗史，结核感染、真菌感染及艾滋病病史；④肾上腺增强CT未见明显异常。

原发性肾上腺皮质功能减退症与其他自身免疫性疾病相关，如APS Ⅰ型和APS Ⅱ型。早期发现、早期干预治疗该类疾病不仅可有效缓解肾上腺破坏的进程，而且对全身其他器官可能存在的免疫损伤也有治疗作用。另外，原发性肾上腺皮质功能减退症临床症状多为非特异性的，病程进展缓慢，早期多不被患者察觉，直到皮肤变黑后才就医，约50%有临床症状的艾迪生病患者在症状出现1年后才被确诊。皮肤、黏膜色素沉着是诊断原发性肾上腺皮质功能减退症的特征性症状，少数原发性肾上腺皮质功能减退症无明显色素沉着，可能的原因是基础血皮质醇水平还足以对下丘脑-垂体起负反馈作用，或病情进展较快，患者容易发生死亡。少数患者症状、体征不突出，其诊断需要配合有关实验室检查及鉴别诊断后才能明确。

因此，对临床表现疑似肾上腺皮质功能减退症的患者应该行基础血皮质醇和ACTH水平检测，如有必要，再结合功能试验进一步鉴别其为原发性还是继发性，最后可选择T-SPOT、血清结核抗体、相关免疫学指标、肾上腺自身抗体及基因检测等进行病因诊断。

【专家点评】

本案例从患者的典型临床表现入手，以实验室检查为主线，通过检测不同时间点血皮质醇、不同时间点血ACTH及24小时尿游离皮质醇，结合定位诊断及病因探查，详细阐述艾迪生病临床表现和实验室特征，内容较完整，思路清晰。

实验室检测结果直接指导了临床诊断，从本案例可看出实验室检测为患者的临床诊断和治疗提供了很大的帮助。

参 考 文 献

[1] Husebye ES，Pearce SH，Krone NP，et al. Adrenal insufficiency[J]. Lancet，2021，397（10274）：613-629.

[2] 童南伟，邢小平. 内科学：内分泌科分册[M]. 北京：人民卫生出版社，2015.

[3] Hahner S，Ross RJ，Arlt W，et al. Adrenal insufficiency[J]. Nat Rev Dis Primers，2021，7（1）：19.

[4] El-Farhan N，Pickett A，Ducroq D，et al. Method-specific serum cortisol responses to the adrenocorticotrophin test：comparison of gas chromatography-mass spectrometry and five automated immunoassays[J]. Clin Endocrinol（Oxf），2013，78（5）：673-680.

[5] Verbeeten KC，Ahmet AH. The role of corticosteroid-binding globulin in the evaluation of adrenal insufficiency[J]. J Pediatr Endocrinol Metab，2018，31（2）：107-115.

[6] Ueland GÅ，Methlie P，Øksnes M，et al. The short cosyntropin test revisited：new normal reference range using LC-MS/MS[J]. J Clin Endocrinol Metab，2018，103（4）：1696-1703.

[7] Dickstein G，Shechner C，Nicholson WE，et al. Adrenocorticotropin stimulation test：effects of basal cortisol level，time of day，and suggested new sensitive low dose test[J]. J Clin Endocrinol Metab，1991，72（4）：773-778.

[8] Oelkers W. The role of high- and low-dose corticotropin tests in the diagnosis of secondary adrenal insufficiency[J]. Eur J Endocrinol，1998，139（6）：567-570.

[9] 王前，王建中. 临床检验医学[M]. 北京：人民卫生出版社，2015.

[10] Bornstein SR，Allolio B，Arlt W，et al. Diagnosis and treatment of primary adrenal insufficiency：an endocrine society clinical practice guideline[J]. J Clin Endocrinol Metab，2016，101（2）：364-389.

10 毒性弥漫性甲状腺肿合并Gitelman综合征

作者：陈武[1]，唐超燕[2]（玉林市第一人民医院：1.检验科；2.内分泌科）

点评专家：张玫（四川大学华西医院实验医学科）

【概述】

低钾血症是临床上常见的电解质紊乱，多种病因可引起低钾血症。甲状腺功能亢进性周期性麻痹（thyrotoxic periodic paralysis，TPP）是一种临床上多见的以甲状腺功能亢进症伴反复发作性低钾性肢体乏力为主要特征的疾病，多由毒性弥漫性甲状腺肿（Graves病）引起。Gitelman综合征（Gitelman syndrome，GS）是一种罕见的常染色体隐性遗传性肾小管疾病，其临床特点主要为顽固性低钾血症、低镁血症、代谢性碱中毒等[1]。甲状腺功能亢进症及GS均可引起低钾血症，当两者同时出现时，容易漏诊GS。

【案例经过】

患者，男性，29岁，因"反复四肢乏力2年，加重12小时"于2020年3月20日急诊入院。2年前患者劳累后出现四肢乏力，小腿酸痛，活动后加重，伴有多汗、易怒烦躁，血钾最低时1.8mmol/L。休息后自行缓解。急诊当日晨起再次出现双下肢乏力、酸痛，伴有多汗、心悸、易怒烦躁症状。患者无明显体重下降，无腹泻、无多食易饥、无意识障碍等症状。入院查体：体温36.5℃，脉搏108次/分，呼吸20次/分，血压97/76mmHg。BMI 18.6kg/m²；皮肤潮湿，双眼无突出，双侧甲状腺Ⅱ度肿大，质软；心率108次/分，律齐，各瓣膜听诊区未闻及明显杂音；双下肢无水肿，无手抖。双上肢肌力4级，双下肢肌力2级。入院后完善相关检查：实验室检查结果如表10-1所示。甲状腺超声：甲状腺增大伴弥漫性病变，血供丰富（毒性弥漫性甲状腺肿？）。诊断：①低钾性周期性麻痹；②毒性弥漫性甲状腺肿。以甲巯咪唑10mg每天3次治疗甲状腺功能亢进症，盐酸普萘洛尔片1mg每天3次控制心率，静脉及口服补钾等对症支持治疗。经过5天治疗，肢体乏力好转，患者血钾波动在2.3～2.7mmol/L，再次补充检查血尿同步电解质，结果如表10-2所示，提示尿钾排出增多，同时合并低血镁、尿钙排出减少。补充检查肾素-醛固酮，结果提示高醛固酮、高肾素，结果如表10-3所示。综合患者低血钾、低血镁、低尿钙、代谢性碱中毒，查阅相关文献后，首先考虑诊断合并Gitelman综合征。此病临床诊断需要结合实验室检查，确诊需要完善基因检测。基因检测发现：患者存在SLC12A3基因两个杂合变异c.248G＞A（p.R83Q）和c.433C＞T（p.R145C），最终明确GS诊断。

确诊后治疗方案进行调整：螺内酯20mg每天3次，门冬氨酸钾镁片0.596g每天2次，氯化钾缓释片1.0g每天3次，甲巯咪唑10mg每天3次，经过4周治疗后，患者血钾和血镁分别升高至3.40mmol/L和0.5mmol/L，甲状腺功能较前好转。

表10-1 实验室检查结果

项目	结果	参考区间
血清三碘甲腺原氨酸（nmol/L）	5.31	1.30～3.10
血清总甲状腺素（nmol/L）	202.4	66～181
游离三碘甲腺原氨酸（pmol/L）	28.59	3.1～6.8
游离甲状腺素（pmol/L）	64.32	12～22
促甲状腺激素（IU/L）	0.01	0.27～4.2
抗甲状腺过氧化物酶抗体（IU/ml）	9.10	＜34
抗甲状腺球蛋白抗体（IU/ml）	233	＜115
促甲状腺激素受体抗体（IU/L）	7.76	＜1.75
酸碱度	7.443	7.35～7.45
剩余碱（mmol/L）	2.60	−2～+2
二氧化碳分压（mmHg）	37.89	35～45
标准碳酸氢盐（mmHg）	26.3	24～32
血钾（mmol/L）	2.97	3.5～5.5
血钠（mmol/L）	142.4	136～146
血氯（mmol/L）	96.9	98～108
血钙（mmol/L）	2.45	2.02～2.6
血镁（mmol/L）	0.4	0.7～1.02

表10-2 连续3天血尿同步电解质结果

项目	第1天	第2天	第3天	参考区间
血钾（mmol/L）	2.5	2.48	2.68	3.5～5.5
血镁（mmol/L）	0.34	0.39	0.46	0.72～1.2
尿钾（mmol/24h）	100.14	96.45	92.89	20～120
尿钙（mmol/24h）	0.72	0.75	1.20	2.5～7.5

表10-3 醛固酮-肾素结果

项目	结果	参考区间
醛固酮（pg/ml）		
立位	381.0	70～300
卧位	336.0	30～160
肾素活性（IU/ml）		
立位	485.7	0.10～6.56
卧位	292.0	0.15～2.33

【案例分析】

1. 临床案例分析

患者为青年男性，以反复肢体乏力起病伴怕热、心悸、烦躁易怒，结合体征（BMI 18.6kg/m^2，皮肤潮湿及甲状腺Ⅱ度肿大、质软，可闻及杂音，心率108次/分），出现低血钾危急值，以及辅助检查结果[甲状腺功能异常，促甲状腺激素受体抗体（TRAb）阳性，以及甲状腺超声结果]，综合判断，这是1例毒性弥漫性甲状腺肿伴TPP的患者。甲状腺功能亢进症常可以引起低钾血症，其机制目前多认为是由于甲状腺激素提高了细胞膜上Na$^+$-K$^+$-ATP酶活性，β受体数量增加，K$^+$向细胞内转移加速，导致转移性低钾血症发生。此类患者发作时会有典型的周期性麻痹表现，出现发作性四肢或双下肢弛缓性瘫痪，给予补钾治疗可迅速缓解瘫痪症状，且抗甲状腺功能亢进症治疗后可有效控制周期性麻痹复发[2]。但患者口服及静脉同时补钾并抗甲状腺功能亢进症治疗后效果仍不佳。之后多次复查电解质，血钾均偏低，24小时尿钾偏高，提示肾脏失钾，不符合转移性低钾，不符合甲状腺功能亢进症所致转移性低钾血症。因此，此时需要考虑其他原因所致慢性低钾血症。患者有肾脏失钾，低镁血症，尿钙偏低、代谢性碱中毒，肾素-血管紧张素-醛固酮系统（RAAS）激活但血压不高等临床特点，因此考虑该患者可能合并GS。

GS由编码位于远曲小管的噻嗪类利尿剂敏感的钠氯共同转运体（sodium chloride cotransporter，NCCT）蛋白的基因 *SLC12A3* 发生失活性突变引起[3]，进一步进行基因检测，患者存在两个致病突变，即c.248G＞A（p.R83Q）和c.433C＞T（p.R145C），最终确诊GS。

2. 检验案例分析

本病例患者临床表现为低钾血症，甲状腺功能血清学检测结果异常，初始诊断为毒性弥漫性甲状腺肿，患者顽固的低血钾是否由毒性弥漫性甲状腺肿所致？低钾血症根据病因分析可分为缺钾性低钾血症、转移性低钾血症和稀释性低钾血症。经过检验与临床的沟通与配合，逐步完善实验室检查，最终确定患者为肾性失钾导致低钾血症，合并低血镁、低尿钙、代谢性碱中毒、肾素-醛固酮活性增高等。考虑低钾血症的原因是由罕见病GS所致。最终基因检测结果明确了GS诊断。2017年发表的《Gitelman综合征诊治专家共识》推荐，所有GS患者均建议进行家系调查[4]。分别检测患者家族 *SLC12A3* 基因，明确患者存在的两个杂合变异来源分别是c.248G＞A（p.R83Q）来源于父亲、c.433C＞T（p.R145C）来源于母亲，结果如表10-4、图10-1～图10-4所示。GS诊断明确后，患者需要长期用药和随访。笔者继续追踪其检验结果，与临床医师及时沟通，有助于指导患者用药及调整方案。

表10-4　Gitelman综合征家族SLC12A3基因结果

样品来源	HG19位置	核苷酸改变	氨基酸改变	合子状态	来源
患者	chr16：56899395	c.248G＞A	p.R83Q	杂合	父亲
	chr16：56902212	c.433C＞T	p.R145C	杂合	母亲
患者父亲	chr16：56899395	c.248G＞A	p.R83Q	杂合	—
患者母亲	chr16：56902212	c.433C＞T	p.R145C	杂合	—

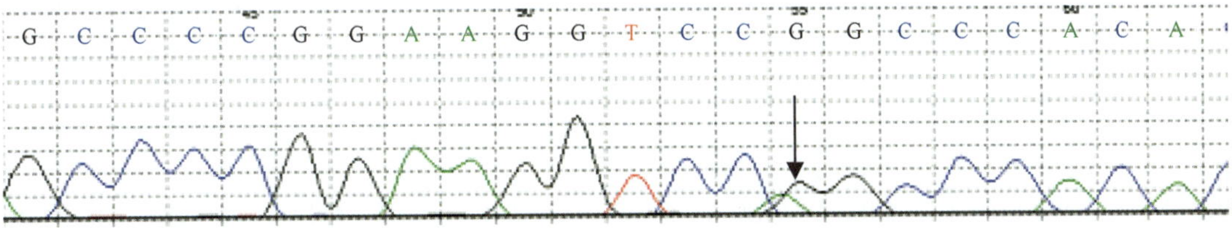

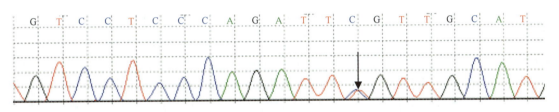

图10-1　患者SLC12A3基因测序c.248G＞A（p.R83Q）

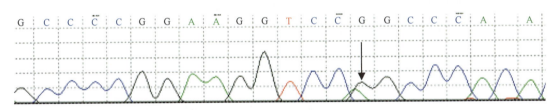

图10-2　患者SLC12A3基因测序c.433C＞T（p.R145C）

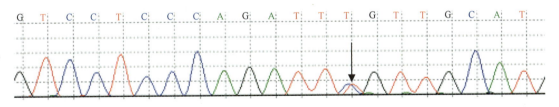

图10-3　患者父亲SLC12A3基因测序c.248G＞A（p.R83Q）

图10-4　患者母亲SLC12A3基因测序测序c.433C＞T（p.R145C）

【知识拓展】

Gitelman综合征（GS）又称家族性低钾低镁综合征，属于罕见常染色体隐性遗传肾小管疾病，GS的患病率为（1～10）/4万，亚洲人群可能更高。2018年我国第一批罕见病目录将其纳入其中。主要临床表现有肌无力、肌肉麻痹、心悸、血压偏低、手足抽搐甚至呼吸困难。其临床特点主要有顽固低血钾、低血镁、低尿钙、低血氯、血压正常或偏低、代谢性碱中毒及肾素-血管紧张素-醛固酮系统（RASS）激活的高醛固酮高肾素表现。本疾病主要致病点是由编码位于肾远曲小管的噻嗪类利尿敏感的钠氯共转运体（NCCT）基由 *SLC12A3* 发生变异所致。从而引起肾脏远曲小管对钠氯重吸收障碍，肾性失盐失水而导致了上述一系列临床症状。因此本病的确诊主要依赖于基因检测。该病由 Gitelman 等在 1996 年首次报道，目前已明确的 *SLC12A3* 基因突变位点有 500 余种，不同地区的常见突变位点不同，多数 GS 患者基因突变为复合杂合子。本病例的突变位点有 2 处，2 个突变位点均有报道。

GS 容易与 TPP 混淆，两者需鉴别。TPP 是引起低钾性麻痹的主要原因，其中最常见的病因是毒性弥漫性甲状腺肿，其临床特点为反复发作的肌无力伴甲状腺毒症及 K^+ 快速由细胞外向细胞内转移所致的低钾血症。TPP 患者表现为低血钾、低尿钾，一般在补钾后可迅速缓解瘫痪症状，且在抗甲状腺功能亢进症治疗后可有效控制周期性麻痹复发。本病例中低血钾合并尿钾排泄过多，且出现顽固性低钾血症，不符合甲状腺功能亢进症所致转移性低钾血症，且存在低镁血症，尿钙不高，代谢性碱中毒，RAAS 激活但血压不高等临床特点，因此考虑该患者可能合并 GS，最后基因分析证实了 GS 的诊断。目前 GS 无特效治疗方法，治疗目标为改善症状、提高生活质量，患者可通过食用富含钾、镁的食物补充，鼓励高钠饮食。对于低钾、低镁等临床症状明显者，可通过口服给予补钾和补镁治疗，当效果欠佳时，联合醛固酮拮抗剂、肾素-血管紧张素受体阻滞剂或非甾体抗炎药治疗。当有严重低血钾时，应予以静脉补钾治疗，以防出现心律失常、呼吸衰竭等并发症，一般将血钾纠正到 3.0mmol/L 以上。

【案例总结】

低钾血症是临床上常见的电解质紊乱，多种病因可引起低钾血症。TPP 是导致低钾性麻痹的常见原因，可表现为反复发作的低钾血症。GS 是一种以低血钾、低血镁、低尿钙、代谢性碱中毒、血压正常或偏低、RAAS 激活为主要临床特点的常染色体隐性遗传性肾小管疾病。TPP 与 GS 两者有很多相似的临床特点，如下肢乏力、瘫痪、低钾血症、代谢性碱中毒等。本病例患者临床表现为低钾血症，下肢乏力瘫痪，检查发现甲状腺功能异常，初诊为甲状腺功能亢进症毒性弥漫性甲状腺肿，考虑毒性弥漫性甲状腺肿引起的甲状腺毒性周期性麻痹，经过补钾、抗甲状腺功能亢进症治疗，效果并不理想，仍有顽固性低血钾，经过检验科与内分泌科的共同努力，进一步完善相关检查及基因检测，最终找出引起低钾的原因是临床上罕见的 GS。

低钾血症病因复杂，混杂因素较多，需要综合多方面因素考虑，如结合患者家族史、发病年龄，完善血尿电解质、血气分析、RAAS、甲状腺功能、肾上腺功能等相关检查。检验医师可以通过生化检测、激素的异常结果，寻找蛛丝马迹，提醒临床医师进一步检查，结合基因检测，最终为疾病提供完整和准确的实验室依据，并在家系调查和长期随访中起重要作用。本病例患者同时患有毒性弥漫性甲状腺肿和 GS，临床报道并不多见。当甲状腺功能亢进症患者出现顽固性低钾血症时，尤其是合并低镁血症、尿钙不高、代谢性碱中毒等，需要考虑患者是否合并 GS 的可能，进一步完善基因检测以明确诊断，以避免漏诊。明确基因诊断，需要完善家系调查，达到早期诊断及早期治疗的目的，提高患者的生活质量。

【专家点评】

低钾血症病因较多，临床工作中需要根据临床表现和实验室检查情况仔细甄别，这样才能找到真正的原因，本例患者患有毒性弥漫性甲状腺肿，可能导致低钾血症，但在临床医师和检验人员的共同努力下，发现蛛丝马迹，补充相关实验室检查，最后通过基因检测证实为 GS。GS 合并毒性弥漫性甲状腺肿临床上罕见，容易漏诊，本病例为医师日常工作中对低钾血症的甄别提供了新思路。

参 考 文 献

[1] Dong BZ，Chen Y，Liu XY，et al. Identification of compound mutations of SLC12A3 gene in a Chinese pedigree with Gitelman syndrome exhibiting Bartter syndrome-liked phenotypes[J]. BMC Nephrol，2020，21（1）：328.

[2] 彭贝，王宏，杨雁，等. 以 Graves 病首诊发现合并 Gitelman 综合征一例[J]. 中华内科杂志，2020，59（5）：382-384.

[3] 中国研究型医院学会罕见病分会，中国罕见病联盟，北京罕见病诊疗与保障学会，等. Gitelman 综合征诊疗中国专家共识（2021版）[J]. 协和医学杂志，2021，12（6）：902-912.

[4] Gitelman 综合征诊治专家共识协作组. Gitelman 综合征诊治专家共识[J]. 中华内科杂志，2017，56（9）：712-716.

11 免疫相关不良反应导致的甲状腺功能异常

作者：岑常古[1]，李佳琦[2]（四川大学华西医院：1.实验医学科；2.内分泌科）
点评专家：李贵星（四川大学华西医院实验医学科）

【概述】

甲状腺是人体内分泌系统中最重要的内分泌腺，其主要功能是合成、分泌甲状腺激素，包括甲状腺素（T_4）和三碘甲腺原氨酸（T_3），受垂体分泌促甲状腺激素（TSH）调节。甲状腺激素作用于人体相应器官发挥生理效应，范围非常广，几乎遍布全身各组织、器官，主要对代谢、生长发育、神经系统、心血管系统、消化系统等有影响。甲状腺激素合成分泌增多，机体产生高代谢综合征，出现心悸、出汗、怕热、食欲亢进、腹泻、双手细微震颤等；甲状腺激素合成分泌减少时，产生相反症状，如低代谢综合征，记忆力减退、嗜睡、黏液性水肿、怕冷、少汗、月经紊乱、乏力、关节或肌肉疼痛等。无论甲状腺激素合成分泌过多或过少，产生相应临床症状和体征时均需要治疗。

【案例经过】

患者，男性，49岁，因咳嗽、咳痰，诊断肺癌1余年，病理活检示腺癌（CA）浸润，伴灶性坏死。患者有免疫治疗史，1个月前无明显诱因突发食欲减退、四肢酸痛、乏力、呃逆等症状，近1周症状逐渐加重，到急诊科就诊，后转住院治疗，心肺等查体未见明显异常。该患者甲状腺功能检查结果：TSH 99.20mIU/L↑，T_4<5.40nmol/L↓，T_3<0.30nmol/L↓，FT_4 0.70pmol/L↓，FT_3<0.60pmol/L↓，TG<0.04μg/L↓，TG-Ab 719.00IU/ml↑，TPO-Ab 41.20IU/ml↑，TR-Ab<0.80IU/L↓。其他检查结果：抗链球菌溶血素O 27.8IU/ml（参考区间<116.0IU/ml），抗CCP抗体及抗ENA抗体（13项）+抗核抗体检查均阴性。

【案例分析】

1.临床案例分析

患者诊断肺癌1余年。2021年4月23日胸部增强CT：右肺下叶前、内基底段肿块（大小约4.8cm×3.9cm和2.6cm×1.8cm），系肿瘤性病变可能性大，伴右肺门及纵隔淋巴结增多、增大。1个月前无明显诱因突发食欲减退、四肢酸痛、乏力、呃逆等症状，近1周症状逐渐加重，2022年6月13日入笔者所在医院急诊科，后转笔者所在科室治疗。诊疗计划：根据患者在院外检查显示肌酸激酶（CK）升高，结合既往免疫治疗史，不能排除免疫治疗相关性肌炎可能，待笔者所在医院查血结果回报后决定下一步诊治方案。笔者所在医院查血发现患者CK 18311IU/L↑，极度升高，怀疑免疫治疗相关性肌炎等。指南建议甲泼尼龙80mg每天1次，同时予以保肝、营养支持等处理。根据指南，给予甲泼尼龙抗炎，异甘草酸镁注射液（天晴甘美）、注射用还原型谷胱甘肽（绿汀诺）保肝，西咪替丁抑酸，甲氧氯普胺（胃复安）、盐酸昂丹司琼（欧贝）止吐，营养支持等治疗。患者情绪稳定，精神差，感恶心、乏力，肌肉酸痛等症状得到缓解，活动后气紧，未诉其他特殊不适，病情重，精神状态可，诉食欲较前好转，继续当前治疗，密切关注患者病情变化，同时请内分泌科、风湿免疫科、神经内科会诊。

入院诊断：①右肺下叶腺癌伴右肺门、纵隔淋巴结及骨（左侧股骨上段）转移（cT2aN2M1b，ⅣA期）放化疗免疫治疗后；②双肺结节，炎性？转移？③桥本甲状腺炎。诊断依据及鉴别诊断分析：病理诊断明确。

2. 检验案例分析

患者甲状腺功能检查动态结果如表11-1所示。

表11-1　患者甲状腺功能检查动态结果

检测项目	1月25日	2月25日	3月25日	4月29日	6月15日	参考区间
TSH（mIU/L）	1.070	0.019	＜0.05	37.100	99.20	0.27～4.2
T_3（nmol/L）	1.54	2.00	3.08	1.07	＜0.30	1.3～3.1
T_4（nmol/L）	113.00	200.00	215.00	35.5	＜5.40	62～164
FT_3（pmol/L）	4.16	6.83	9.37	2.84	＜0.60	3.6～7.5
FT_4（pmol/L）	16.00	39.70	35.20	4.72	0.70	12～22
TG（μg/L）	—	—	—	—	＜0.04	3.5～77
TG-Ab（IU/ml）	—	—	263.00	—	719.00	＜115
TPO-Ab（IU/ml）	—	—	57.60	—	41.20	＜34
TR-Ab（IU/L）	—	—	0.85	—	＜0.80	＜1.75

该患者在短期内甲状腺功能出现过山车似变化：甲状腺功能正常→甲状腺毒症→甲状腺功能减退症，加上实验室检查TG-Ab阳性、TPO-Ab阳性，故医师诊断桥本甲状腺炎，看似完全符合。桥本甲状腺炎诊断依据：①甲状腺弥漫性肿大，有结节，影像学阳性；②甲状腺相关抗体TG-Ab、TPO-Ab呈阳性，TR-Ab阴性；③一过性甲状腺毒症，最终发展为甲状腺功能减退症；④病程发展缓慢，平均2～4年；⑤高氯酸钾盐排泄试验阳性；⑥细胞病理检查有确诊意义。通过对患者甲状腺功能结果动态分析，患者的甲状腺功能结果变化又不太符合桥本甲状腺炎的变化。理由1：桥本甲状腺炎发展缓慢，病程进展不会如此迅速；理由2：患者颈部CT增强扫描显示甲状腺无弥漫性肿大，无结节，这均与桥本甲状腺炎不符。进一步查看患者病史发现：患者一直使用信迪利单抗治疗肺癌，它是一类目前非常热门的抗肿瘤药物，即程序性死亡蛋白-1（PD-1）[1]，是抗肿瘤药中的"神药"。根据相关文献报道，PD-1调控免疫应答杀伤肿瘤细胞的同时，过度活化的免疫细胞

也导致机体产生免疫相关不良反应（irAE），甲状腺炎是最为常见的不良反应之一，患者在用药前甲状腺功能正常，用药后甲状腺细胞损伤，细胞内甲状腺激素释放引起甲状腺毒症（一过性），随后因甲状腺细胞受损，其合成功能降低而出现甲状腺功能减退症的表现，这种甲状腺 irAE 变化会经历经典的 3 个不同时期的变化，从而表现为过山车式的结果。由于存在对 irAE 认识不足等原因，临床容易产生漏诊和误诊。

通过对患者甲状腺功能结果、病史及治疗史进行细致分析，同时临床医师认为患者是桥本甲状腺炎，为提醒临床医师注意患者可能是 irAE，笔者给临床医师发出了检验分析意见报告：本次检查表现为重度甲状腺功能减退症，患者 1 年前甲状腺功能正常，2022 年 2 月和 3 月表现为甲状腺毒症，结合患者病史和治疗史及检验结果动态变化，本次甲状腺功能减退症可能为免疫性甲状腺炎引起的，请结合临床判断，及时治疗。检验分析意见报告发出后，临床医师接受了检验医师的意见，马上给予患者优甲乐治疗。患者一直需要口服优甲乐治疗免疫性甲状腺功能减退症。

【知识拓展】

PD-1 是一种关键的免疫抑制分子，主要表达于活化 T 细胞表面，与其配体结合后参与免疫应答。通过阻断 PD-1 通路能够增强 T 细胞介导的免疫反应，恢复肿瘤微环境中发生"功能耗竭"的效应 T 细胞，重新激活效应 T 细胞特异性杀伤肿瘤细胞的功能，发挥抗肿瘤作用。在众多临床试验中，PD-1 被证实是一种广谱、有效、作用持久且相对安全的抗肿瘤治疗方式。此外研究发现，PD-1 在自身免疫性疾病及肿瘤免疫逃逸中发挥着极其重要的作用[2, 3]。PD-1 治疗是多种肿瘤的有效治疗手段，在肿瘤免疫治疗中具有良好的抗肿瘤疗效，但通过阻断免疫检查点增强肿瘤特异性免疫反应的同时，也会非特异性激活免疫系统导致免疫稳态被破坏，出现与治疗相关特殊炎症不良反应，即免疫相关不良反应（irAE）[4-6]，主要影响皮肤、消化道、内分泌腺、肝和肺等，也几乎对任何组织、器官具有潜在影响[7-8]，主要不良反应包括乏力、食欲减退、皮肤瘙痒、皮疹、腹泻及恶心，经免疫治疗后患者发生 irAE 的概率较高。

PD-1 调控免疫应答，过度活化的免疫细胞导致机体产生自身免疫损伤。甲状腺炎是内分泌功能紊乱最为常见的不良反应之一。甲状腺损伤出现较早，但其确诊时间跨度较大，短则用药后 1 周，长则可达停药后 2～3 年。甲状腺损伤多为无症状或症状较轻，或仅表现为疲劳等非特异症状，不易识别，容易忽视。各类指南普遍认为，其所致甲状腺功能障碍发病时间主要在给药后 2～6 周，部分患者经历短暂甲状腺毒症期（多为 2～12 周）后转为甲状腺功能减退症，相关甲状腺功能紊乱可以是一过性或永久性的，甲状腺毒症通常是破坏性甲状腺炎导致，多数于数周或数月内转变为甲状腺功能减退症，甲状腺损伤不可逆，需要终身治疗及随访。也有学者提出基于肿瘤免疫治疗产生的不良反应与自身免疫性疾病（AD）及自身炎症性疾病（AID）十分相似，风湿免疫科医师在 irAE 诊治过程中应担负起更大的责任[5]。随着 PD-1 的临床适应证不断扩大，临床医师对治疗过程中产生的不良反应的认识也会逐渐完善，未来也需要对其产生机制及针对性应对策略进行深入研究。

【案例总结】

近年来，免疫抑制剂和联合治疗方案成功改变了很多癌症的治疗格局，使患者的生存期得以延长。然而，irAE通常以副作用的形式出现。内分泌腺是常见受累靶点之一。内分泌腺损伤早期表现缺乏特异性，不易被识别，易与肿瘤疾病本身所致症状混淆而遭到忽视，因此，在临床实践中内分泌科、肿瘤科及检验科应提高警惕、加强合作、充分沟通、共同管理，降低不良反应的发生率和避免危及生命的不良反应，使患者最大程度获益。检验人员需要做的是帮助临床医师密切关注患者可能或已经出现的相关副作用，为临床提供新的诊疗措施或诊疗方案，保证整个诊疗过程安全进行。

检验融入临床诊疗过程一直不太顺利，但检验专业在自己的实验室内还是有了长足的发展。手工方法逐渐被淘汰，半自动方法也已经不是考虑对象，主流方法是全自动分析仪器。随着医学的飞速发展，许多新技术、新理念、新模式已融入医学检验实践。检验医学发生了本质的变化，从检验技术转变为"检验医学"，其服务范围、学科建设内涵、技术人员的知识结构和专业设置均发生了相应的变化。检验人员要以医学检验技术为主线，以疾病诊断治疗为目标，以检验、临床结合为中心，提高实验诊断、临床会诊和指导临床诊疗的能力。检验与临床沟通可随时随地进行，并贯穿诊疗的全过程，助力检验医学发展，从而更快、更好地为临床及患者服务。

【专家点评】

甲状腺是人体非常重要的内分泌腺，主要对内分泌代谢、生长发育、神经系统、心血管系统、消化系统等多方面有影响。甲状腺损伤是PD-1调控免疫应答抗肿瘤过程中最为常见的不良反应之一，早期表现缺乏特异性，不易被识别，易与肿瘤疾病本身所致症状混淆而遭到忽视，甲状腺损伤为甲状腺细胞破坏，表现为甲状腺毒症，后期因甲状腺细胞被破坏过多，表现为甲状腺功能减退症，整个病程与桥本甲状腺炎病程发展极其相似。通过与临床沟通，本案例更符合免疫相关不良反应甲状腺炎。虽然甲状腺功能减退症后期的治疗措施基本一致，但是，通过与临床沟通，说明检验一直在积极参与整个临床诊疗过程。检验与临床应该加强合作、充分沟通、共同管理，尽可能降低不良反应的发生率及避免危及生命的不良反应，使患者最大限度受益，保证诊疗安全。

参 考 文 献

[1] Chen DS，Mellman I. Elements of cancer immunity and the cancer-immune set point[J]. Nature，2017，541（7637）：321-330.

[2] Gianchecchi E，Delfino DV，Fierabracci A，Recent insights into the role of the PD-1/PD-L1 pathway in immunological tolerance and autoimmunity[J]. Autoimmun Rev，2013，12（11）：1091-1100.

[3] Postow MA，Callahan MK，Wolchok JD. Immune checkpoint blockade in cancer therapy[J]. J Clin Oncol，2015，33（17）：1974-1982.

[4] Friedman CF，Proverbs-Singh TA，Postow MA. Treatment of the immune-related adverse effects of immune checkpoint inhibitors：a review[J]. JAMA Oncol，2016，2（10）：1346-1353.

[5] Calabrese L，Mariette X. The evolving role of the rheumatologist in the management of immune-related adverse events（irAEs）caused by cancer immunotherapy[J]. Ann Rheum Dis，2018，77（2）：162-164.

[6] Hawkes E A，Grigg A，Chong G. Programmed cell death-1 inhibition in lymphoma[J]. Lancet Oncol，2015，16（5）：e234-e245.

[7] Weber JS，Postow M，Lao CD，et al. Management of adverse events following treatment with anti programmed death-1 agents[J]. Oncologist，2016，21（10）：1230-1240.

[8] Nishino M，Ramaiya N H，Hatabu H，et al. Monitoring immune-checkpoint blockade：response evaluation and biomarker development[J]. Nat Rev Clin Oncol，2017，14（11）：655-668.

第二部分

肾上腺疾病

12 21-羟化酶缺乏导致的先天性肾上腺皮质增生症

作者：王新，张兰（空军军医大学第二附属医院内分泌科）

点评专家：赵国宏（空军军医大学唐都医院内分泌科）

【概述】

5岁男童主因"发现阴茎、睾丸增大2年，阴毛早现1年"就诊，入院后相关检查提示性早熟、睾酮及硫酸脱氢表雄酮显著升高、皮质醇降低及染色体核型为46，XY，中剂量地塞米松抑制试验阳性，考虑为先天性肾上腺皮质增生症（congenital adrenal hyperplasia，CAH），随后进一步完善基因检测，提示患儿CYP21A12基因存在杂合变异，分别来源于父亲和母亲。CAH出现女性男性化、性早熟、身材矮小及青春发育异常，所以早期发现及家族筛查对优生优育指导有着重要作用[1]。

【案例经过】

患儿，男童，5岁，先证者，主诉发现阴茎、睾丸增大2年，阴毛早现1年。出生时体重3.2kg，身高48cm。查体：血压110/60mmHg，面部长有少许胡须，面部散在痤疮，有阴毛和腋毛，喉结突出，声音沙哑低沉，无库欣面容，无紫纹，外生殖器Tanner分期Ⅲ～Ⅳ期，双侧睾丸体积8～10ml。身高128cm，体重29kg，身高及体重均位于同年龄同性别儿童90～97百分位。父母均体健，家族中无类似患者。

入院后完善相关检查：心电图，窦性心律，大致正常心电图；血常规、肝肾功能、电解质、血人绒毛膜促性腺激素（HCG）、肿瘤标志物、肾素-血管紧张素-醛固酮未见明显异常（表12-1～表12-4）。

表12-1　垂体相关激素结果

时间	皮质醇激素	促肾上腺皮质激素
0：00	14.9ng/ml（19.4～150ng/ml）	32.66pg/ml（0～20pg/ml）
8：00	53.69ng/ml（72.6～322.8ng/ml）	206.42pg/ml（9～80pg/ml）

表12-2　性腺激素

PRL （μIU/ml）	LH （mIU/ml）	FSH （mIU/ml）	E$_2$ （pg/ml）	TEST* （ng/ml）	DHEAS （μg/dl）	HCG （mIU/ml）
177.51	≤0.1	≤0.1	104.887	9.62	94.781	≤0.100

注：PRL.催乳素；LH.黄体生成素；FSH.卵泡刺激素；E$_2$.雌二醇；TEST.睾酮；DHEAS.硫酸脱氢表雄酮；HCG.人绒毛膜促性腺激素。

*指超出正常范围。

表12-3　生长激素运动激发试验

项目	结果
基础值	2.115ng/ml
运动前	2.884ng/ml
运动后	5.178ng/ml

表12-4　中剂量地塞米松抑制试验结果

	尿17-羟皮质类固醇	尿17-酮皮质类固醇
第1天	8.5μmol/24h	122.9μmol/L
第3天	1.86μmol/24h	23.68μmol/L
第5天	1.75μmol/24h	28.68μmol/L

胰岛素样生长因子（IGF）-1为123.084（60～350）ng/ml，甲状腺功能5项中TSH为5.321μIU/ml。

促性腺激素释放激素（GnRH）兴奋试验：LH、FSH高峰小于对照值2倍。染色体及影像学检查结果：染色体46，XY；腹部B超＋睾丸超声，左侧肾上腺体积增大，双侧睾丸体积大，分布不均，余未见明显异常；左腕关节X线，骨龄相当于13岁；肾上腺CT，未见明显异常；头颅MRI：未见异常；垂体增强MRI：垂体内信号异常，符合垂体微腺瘤（0.25mm×2.3mm）。

【案例分析】

1. 临床案例分析

（1）根据检验结果分析：①真性性早熟是由于下丘脑-垂体促性腺激素过早启动出现第二性征发育，导致青春期发育提前出现，其表现与正常发育期相同，GnRH刺激试验可出现LH、FSH明显升高；②假性性早熟是性腺中枢以外的其他因素导致性激素增多所致，只有第二性征发育，生殖细胞并无同步成熟，GnRH兴奋试验无峰值；③原发性肾上腺皮质功能减退，以肾上腺病变为基础，可存在低钠血症，色素沉着，伴有皮质醇激素降低，甲状腺功能及性腺功能正常；④CAH（21-羟化酶缺乏症），是由于肾上腺激素合成过程中21-羟化酶缺乏导致皮质醇和皮质酮生成减少，其前体物质堆积增多导致睾酮和表雄酮生成增多引起性早熟。该患儿血睾酮显著升高，LH和FSH大致正常，GnRH兴奋试验中LH与FSH高峰小于基础值的2倍，故考虑为21-羟化酶缺乏症。

（2）根据临床表现及影像学检查分析：该患儿只有单纯男性表现，表现为非GnRH依赖性性早熟，阴毛发育，外生殖器Tanner分期Ⅲ～Ⅳ期，双侧睾丸8～10ml。睾丸和促性腺激素仍停留在青春期前水平，且身体未出现直线加速生长。腹部B超＋睾丸超声：左侧肾上腺体积增大，双侧睾丸体积大，分布不均，余未见明显异常。肾上腺CT：未见明显异常。

（3）根据染色体及内分泌检查结果分析：患者染色体核型正常，46，XY型。先天性肾上腺皮质增生症（CAH）：21-羟化酶缺陷分为失盐型、单纯男性型、经典型，该患儿并无明显的电解质紊乱或低血压。肾上腺激素合成过程中由21-羟化酶缺陷导致雄激素及通路的类固醇中间产物比正常情况增多，因此睾酮水平会显著升高。该患者睾酮显著升高，但FSH、LH大致正常，皮质醇降低，ACTH正常，硫酸脱氢表雄酮水平明显升高，尿17-羟皮质类固醇和尿17-酮皮质类固醇降低，中剂量地塞米松抑制试验降至对照组50%以下，更支持CAH（21-羟化酶缺乏症）。

2. 检验案例分析

（1）患儿性腺激素中睾酮及硫酸脱氢表雄酮明显升高，但FSH及LH大致正常，皮质醇、尿17-羟皮质类固醇和尿17-酮皮质类固醇降低，ACTH正常，中剂量地塞米松抑制试验结果降至对照组50%以下，支持CAH。

（2）患儿染色体46，XY，肾上腺CT提示未见明显异常，结合病史及查体可见外生殖器Tanner分期Ⅲ～Ⅳ期，双侧睾丸8～10ml，诊断考虑为CAH。

（3）患儿分子遗传检测报告单：*CYP21A12*基因测序结果为存在2个致病性突变位点c.1451G＞C（p.R454P）和c.293-13C/A＞G。临床建议如下：CAH（OMIM：#201910）是一组常染色体隐性遗传病，由于类固醇激素合成过程中某种酶的遗传性缺乏，肾上腺皮质合成皮质醇受阻，经负反馈作用，促使垂体分泌促肾上腺皮质激素增加，导致肾上腺皮质增生，并使一些酶阻断前质及中间代谢产物增多。根据类固醇激素合成途径中缺陷酶的不同，可出现肾上腺盐皮质激素合成缺乏或增多、肾上腺雄激素产生过多或不足，导致临床出现电解质紊乱、女性男性化或性幼稚、男性女性化或假性性早熟等。21-羟化酶缺乏致CAH是最常见的类型，占90%～95%，该酶缺陷由*CYP2L42*基因突变引起。在该患儿中发现的*CHP21A2*基因c.1451G＞C（pR454P）和e293-13C/A＞G杂合突变[基因测序显示患儿为293-13C/A＞G"纯合"突变，但经多重连接探针扩增技术（MLPA）验证为杂合突变]均为文献报道的已知致病性突变。传递分析表明，患儿父亲携带*CYP21A2*基因c.1451G＞C（p.R454P）杂合突变，患儿母亲携带*CYP21A2*基因c.293-13C/A＞G杂合突变。

患儿MLPA验证结果如图12-1～图12-3所示。

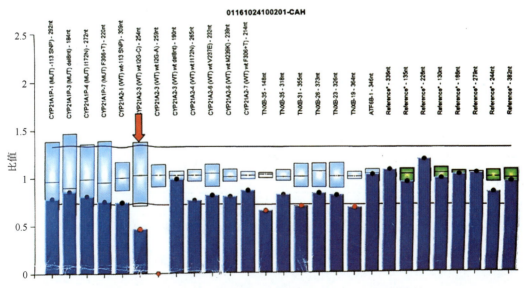

图12-1　患儿MLPA验证结果（检测项目：*CYP21A2*基因检测）

CYP21A2 基因 c. 1451G＞C（p.R454P）杂合突变，父源：

患儿：

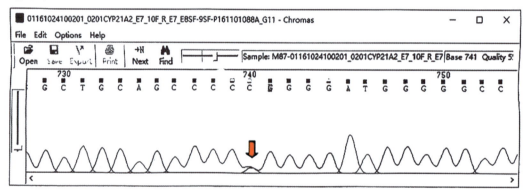

患儿父亲：

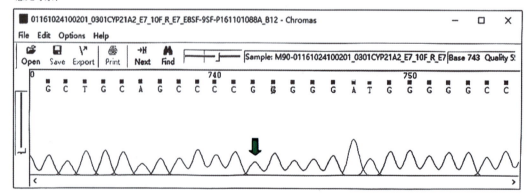

患儿母亲：

图12-2　患儿及其父母 *CYP21A2* 基因检测结果

患儿父亲携带 *CYP21A2* 基因 c.1451G＞C（p.R454P）杂合突变

CYP21A2 基因 c. 293-13C/A＞G "纯合" 突变，母源

患儿：

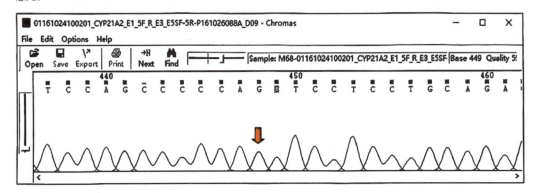

患儿母亲：

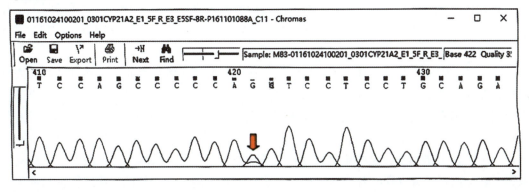

患儿父亲：

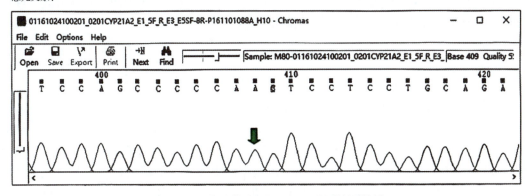

图 12-3　患儿及其父母 *CYP21A2* 基因检测结果

患儿母亲携带 *CYP21A2* 基因 c.293-13C/A＞G 杂合突变

【知识拓展】

根据患儿为 5 岁男童，以第二性征出现及睾丸的发育为表现的性早熟而就诊。

常见引起男童性早熟的疾病如下。

（1）CAH，是常见的常染色体隐性遗传病之一，其中 90% 以上是 21-羟化酶缺乏所

致，皮质醇在合成过程中所需要的酶先天性缺陷，皮质醇合成不足进而使血液中浓度降低，负反馈刺激ACTH分泌过多导致肾上腺皮质增生，进而分泌过多皮质醇前体物质而导致一系列临床症状[2-4]。根据酶缺陷类型不同可分为多种类型，包括21-羟化酶缺乏症（21-OHD）、11β-羟化酶缺乏症（11β-OHD）、3β-羟类固醇脱氢酶缺乏症（3β-HSD）、类固醇激素急性调节蛋白（StAR）缺乏症、17β-羟类固醇脱氢酶（17β-HSD）缺乏症，17α-羟化酶缺乏症（17α-OHD）等。最常见的是21-羟化酶缺乏症，女性可表现为外生殖器男性化，如阴蒂肥大、大阴唇融合等，内生殖器不受影响，男性表现为性早熟[1]。同时，皮质醇合成减少，ACTH反馈性升高，促进肾上腺组织增生[2]；因皮质醇合成减少，体质较差的患者会因严重的电解质紊乱而就诊。

本患儿为5岁男童，有中枢性性早熟表现，无高血压及低血钾，查体发现面部长有少许胡须，且有痤疮，有阴毛和腋毛，喉结突出，声音沙哑低沉，外生殖器Tanner分期Ⅲ～Ⅳ期，双侧睾丸体积8～10ml，查睾酮及硫酸脱氢表雄酮显著升高、皮质醇降低。腹部B超＋睾丸超声显示左侧肾上腺体积增大，双侧睾丸体积大，分布不均。左腕关节X线：骨龄相当于13岁；考虑CAH（21-羟化酶缺乏症）可能性大。

（2）肾上腺皮质肿瘤：肾上腺皮质肿瘤（尤其是儿童）常以高雄激素血症的临床表现起病，伴或不伴皮质醇增多症，甚至有17-羟孕酮（17-OHP）显著升高，影像学检查证实占位病变。本例患儿偶有高雄激素血症表现，无皮质醇增多症的表现，但影像学上无占位性病变。

（3）下丘脑错构瘤：是中枢神经系统疾病，会使下丘脑-垂体促性腺激素过早启动导致第二性征出现，青春期发育明显提前，其表现与正常的发育期相同，第二性征与遗传性别一致，能产生精子，有生育能力；该患儿出现了第二性征及睾丸发育，但是并无头痛或头晕不适，查头颅MRI未见异常，暂可排除该病。

【案例总结】

性激素中睾醇为9.62ng/ml，因睾酮结果高出正常值太多，笔者查验当天质控并未见异常，复查后睾醇结果与上次结果几乎一致。随即与临床医师沟通，临床拟诊为性早熟、肾上腺增生。与临床医师不断沟通后逐一排查，首先对患儿进行了GnRH兴奋试验，结果显示LH、FSH高峰小于对照组值的2倍，再根据病史及既往的辅助检查排除患儿为真性性早熟。随后检测皮质醇节律、ACTH节律及进行地塞米松抑制试验等，可以明确诊断患者为CAH（21-羟化酶缺乏症）：单纯男性化型。

明确诊断后给予患儿氢化可的松治疗及注射用醋酸曲普瑞林1次/周。嘱患儿定期门诊复查，根据检测结果随时与临床医师沟通，有助于医师敦促患者按时、按剂量服药。

作为检验医师需要警惕任何异常检验结果，除排查检验设备及检验结果的准确性外，与临床医师及时、有效沟通极为重要，每一项结果的准确性都是对患者病情诊断和判断的可靠依据。因此要求检验人员不断学习才可以通过生化、激素、染色体核型、基因等多项目综合分析，最终为疾病的诊断提供确凿而完整的实验室证据。

【专家点评】

21-羟化酶缺乏症为一种类固醇代谢疾病，是肾上腺皮质类固醇激素合成代谢途径中比较常见的CAH类型。本案例中检验医师和临床医师根据患儿临床表现，通过实验室检测及基因检测，明确诊断患儿为21-羟化酶缺乏症，并且通过对其父母进行基因筛查，宣教了产前检查对优生优育的重要性。

参 考 文 献

[1] 兰天. 先天性肾上腺皮质增生症遗传学及研究方向进展[J]. 国际儿科学杂志，2018，45（11）：872-876.

[2] Merke DP，Bornstein SR. Congenital adrenal hyperplasia[J]. Lancet，2005，365（9477）：2125-2136.

[3] Joehrer K，Geley S，Strasser-Wozak EM，et al. CYP11B1 mutations causing non-classic adrenal hyperplasia due to 11 beta-hydroxylase deficiency[J]. Hum Mol Genet，1997，6（11）：1829-1834.

[4] Yang J，Cui B，Sun SY，et al. Phenotype-genotype correlation in eight Chinese 17α-hydroxylase/17，20 lyase-deficiency patients with five novel mutations of Cyp17a1 gene[J]. J Clin Endocrinol Metab，2006，91（9）：3619-3625.

13　继发性肾上腺皮质功能减退症引起的低钠血症

作者：银联立[1]，方靖舒[1]，徐国玲[2]（广西壮族自治区人民医院：1.医学检验科；2.内分泌代谢科）

点评专家：宁乐平（广西壮族自治区人民医院内分泌代谢科）

【概述】

继发性肾上腺皮质功能减退症是由下丘脑-垂体疾病引起促肾上腺皮质激素（ACTH）分泌不足引起[1]。临床常出现精神萎靡、疲乏无力、食欲减退和体重减轻等症状。近年来，继发性肾上腺皮质功能减退症的发病率逐年增高，如未得到恰当治疗，或在应激情况下未及时增加糖皮质激素剂量，机体受到较大的应激刺激或垂体卒中坏死时可能发生肾上腺皮质功能减退危象，严重威胁患者生命[2]。因此，早期诊断并及时治疗尤为重要。

【案例经过】

患者，女性，52岁，自诉1年前无明显诱因出现口干、多饮，伴乏力、头晕，无多食、易饥，无视物模糊、肢体麻木、抽搐、下肢水肿，无泡沫尿等，在笔者所在医院内分泌代谢科住院。其间诊断为2型糖尿病，患者经治疗好转后出院，院外规律降糖治疗，出院自测空腹血糖为5～8mmol/L，餐后血糖为8～10mmol/L。近1周来自觉乏力明显，偶有眼花，无厌油腻、肢体麻木、抽搐、腹痛、腹泻等不适，为求进一步治疗到笔者所在医院就诊，门诊排除新型冠状病毒感染后拟诊"糖尿病"收入内分泌代谢科。患病以来患者精神、食欲尚可，睡眠欠佳，夜尿增多，体重增加10kg。入院后完善相关检查。

（1）糖化血红蛋白（HbA1c）7.4%↑；胰岛素抗体等4项糖尿病自身抗体检测均为阴性。

（2）游离甲状腺功能三项：促甲状腺激素4.22μIU/ml；游离三碘甲状腺原氨酸5.16pmol/L；游离甲状腺素8.85pmol/L。

（3）糖尿病肾病筛查：随机尿肌酐3328μmol/L，尿微量白蛋白7.10mg/L，尿白蛋白与肌酐比值18.9mg/g肌酐。

（4）尿液肾功能：尿免疫球蛋白IgG 4.53mg/L；尿β2-微球蛋白0.60mg/L↑；尿微量白蛋白8.10mg/L；24小时尿蛋白定量：24小时尿量2200ml，24小时尿蛋白定量176.66mg/24h尿↑。

（5）生化指标：血钠128mmol/L↓；丙氨酸转氨酶62U/L↑；γ-谷氨酰转移酶169U/L↑；尿素氮8.10mmol/L↑；总胆固醇6.54mmol/L↑；低密度脂蛋白胆固醇4.27mmol/L↑；载脂蛋白B 1.40g/L↑；空腹血糖5.98mmol/L。

（6）骨代谢评估：甲状旁腺激素27.11pg/ml；降钙素＜0.50pg/ml；总25-羟维生素D

67.43nmol/L↓；骨密度：骨质正常（T评分：右前臂-0.7，髋部-0.5，腰椎0.3）。

（7）胸部CT：考虑双下肺少许炎症。

（8）甲状腺彩色多普勒超声：甲状腺右侧叶结节（按ACR评估标准：TI-RADS分级3级）。

（9）心电图：窦性心动过缓。

实验室报告结果后接到临床咨询，血钠结果偏低，是否为实验误差，实验室工作人员遂核对样本信息，查看样本状态良好，对样本进行复测，复测结果与此前结果一致。患者诊断为2型糖尿病，尿β₂-微球蛋白和尿素氮轻度升高，总25-羟维生素D和血钠偏低，考虑是否存在肾上腺皮质功能异常？但甲状腺激素未见异常，与临床医师沟通，建议临床医师在检测皮质醇的同时进行促肾上腺皮质激素检测，昼夜节律如表13-1所示。

表13-1　患者皮质醇、促肾上腺皮质激素、24小时尿游离皮质醇检测结果

项目	8：00	16：00	0：00
皮质醇（nmol/L）	36.53↓	37.01	39.17
促肾上腺皮质激素（pg/ml）	＜1.00↓	＜1.00↓	＜1.00↓
24小时尿游离皮质醇		160.36nmol/24h	

将检测结果反馈临床医师，患者可能存在肾上腺皮质功能减退症，临床医师反映患者临床表现不明显，精神、食欲尚可，体重增加10kg，与实验室确认检测结果后安排垂体MRI平扫，MRI检查结果提示腺垂体及神经垂体信号异常，考虑拉特克（Rathke）囊肿。与实验室检测结果相符，至此，临床考虑继发性肾上腺功能减退症，经与患者及其家属沟通病情，患者同意使用激素治疗，开始给予口服醋酸氢化可的松20mg每天1次晨服治疗。1周后复查结果如表13-2所示。

表13-2　1周后患者皮质醇、促肾上腺皮质激素、24小时尿游离皮质醇复检结果

项目	8：00	16：00	0：00
皮质醇（nmol/L）	73.15↓	154.1	101.42
促肾上腺皮质激素（pg/ml）	＜1.00↓	＜1.00↓	＜1.00↓
24小时尿游离皮质醇		1570.22nmol/24h	

皮质醇昼夜节律有很好改善，血钠结果也恢复正常，门诊随诊。

【案例分析】

1.临床案例分析

继发性肾上腺皮质功能减退症病因主要包括肿瘤、炎症、创伤、血管病变等所致的下丘脑病，或者为长期使用大剂量糖（盐）皮质激素突然停药所致。本症的早期症状不典型，缺乏特异性，早期诊断依赖于垂体-肾上腺皮质激素测定及轴功能检查[3]。因此，本

病例中临床医师发现出现低钠时及时与实验室人员沟通，临床医师也考虑肾上腺皮质功能减退症的可能，但患者的临床症状不典型，考虑是否为实验误差，得知非实验误差后及时完善相关检查，最终得以诊断继发性肾上腺皮质功能减退症。本症为何会出现低钠的结果？分析原因如下。

患者可能由于腺垂体及神经垂体信号异常，引起ACTH分泌不足，ACTH缺乏常导致糖皮质激素缺乏，醛固酮分泌受到影响也会减少，因此，发生继发性肾上腺皮质功能减退症时，由于皮质醇水平低下，皮质醇对儿茶酚胺的刺激作用缺失，使血压下降，但间接刺激了血管升压素分泌增多，可造成稀释性低钠血症，同时也可能造成稀释性低血糖，但本病例患者血糖并未偏低，也可能由于患者本身有糖尿病，初始血糖升高，血管升压素分泌增多对血糖稀释后使血糖处于正常水平，但仍需要进一步证实。

2. 检验案例分析

临床上出现低钠血症的病例并不少见，及时、正确诊断及明确低钠血症的原因具有重要的临床意义。本病例中，患者初诊拟"糖尿病"收治内分泌代谢科，既往有糖尿病病史，平素规律用药，自行监测血糖控制尚可，但尿β_2-微球蛋白和尿素氮轻度升高，存在糖尿病肾脏，神经、血管病变风险，此前已有肾上腺皮质功能减退症引起低钠血症的报道[4]，实验室在收到临床咨询后对标本结果进行确认，结合本病例患者皮质醇水平偏低，与临床医师及时沟通，可能存在肾上腺皮质功能减退症，但此症临床症状复杂多变，早期很难通过临床表现发现，因此建议进一步完善ACTH、垂体MRI和甲状腺超声等检查。临床医师在与实验室确认结果无误后亦及时完善相关检查，诊断继发性肾上腺皮质功能减退症后及时进行治疗。

【知识拓展】

该病在临床上较少见，临床医师对该病认识不足，警惕性不高，临床表现与其他疾病相似，导致该疾病在临床上常出现误诊，当成其他疾病治疗。当患者发生继发性肾上腺皮质功能减退症未得到及时治疗时，严重的可导致肾上腺皮质功能衰竭，从而引起肾上腺危象，危及患者生命，应与类似疾病相鉴别，常见容易误诊的疾病如下。

（1）误诊为消化系统疾病：肾上腺皮质功能减退时消化道症状出现较早，患者常首诊于消化科，表现为恶心、呕吐、腹泻、消化不良及体重下降等，可能会导致本案例的低钠血症，很多医师首先对患者进行胃镜、肠镜、B超等检查，依据辅助检查报告误诊为慢性胃炎、胃溃疡、胆囊炎、结肠炎等。肾上腺皮质功能减退症患者的消化道症状有一定的特点：应用健胃、消炎、止吐和改善胃动力药，效果不佳，可随机体状态阵发性发作、持续性加重。

（2）误诊为贫血：肾上腺皮质具有分泌红细胞生成素作用，当发生继发性肾上腺皮质功能减退症时，由于红细胞生成素分泌合成减少，对骨髓造血干细胞刺激减弱，造血功能降低，导致患者出现正细胞正色素性贫血。这类患者的贫血貌重于贫血程度。原因是继发性肾上腺皮质功能减退症患者都有黑色细胞刺激素缺乏，抗贫血药治疗效果不佳，而应用红细胞生成素治疗效果显著。

（3）误诊为心血管疾病：继发性肾上腺皮质功能减退症由于多种促激素和激素的缺乏，可导致心血管系统改变，如心率缓慢、心律失常、血压降低甚至心功能不全等。患者多为老年患者，可被心血管科医师误诊为心律失常、冠心病。治疗上对升压药不敏感，停药后很快就恢复原态，心律失常难以纠正。

（4）误诊为精神疾病：继发性肾上腺皮质功能减退症患者常出现失眠多梦、嗜睡、记忆力差、反应迟钝、神志恍惚、恐惧、焦虑不安等症状。此类患者对镇静类、催眠类药极为敏感，较小剂量即产生抗焦虑作用。慢性肾上腺功能不全患者，由于糖皮质激素缺乏，严重影响糖、蛋白质及脂肪代谢，容易发生慢性低血糖；而葡萄糖是大脑细胞供能最主要的来源，低血糖时由于大脑供能不足，引起脑细胞代谢紊乱，出现各种神经精神症状，易误诊为神经衰弱症等。

【案例总结】

近年来继发性肾上腺皮质功能减退症的发病率较前有升高趋势，大部分患者肾上腺皮质损害较轻，在平时可能没有肾上腺皮质功能减退的症状，但当受到较大的应激刺激时就可能发生肾上腺皮质功能减退危象，威胁患者生命。但其发病较隐匿，早期症状缺乏特异性，常通过ACTH测定或ACTH兴奋试验、垂体CT或MRI进行诊断，不易于临床早期发现。临床应进一步加深对该病的认识，在接诊患者时应思路开阔，详细询问病史并进行必要的实验室检查，减少漏诊及误诊。检验人员也应在出现异常结果时，分析其可能的原因，并主动走入临床，及时与临床医师沟通，寻找思路或提供建设性意见以解决临床上遇到的难题。

【专家点评】

肾上腺皮质功能减退症可分为原发性和继发性两大类，继发性肾上腺皮质功能减退症近年发病率增高，但却易被忽视，因为该症早期症状缺乏特异性，如果临床医师关注不足，则很容易漏诊，通过ACTH测定或ACTH兴奋试验、垂体CT或MRI可协助临床进行诊断。在越来越多实验室主动走入临床的背景下，目前大部分内分泌科临床医师对该症能有较好的认识，但一些老年患者或其他慢性病患者与该症的症状相似，通常易误导临床，使临床医师首先考虑其他基础疾病而进行治疗，这在非内分泌科或对该病认识不足的临床医师中较为常见，因此，当出现疲乏无力、食欲减退、体重减轻等症状时也应对患者进行基础皮质醇节律试验或ACTH测定加以排除。

参 考 文 献

[1] 叶任高，陆再英.内科学[M].6版.北京：人民卫生出版社，2004.

[2] 汪寅章，孙毅宏，宗文漪.肾上腺皮质功能减退时垂体-肾上腺皮质激素的改变[J].解放军医学杂志，2003，28（5）：417-418，421.

[3] 李燕.继发性慢性肾上腺皮质功能减退症28例分析[J].医学信息（中旬刊），2010，5（9）：2349-2350.

[4] 何闽.继发性肾上腺皮质功能减退症误诊为胃炎1例[J].疑难病杂志，2011，10（2）：103.

14 肾上腺皮质结节状增生

作者：曾璐璐[1]，熊钦[2]，彭宽[1]，曾婷婷[1]（南昌大学第一附属医院：1.检验科；2.内分泌科）

点评专家：彭宽（南昌大学第一附属医院检验科）

【概述】

在实验室检查项目中，一旦涉及高血压的鉴别诊断，临床医师首选高血压五项。高血压五项主要包括醛固酮、肾素、血管紧张素、皮质醇、促肾上腺皮质激素。目前，多家医院已开展高血压五项检测，指南也推荐将其用于鉴别继发性高血压和原发性高血压[1]。儿茶酚胺（CA）是一种含有儿茶酚和氨基的神经类物质，由肾上腺分泌，其中间和终末代谢产物浓度的测定是嗜铬细胞瘤及副神经节瘤（PPGL）定性诊断的主要依据[2]，其中血浆儿茶酚胺检测主要包括游离甲氧基肾上腺素（free MN）、游离甲氧基去甲肾上腺素（free NMN）等。本文报道1例血儿茶酚胺先升高后降低的原发性醛固酮增多症患者，在经过临床医师和检验医师双方共同排查原因后进行疾病鉴别诊断，探讨血儿茶酚胺检测在高血压鉴别诊断中的意义。

【案例经过】

患者，女性，67岁，以"心悸、乏力1个月"为主要表现入院。患者于1个月前无明显诱因出现脐周间断性胀痛，伴心悸、乏力，无寒战、发热及四肢麻木，8天前无明显诱因出现反酸、烧心伴上述症状加重，当地医院查电解质显示血钾2.83mmol/L，笔者所在医院拟诊"低钾血症"收治入内分泌科。

患者既往有15年高血压病史，每天规律服用苯磺酸氨氯地平。患者入院后完善相关检查，部分结果如下：血清钾2.34mmol/L，24小时尿钾22.16mmol/L（24小时尿量3300ml）。患者1月19日皮质醇、醛固酮、肾素、血儿茶酚胺检测结果如表14-1～表14-3所示，1月21日血儿茶酚胺、卡托普利试验结果如表14-4、表14-5所示，1月23日尿儿茶酚胺结果如表14-6所示。1月20日肾上腺CT：左肾上腺结节，考虑肾上腺腺瘤可能。

表14-1　1月19日皮质醇节律结果

	检测结果（μg/dl）	参考范围（μg/dl）
8：00	36.139	4.26～24.85
16：00	8.477	2.9～17.3
0：00	5.92	—

表14-2 1月19日醛固酮、肾素立卧位结果

	检测结果（pg/ml）	参考范围（pg/ml）
醛固酮（卧位）	575.713	10～160
肾素（卧位）	<0.5	4～24
醛固酮（立位）	2248.732	40～310
肾素（立位）	<0.5	4～38

表14-3 1月19日血儿茶酚胺结果

	检测结果（pg/ml）	参考范围（pg/ml）
游离甲氧基肾上腺素	1370	0～62
游离甲氧基去甲肾上腺素	5380	0～145

表14-4 1月21日血儿茶酚胺结果

	检测结果（pg/ml）	参考范围（pg/ml）
游离甲氧基肾上腺素	39.3	0～62
游离甲氧基去甲肾上腺素	223	0～145

表14-5 1月21日卡托普利试验结果

	服药前（pg/ml）	服药后（pg/ml）
醛固酮	2075.887	820.511
肾素	<0.5	<0.5

表14-6 1月23日尿儿茶酚胺结果

	检测结果	参考范围
游离去甲肾上腺素	2μg/24h	0～90μg/24h
游离肾上腺素	7.3μg/24h	0～20μg/24h
甲氧基去甲肾上腺素	14μg/24h	0～57.1μg/24h
甲氧基肾上腺素	16.7μg/24h	0～42.5μg/24h
香草扁桃酸	16mg/24h	0～10mg/24h
高香草酸	1.4mg/24h	0～7.5mg/24h

患者于2月8日转入泌尿外科后在全身麻醉下行后腹腔镜肾上腺病损切除术（左）。术中所见：左侧肾上腺结合部及外侧支分别见1个肿瘤，大者约1.0cm×1.0cm，金黄色，呈圆球形，质软，边界清楚。术后病理：（左侧肾上腺）皮质结节状增生。

【案例分析】

1. 临床案例分析

该患者为老年女性，起病快，病程短，脐周疼痛伴心悸、乏力1个月，反酸、烧心8

天，既往有高血压病史，规律服药，目前血压控制在156/75mmHg，查体无明显异常。外院及笔者所在医院检验结果提示低钾血症，不排外原发性醛固酮增多症、嗜铬细胞瘤、肾小管疾病等可能，入院后完善醛固酮立卧位、皮质醇节律、血电解质、24小时尿电解质、尿香草扁桃酸（VMA）、肾上腺CT、血气分析等检查以明确病因。患者24小时尿钾增高，皮质醇节律无明显异常，醛固酮结果明显升高，卡托普利试验阳性，肾上腺CT提示左肾上腺结节，考虑肾上腺腺瘤可能。2次血儿茶酚胺结果差异明显，尿儿茶酚胺结果无明显异常。根据以上结果综合分析，考虑为肾上腺肿瘤，故请泌尿外科会诊，判断是否可转手术治疗。泌尿外科会诊意见：初步诊断为肾上腺肿瘤（原发性醛固酮增多症可能），建议患者积极补钾、控制血压后行手术治疗。

2. 检验案例分析

患者为老年女性，脐周疼痛伴心悸、乏力1个月，既往有高血压病史，以低钾血症入院，在临床完善醛固酮立卧位、皮质醇节律、血电解质、24小时尿电解质、尿VMA、肾上腺CT、卡托普利试验后，考虑肾上腺腺瘤可能。在行后腹腔镜肾上腺病损切除术（左）后，术后病理提示（左侧肾上腺）皮质结节状增生。综合以上所有检查结果，诊断原发性醛固酮增多症明确。

原发性醛固酮增多症是肾上腺皮质球状带分泌过多的醛固酮，导致水钠潴留、排钾过多而产生高血压和低血钾等症状。然而，儿茶酚胺是由肾上腺髓质、肾上腺神经元及肾上腺外嗜铬体分泌的激素，正常情况下，原发性醛固酮增多症患者的儿茶酚胺并不会有突然增高后又突然降至正常的过程。因此，为了排查影响血儿茶酚胺检测结果的因素，笔者查阅病历及相关文献，总结如下。

（1）情绪变化：如应激状态、剧烈运动后等。情绪剧烈波动会引起人体内儿茶酚胺浓度升高，直接影响检测结果[2]。

（2）采血时体位变化：研究表明，非卧位患者血浆游离肾上腺素代谢产物的上限值高于卧位患者。若将这些较高的上限参考限值应用于平卧位嗜铬细胞瘤患者的样本，诊断敏感度从99%下降到96%。在无嗜铬细胞瘤患者中，更改采血体位可使假阳性率由9%增加到25%[3]。

（3）年龄变化：游离甲氧基去甲肾上腺素随着年龄增加而升高，而游离甲氧基肾上腺素不随年龄变化，故需要按照年龄调整游离甲氧基去甲肾上腺素的参考范围[4]。

（4）饮食因素：如咖啡因、茶、酒精等摄入可能增加儿茶酚胺释放，影响检测结果。

（5）药物因素：三环类抗抑郁药、钙通道阻滞剂、拟交感神经药、单胺氧化酶抑制剂等可升高儿茶酚胺水平，如患者服用这些药物，则检测前应停用[5]。可干扰游离甲氧基去甲肾上腺素和游离甲氧基肾上腺素检测的药物包括但不限于地西泮、阿替洛尔、拉贝洛尔、麻黄碱、伪麻黄碱、哌唑嗪、阿米替林、米帕林、咖啡酸、酚苄明、可可碱、茶碱、对乙酰氨基酚等。

【知识拓展】

PPGL是一种引起内分泌性高血压的少见神经内分泌肿瘤，目前国内尚无发病率或患病率的确切数据，国外报道嗜铬细胞瘤（PPC）的发病率为（2～8）/100万人·年，PPGL在普通高血压门诊中患病率为0.2%～0.6%。高血压是PPGL患者的主要临床表现（90%～100%），可为阵发性（40%～50%）、持续性（50%～60%）或在持续性高血压的基础上阵发性加重。头痛（59%～71%）、心悸（50%～65%）、多汗（50%～65%）是PPGL患者高血压发作时最常见的三联征（40%～48%），对诊断具有重要意义。

根据《嗜铬细胞瘤和副神经节瘤诊断治疗的专家共识》（2020版），推荐检测血或尿去甲肾上腺素、肾上腺素、多巴胺及其中间代谢产物甲氧基肾上腺素（MN）和甲氧基去甲肾上腺素（NMN）及终末代谢产物香草扁桃酸（VMA）浓度，检测方法优选液相色谱（LC)-质谱法（MS）。同时推荐解剖影像学检查（如CT和MRI），结合功能性影像学检查（如核医学方法），区别是肾上腺内还是肾上腺外、原发性还是转移性嗜铬细胞瘤。

国内指南推荐测定血浆MN时，建议患者仰卧位采血，患者体位及应激状态均可影响儿茶酚胺（CA）及MN水平[6]。从仰卧位到直立位的血浆CA及MN可升高2～3倍，坐位NMN水平的参考值上限是仰卧位的2倍，故建议患者检测前应仰卧位或坐位至少休息30分钟后再采血。

使用LC-MS/MS方法进行CA检测的敏感度可达100%，准确性可达96%，明显优于其他检测方法[7]。血浆MN和NMN水平正常者通常极不可能患PPGL，若检测结果高于正常上限1～4倍，建议可在排除饮食及应激状态等干扰因素后复查血浆和24小时尿MN类物质，并采用其他不同的检测方法确认；在大多数情况下，足以确定或排除嗜铬细胞瘤，但少数情况下如果有非常高的临床可疑筛查指征，或者测试结果无法定论，则需要行进一步检测。在这些情况下，推荐重复检测血浆和尿MN，额外检测血浆或尿CA、VMA及影像学检查。若检测结果高于4倍正常上限，则强烈提示嗜铬细胞瘤或副神经节瘤；在正常人群中，血浆MN和NMN水平低，但在PPGL患者中其浓度可能显著升高。这是由于这些化合物有着相对较长的半衰期，且肿瘤会持续分泌这些化合物，以及在较小程度上这些化合物由肿瘤分泌的儿茶酚胺转化而来。

【案例总结】

本病例介绍了1例老年女性患者，因脐周疼痛伴心悸、乏力1个月，既往有高血压病史，以低钾血症入院，在临床完善相关检查后，考虑肾上腺腺瘤可能。术后病理提示左侧肾上腺皮质结节状增生。综合以上所有结果，诊断原发性醛固酮增多症明确。然而患者住院期间血浆儿茶酚胺结果却经历了"过山车式"的变化。笔者查阅病历及相关文献后发现患者情绪、采血体位、年龄、饮食因素、药物因素都能或多或少影响血浆儿茶酚胺的结果，以上都说明检验前质量控制是获得准确检验结果的重要前提之一。从取得标本到标本送达实验室，检验前阶段的质量控制是整个检验质量控制中一个容易被忽视但却非常重要的环节，如同一个链条的强度取决它最脆弱的那一环，一项检验的最终质量取决于误差最大的环节。标本从患者到实验室的环节众多，必须步步谨慎。这不仅要求临床医师熟悉患者的各种情况（病情、年龄、性别、嗜好等），更要求检验人员对各种影响检验的因素有全面系统的了解。只有这样才能保证高质量的标本、高质量的检验和对于检验结果的准确评价。

【专家点评】

高血压分为原发性高血压和继发性高血压，要诊断原发性高血压，则需要先排除继发性高血压。引起继发性高血压的原因有很多，包括肾脏病变、大血管病变、内分泌疾病、脑部疾病等。本案例分析了在1例原发性醛固酮增多症的诊断中，受到了儿茶酚胺不稳定结果的干扰，尤其是血儿茶酚胺在相隔2天后复查结果相差甚远。笔者通过查阅相关文献，从情绪、采血时体位、年龄、饮食因素和药物因素等方面进行了分析，充分说明了检验前的质量控制是获得准确检验结果的重要前提之一，从而才能做出准确的诊断。由于紧扣临床实际工作，该案例对临床能够正确诊断高血压相关疾病的检测具有较好的参考价值。

参 考 文 献

[1] 刘力生，王文，姚崇华．中国高血压防治指南（2009年基层版）（二）[J]．中国社区医师，2010，26（26）：9．

[2] 中华医学会内分泌学分会．嗜铬细胞瘤和副神经节瘤诊断治疗专家共识（2020版）[J]．中华内分泌代谢杂志，2020，36（9）：737-750．

[3] Lenders JWN，Willemsen JJ，Eisenhofer G，et al. Is supine rest necessary before blood sampling for plasma metanephrines?[J]. Clin Chem，2007，53（2）：352-354.

[4] Lenders JWM，Eisenhofer G. Update on modern management of pheochromocytoma and paraganglioma[J]. Endocrinol Metab（Seoul），2017，32（2）：152-161.

[5] Eisenhofer G，Peitzsch M. Laboratory evaluation of pheochromocytoma and paraganglioma[J]. Clin Chem，2014，60（12）：1486-1499.

[6] 刘庆香，周伟燕，张传宝．儿茶酚胺及其代谢物的检测现状及标准化期望[J]．中华检验医学杂志，2020，43（3）：322-327．

[7] Lenders JWN，Duh QY，Eisenhofer G，et al. Pheochromocytoma and paraganglioma：an endocrine society clinical practice guideline[J]. J Clin Endocrinol Metab，2014，99（6）：1915-1942.

15 库欣综合征引起的继发性骨质疏松症

作者：李茜[1]，朱秀芬[2]（南京大学医学院附属鼓楼医院：1.核医学科；2.骨科）
点评专家：陈载融（南京大学医学院附属鼓楼医院核医学科）

【概述】

库欣综合征（Cushing syndrome，CS）是由多种原因引起的肾上腺皮质长期分泌过多糖皮质激素所产生的临床综合征，又称皮质醇增多症。

库欣综合征临床表现多样，普遍表现有肥胖和高血压，此外还可以有累及不同系统所产生的临床症状。约50%的患者可出现与年龄、性别不相符的骨质疏松，表现为腰背痛，易有病理性骨折，骨折的好发部位是肋骨和胸腰椎。

【案例经过】

患者，女性，23岁。2020年5月患者腹围明显增大，四肢消瘦，双下肢皮肤紫纹颜色加深，驼背，身高降低12cm。

（1）笔者所在医院骨科首诊（继发性骨质疏松症）：2020年7月患者至笔者所在医院骨科门诊就诊，全脊柱正侧位片显示部分胸腰段椎体变扁伴脊柱侧弯，骨密度（L_2 -3.0、L_3 -4.1、左侧股骨颈-1.0，全部-1.5）示骨质疏松症。建议转内分泌科以明确病因。

（2）转内分泌科：初诊皮质醇增多症。2020年7月患者于笔者所在医院内分泌科住院治疗。患者入院后完善相关检查。

查体：满月脸，水牛背，锁骨上窝脂肪垫，皮肤菲薄，向心性肥胖，腹部、双侧腋窝、双下肢皮肤紫纹。

（3）实验室检查结果如下。

1）生化检查：丙氨酸转氨酶72.2U/L↑，天冬氨酸转氨酶43.6U/L↑，乳酸脱氢酶280U/L↑，白蛋白34.9g/L↓，L-胆固醇3.12mmol/L↑，总钙2.26mmol/L，钾4.09mmol/L，C反应蛋白9.5mg/L↑。

2）甲状腺功能检查：TSH 2.430mIU/L，FT_3 2.54pmol/L↓，FT_4 17.20pmol/L。

3）性激素检查：硫酸脱氢表雄酮＜15.0μg/dl↓。

4）生长激素（GH）、IGF-1未见异常。

5）24小时ACTH及皮质醇节律测定：如表15-1所示。

表 15-1　24 小时 ACTH 及皮质醇节律测定

检测项目	测定值（nmol/L）
皮质醇（8：00）	618
皮质醇（16：00）	430
皮质醇（0：00）	519
24 小时尿皮质醇	1710
促肾上腺皮质激素	8.33
皮质醇（8：00）-1mg 过夜地塞米松抑制试验	406
皮质醇（8：00）-2mg 过夜地塞米松抑制试验	143

患者 8：00 皮质醇、16：00 皮质醇及 0：00 皮质醇明显升高，失去正常节律，24 小时尿皮质醇明显升高，标准小剂量地塞米松试验 8：00 皮质醇未被抑制，结合患者病史、体征，皮质醇增多症诊断明确。

继续完善垂体 MRI、肾上腺 CT、小剂量及大剂量地塞米松抑制试验明确病因：行大剂量地塞米松抑制试验被抑制，行垂体 MRI 平扫+增强显示垂体微腺瘤伴囊性变，行岩下窦静脉采血术，催乳素（PRL）（右岩下窦/外周＞2 倍）提示采血成功，促肾上腺皮质激素（ACTH）（右岩下窦/外周＞3 倍）提示中枢优势分泌，明确垂体性库欣综合征（库欣病）诊断。

（4）转神经外科（垂体瘤切除术）：至笔者所在医院神经外科，全身麻醉下行神经内镜下经鼻蝶鞍区占位切除术。

（5）转内分泌科进行垂体瘤（术后）治疗：完善垂体功能及尿皮质醇检查。术后 ACTH 及皮质醇水平较术前明显下降，提示术后生化异常得到缓解。

（6）后续至骨病中心门诊（骨质疏松症治疗）：患者针对继发性骨质疏松症及脊柱侧弯后突、多发椎体压缩性改变，至骨病中心就诊，建议手术治疗。但考虑患者严重骨质疏松症，需要先进行严格抗骨质疏松症治疗，否则有内固定随时松动、移位风险，故增加阿仑膦酸钠片（福善美）口服抗骨质疏松症。3 个月后至骨病中心门诊复诊：患者疼痛症状未缓解，背部畸形逐渐加重，Ⅰ型胶原 C 端肽 β 特殊序列（β-CTX）水平未下降，提示疗效差，患者依从性差。骨病中心建议患者住院，静脉滴注唑来膦酸注射液（密固达）治疗。

（7）遂至中医科（住院治疗骨质疏松症）：静脉滴注密固达治疗骨质疏松症。后每 3 个月复查骨转换标志物，治疗前 CTX 为 1.4ng/ml，治疗 1 个月后 CTX 为 0.54ng/ml，CTX 明显下降。患者对治疗非常满意，依从性显著提高。患者 CTX 变化情况如图 15-1 所示。

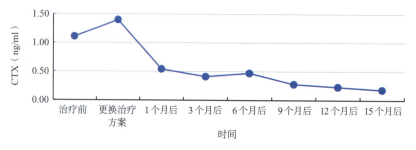

图 15-1　患者 CTX 检测结果

【案例分析】

1. 临床案例分析

（1）骨病中心：该患者为年轻女性，出现与年龄不相符的骨质疏松症（骨密度：L_2 -3.0、L_3 -4.1、左侧股骨颈 -1.0、全部 -1.5），引起继发性骨质疏松症的病因很多，临床上以内分泌代谢疾病、结缔组织病、肾脏疾病、消化道疾病和药物所致者多见。积极寻找继发性骨质疏松症的病因，针对原发病进行治疗，对有效治疗继发性骨质疏松症具有重要意义。一旦病因明确，应及时对原发病进行治疗。因该患者同时出现月经紊乱，伴双下肢皮肤紫纹、面部变圆、体重增加等现象，考虑内分泌代谢疾病可能性较大，遂转入内分泌科进一步明确病因。

后续针对患者的继发性骨质疏松症进行治疗，考虑患者骨质疏松症严重，在手术治疗前，需要先进行严格抗骨质疏松症治疗，否则有内固定随时松动、移位风险。在与患者充分沟通下，告知患者相关手术风险、病情及手术利弊后患者要求暂不行手术治疗，故增加福善美口服抗骨质疏松症，因福善美只能在每周固定的一天晨起时使用，用白水送服，其他饮料（包括矿泉水）、食物和一些药物有可能会降低福善美吸收，以上因素使患者依从性差，复查骨转换标志物无明显变化，遂调整治疗方案，采用静脉滴注密固达治疗骨质疏松症，密固达是新一代治疗骨质疏松症的药物，其有效成分唑来膦酸通过对破骨细胞的抑制以抑制骨吸收。密固达是注射类药物，一年注射一次，很方便。用药后，骨吸收标志物下降明显，用客观指标与患者交流，患者对治疗非常满意，依从性显著提高。

（2）内分泌科：该患者具有典型库欣综合征临床症状和体征，如满月脸，水牛背，向心性肥胖，腹部、双侧腋窝、双下肢皮肤紫纹。

鉴别诊断：①ACTH依赖性皮质醇增多症及非ACTH依赖性皮质醇增多症，查血ACTH及皮质醇水平升高，昼夜节律消失，不被小剂量地塞米松抑制试验抑制，故首先考虑为ACTH依赖性皮质醇增多症。②对ACTH依赖性皮质醇增多症——垂体ACTH瘤及异位ACTH综合征的鉴别诊断，垂体ACTH瘤可被大剂量地塞米松抑制试验抑制，而异位ACTH综合征不被大剂量地塞米松抑制试验抑制。该患者行大剂量地塞米松抑制试验被抑制，行垂体MRI平扫+增强显示垂体微腺瘤伴囊性变，行岩下窦静脉采血术提示中枢优势分泌，明确垂体性库欣综合征（库欣病）诊断。

（3）此外还需要鉴别药物性库欣综合征：多见于外源性摄入皮质醇过多导致的皮质醇增多的一系列临床表现，如满月脸、水牛背及多血质貌，皮肤紫纹明显，自身皮质醇及ACTH分泌多被抑制。该患者无上述药物服用史，可排除。

2. 检验案例分析

在骨质疏松症的诊断和鉴别诊断过程中，检验医师主动参与，善用骨代谢标志物，为临床诊断思路提供了更全面的信息。骨代谢指标可以助力骨质疏松症的诊断和鉴别诊断，该患者初诊骨转换标志物显著升高，超过正常上限的2倍以上，提示患者可能存在继发性骨质疏松症。后续对患者进行抗骨质疏松症药物治疗中，通过骨转换标志物的变化能够早期（用药1个月后，CTX下降60%以上）反映药物的疗效，临床医师也根据检验人员的建议在使用抗骨质疏松症药物前测量骨转换标志物确定了基线水平，在药物治疗后3～6个月，再次测量患者骨转换标志物水平，了解骨转换标志物的变化，判断患者对药物治疗的反应及治疗的依从性，以进一步调整治疗方案。

在皮质醇增多症的诊断过程中，在临床根据典型症状建立库欣综合征初步诊断后，实验室也提供了准确的相关激素水平检测信息，继而行筛选检查：24小时尿游离皮质醇；血皮质醇昼夜节律测定；标准小剂量地塞米松抑制试验。库欣综合征的病因诊断中结合大剂量地塞米松抑制试验和MRI检查及岩下窦静脉采血术测定ACTH最终确定为垂体性库欣综合征（库欣病）。垂体瘤术后，又通过对ACTH及皮质醇水平检查辅助临床医师进行病情缓解的判断。

在该案例的诊疗过程中，实验室内分泌相关标志物的检查对患者的病因学诊断和鉴别诊断、疗效监测都起了关键作用。

【知识拓展】

根据《库欣综合征专家共识（2011年）》，库欣综合征筛查人群包括：①年轻患者出现骨质疏松症、高血压等与年龄不相称的临床表现；②具有库欣综合征的临床表现且进行性加重，特别是有典型症状如肌病、多血质貌、紫纹、瘀斑和皮肤变薄的患者；③体重增加而身高百分位下降，生长停滞的肥胖儿童；④肾上腺意外瘤患者[1]。本案例患者以重度继发性骨质疏松症在骨科首诊，通过相关临床表现及完善的内分泌相关检查指标，很快确定原发病：皮质醇增多症。再通过完善影像学检查等，确定病因：垂体瘤[2]。

据中华医学会骨质疏松和骨矿盐疾病分会《骨转换生化标志物临床应用指南》：检测骨转换标志物（BTM）浓度对多种骨骼疾病的诊断与鉴别诊断、药物疗效评价等具有重要意义[1-3]。患者BTM显著升高或超过正常上限的2倍，常提示患者可能存在继发性骨质疏松症或其他骨病。BTM的变化能够早期反映药物的疗效，判断患者对药物治疗的反应及治疗的依从性。在该案例中，很好地利用了BTM助力患者骨质疏松症的鉴别诊断和用药调整。

【案例总结】

本案例患者诊治过程中，通过多学科协作诊疗模式的实施，在骨科、核医学科实验室、内分泌科、影像科、神经外科、中医科的相互配合下，患者很快确定原发病：库欣综合征。病因明确后，及时对原发病进行治疗，这对患者后续有效治疗继发性骨质疏松症具有重要意义。

整个诊治过程中检验医师主动参与，善用内分泌相关标志物，为临床诊断思路提供了更全面的信息。实验室内分泌相关标志物的检查贯穿了整个诊疗过程，从初始入院对患者骨质疏松症的鉴别诊断到后续疗效监测，从原发病明确诊断到垂体瘤术后病情缓解的监测，骨转换标志物的合理应用、相关激素水平的准确检测都起了关键作用。

【专家点评】

本案例中体现了典型的多学科协作诊疗模式的实施，通过多学科的知识交叉、技术整合、全面评估，形成一个相对统一的治疗意见，最大限度为患者提供安全合理、优质高效的服务。这样的诊疗模式充分体现了以患者为中心的医疗质量核心问题，也利于进一步加强笔者所在医院学科间的交流与合作，持续推动学科的发展。

同时，本案例中笔者所在医院骨科专家在面对重度骨质疏松症患者时，除注重手术治疗外，还积极督促患者完成抗骨质疏松症药物足疗程治疗，合理应用相关指标判断患者对药物治疗的反应及治疗的依从性，及时调整治疗方案，骨科专家对抗骨质疏松症治疗的重视也对骨质疏松症患者全程管理具有重要影响。

参 考 文 献

[1] 中华医学会骨质疏松和骨矿盐疾病分会. 骨转换生化标志物临床应用指南 [J]. 中华骨质疏松和骨矿盐疾病杂志，2021，14（4）：321-336.

[2] 中华医学会内分泌学分会. 库欣综合征专家共识（2011年）[J]. 中华内分泌代谢杂志，2012，28（2）：96-102.

[3] 周薇薇，王卫庆. 库欣综合征可疑患者的诊断 [J]. 中华内分泌代谢杂志，2010，26（2）：161-164.

16 非促肾上腺皮质激素依赖性库欣综合征

作者：李伟[1]，丁莉[1]，袁梦华[1]，汤绍芳[1]，董作亮[2]，罗微[2]，刘铭[1]（天津医科大学总医院：1.内分泌代谢科；2.检验科）

点评专家：何庆（天津医科大学总医院内分泌代谢科）

【概述】

库欣综合征是多种病因引起的肾上腺皮质长期分泌过量皮质醇导致的以向心性肥胖、满月脸、多血质貌、紫纹、高血压、继发性糖尿病和骨质疏松症等症状为表现的临床综合征。库欣综合征分为ACTH依赖性（80%～85%）和ACTH非依赖性（15%～20%）两大类。前者为垂体ACTH腺瘤（又称库欣病），或垂体以外的异位分泌ACTH的肿瘤组织如类癌均会分泌过量ACTH，使双侧肾上腺皮质增生并分泌过量皮质醇[1]；后者是肾上腺皮质肿瘤（腺瘤或腺癌）或结节性增生自主分泌过量皮质醇所致，又称肾上腺性库欣综合征[2]。临床上对于库欣综合征的定位诊断并非十分简单容易[3]，特别是当患者同时存在多处相关肿瘤时，库欣综合征的定位诊断面临巨大挑战。

【案例经过】

患者，女性，68岁，因"间断颜面及双下肢水肿1年余"于2021年12月就诊于笔者所在医院急诊科，急诊科予以检查发现血钾2.5mmol/L↓。CT：右侧肾上腺结节影，考虑皮质醇瘤可能性大，左侧肾上腺外侧结节样增粗。

（1）转入笔者所在医院泌尿外科：住院检查血小板$75×10^9$/L↓，中性粒细胞百分比75.2%↑，淋巴细胞百分比17.5↓，血钾2.8mmol/L↓，血钠148mmol/L↑，血氯115mmol/L↑，D-二聚体753μg/L↑，总胆固醇（TC）6.20mmol/L↑，甘油三酯（TG）1.46mmol/L，高密度脂蛋白（HDL）1.59mmol/L，低密度脂蛋白（LDL）3.87mmol/L↑；立位醛固酮肾素比值0.13；24小时尿量1400ml，尿皮质醇154.00μg/24h↑；肾上腺皮质功能：ACTH 143.00pg/ml↑，皮质醇36.50μg/dl↑；ACR 11.64mg/g；TSH 0.605μIU/ml，FT_3 2.05pmol/L↓，FT_4 9.61pmol/L。胸部CT检查：双肺段及以上肺动脉未见确切肺栓塞征象，请结合临床，肺间质纹理增多，间质病变，双肺下叶背侧磨玻璃密度影，考虑肺血坠积效应，左肺舌段斑片实变，考虑局部肺组织膨胀不全，心影增大，心包积液，请注意心功能、动脉硬化，两侧少量胸腔积液，左背部皮下混杂密度结节影，请结合临床，腹部情况请结合相关检查。垂体半定量MRI增强检查：垂体腺瘤，鞍上池下疝，脑白质稀疏，脑萎缩。肾上腺强化CT检查：右侧肾上腺结节影，考虑皮质腺瘤可能性大；左侧肾上腺外侧结节样增粗，建议随诊复查；胰体背侧脂肪密度小结节样影，脂肪浸润？脂肪瘤？建议复查。鉴于

ACTH显著高于正常（＞20pg/ml），考虑ACTH依赖性库欣综合征。

（2）2021年12月17日转入笔者所在科室（内分泌代谢科）病房：进一步完善检查。复查24小时尿量1400ml，尿皮质醇248.40μg/24h↑；复查肾上腺皮质功能：ACTH 109.00pg/ml↑，皮质醇27.90μg/dl↑；血渗透压301mOsm/（kg·H$_2$O）（275～305mOsm/（kg·H$_2$O））、尿渗透压515mOsm/（kg·H$_2$O）（600～1000mOsm/（kg·H$_2$O））↓，血及尿儿茶酚胺及代谢产物、甲状旁腺激素、性激素水平、类固醇6项检测结果均在正常范围。小剂量地塞米松抑制试验：未被明显抑制；大剂量地塞米松抑制试验：抑制＞50%。PET-CT检查：①^{18}F-FDG，右侧肾上腺软组织结节影，代谢增高，考虑肾上腺腺瘤可能；②^{68}Ga-DOTATATE，右侧肾上腺软组织影，DOTATATE摄取增高，结合病史，考虑肾上腺腺瘤不能除外；③^{11}C-HED，右侧肾上腺软组织结节影，HED摄取未见异常增高，结合病史，考虑肾上腺腺瘤不能除外。患者库欣综合征定性诊断明确，定位诊断考虑ACTH依赖性库欣综合征，垂体确实有占位。初步判断：库欣综合征（库欣病）？

（3）转入神经外科：于2022年2月7日在全身麻醉下行神经内镜下经鼻腔-蝶窦垂体病损切除术。术后复查头颅MRI提示患者鞍区病变部位切除满意。术后复查肾上腺皮质功能，如表16-1所示。

表16-1　患者肾上腺皮质功能检查结果

检查日期	皮质醇（μg/dl）	促肾上腺皮质激素（pg/ml）
2月8日	43.30↑	73.20↑
2月11日	27.00↑	75.30↑
2月14日	27.90↑	45.00

患者出院予以"醋酸泼尼松片5mg，口服，每天2次（逐渐减量3周后停药）"。

2022年3月患者再次出现四肢水肿，水肿症状逐渐加重，并于2022年3月21日收治笔者所在科室（内分泌代谢科）。住院检查：血钾2.7mmol/L↓，血钠143mmol/L，血氯106mmol/L↑，脑钠肽（BNP）189.0pg/ml↑，24小时尿量2100ml，尿皮质醇179.13μg/24h↑；复查肾上腺皮质功能：ACTH 108.00pg/ml↑，皮质醇33.90μg/dl↑，完善过夜地塞米松抑制试验（未抑制）。患者库欣综合征未缓解，垂体瘤并非异常分泌ACTH导致库欣综合征的病灶。考虑库欣综合征：异位ACTH瘤（肾上腺来源？）。

（4）遂转入泌尿外科：于2022年4月6日行腹腔镜下手术切除右侧肾上腺肿物，术后复查患者电解质基本正常，第2天复查肾上腺皮质功能：ACTH 87.8pg/ml↑，皮质醇30.0μg/dl↑。病理报告：（右侧肾上腺）肾上腺皮质醇瘤，包膜不完整。患者一般情况可。

（5）转入内分泌代谢科：于2022年4月9日再次转入笔者所在科室（内分泌代谢科）进行术后评估。术后第5天复查肾上腺皮质功能：ACTH 111.0pg/ml↑，皮质醇8.89μg/dl↓；24小时尿量2100ml，尿皮质醇＜21.0μg/24h↓。患者出现明显的乏力、倦怠、食欲缺乏、胸闷不适等肾上腺皮质功能减退症状，给予氢化可的松静脉输注后患者症状明显好转。3天后停用氢化可的松静脉输注，改为口服糖皮质激素，逐渐减激素用量后患者病情好转稳定后出院。

【案例分析】

1.临床案例分析

患者1年余前因全身水肿于当地医院就诊，口服利尿剂后症状可好转，但有反复。患者于2021年12月首次来笔者所在医院就诊，而后由泌尿外科转入笔者所在科室详细查体：体温36.3℃，脉搏68次/分，呼吸19次/分，血压150/80mmHg，体重72.0kg，身高165cm，BMI 26.08kg/m²。神志清楚，口齿清晰。满月脸、水牛背、多血质貌，锁骨上脂肪垫，双上肢皮肤菲薄，前臂可见片状不规则红斑，全身皮肤无黄染，浅表淋巴结无肿大，颈软，无抵抗，听诊双肺呼吸音清，双肺未闻及干湿啰音，未闻及哮鸣音，心律齐，杂音未闻及，腹部膨隆，未见紫纹，腹部皮肤可见2处淤血斑，腹部无压痛，无反跳痛，肝脏肋下未触及，脾脏肋下未触及，双下肢水肿。双侧足背动脉搏动可触及。生理反射正常，病理反射阴性。结合血尿皮质醇及过夜地塞米松抑制试验、小剂量地塞米松抑制试验明确库欣综合征定性诊断，完善大剂量地塞米松抑制试验及垂体PET-CT等检查辅助定位诊断。行垂体瘤切除术，术后库欣综合征未缓解，再次行肾上腺肿物切除术，肿物病理结果回报：（右侧肾上腺）肾上腺皮质醇瘤，免疫组化SSTR2阴性。术后血尿皮质醇水平显著下降，ACTH无明显下降。患者甚至出现肾上腺皮质功能减退症状，给予糖皮质激素替代治疗后好转。肾上腺腺瘤切除治疗有效，虽然ACTH未下降，但临床库欣综合征症状缓解。在术后同样面临的问题是既然判断为ACTH依赖性库欣综合征，异位的ACTH瘤究竟在何处，是否继续"大海捞针"寻找该肿瘤。能否找到该肿瘤是医师面临的困境。

2.检验案例分析

根据该患者的临床表现及肾上腺腺瘤的病理报告及腺瘤切除后患者达到库欣综合征临床缓解，不禁让人疑惑：该患者的库欣综合征到底是不是ACTH依赖性？是否为ACTH的检测值不准确？但是连续多月的肾上腺皮质功能检测均显示ACTH显著高于正常值，除非有特定的稳定因素影响，否则不会出现持续的检测误差。医师深入讨论该病例，同时查阅相关文献后，高度怀疑该患者血液中存在严重影响ACTH检测结果的异嗜性抗体[4, 5]。

接下来检验医师采取以下措施处理，验证是否存在异嗜性抗体干扰。

（1）更换检测方法：平台重复性良好，不同平台结果不一致支持存在异嗜性抗体干扰（表16-2）。

表16-2 2种不同检测平台对同一样本ACTH检测结果及同一平台复检结果

日期	样本号	A检测平台（pg/ml）		B检测平台（pg/ml）	参考范围（pg/ml）
		复检结果	原始结果		
4月7日	10	86.3	87.8	2.03	A平台7.2~63.3
4月7日	21	90.6	93.2	<1.0	B平台0~46
4月11日	70	105.0	111.0	<1.0	—

（2）倍比稀释法：结果显示不呈线性关系，考虑存在异嗜性抗体干扰（表16-3）。

表16-3　患者样本以低值血清稀释后ACTH结果变化

稀释倍数	检测平台	患者样本（pg/ml）	预期稀释后结果（pg/ml）	换算后结果（pg/ml）
原倍	A	105.0	105.0	105.0
2倍		18.4	52.5	36.8
4倍		12.8	26.3	51.2
8倍		5.32	13.1	42.56

（3）物理化学技术：依据检测结果，考虑存在异嗜性抗体干扰（表16-4）。

表16-4　同一样本聚乙二醇（PEG）处理前后ACTH结果

检测平台	患者样本（pg/ml）		对照样本（pg/ml）		参考范围（pg/ml）
	PEG处理前	PEG处理后	PEG处理前	PEG处理后	
A	87.8	＜5.0	59	47	0～46
	93.2	＜5.0			
	111	＜5.0			

（4）封闭法：考虑存在异嗜性抗体干扰（表16-5）。

表16-5　HBT处理前后ACTH检测结果

日期	样本号	HBT处理前ACTH（pg/ml）	HBT处理后ACTH（pg/ml）	参考范围（pg/ml）
12月20日	4B～G9	109.0	9.26	0～46

根据以上处理后的血样本ACTH检测水平，检验科证实该患者血液中存在异嗜性抗体干扰。为此，临床医师怀疑第一次垂体瘤手术前，ACTH是假性升高。实验室仍然保留着垂体手术前的血清标本，因此再次请求检验科采用以上方法复测，PEG沉淀后测得患者ACTH水平＜5.0pg/hl↓，HBT处理后ACTH为9.26pg/ml，提示垂体瘤手术前患者是非ACTH依赖性库欣综合征。异嗜性抗体干扰导致之前所有的肾上腺皮质功能检测中ACTH显著高于正常值，导致医师对库欣综合征的定位诊断的南辕北辙和误判。综合考虑，最终诊断为非ACTH依赖性库欣综合征，原发病灶是右侧肾上腺腺瘤。

后续随诊情况：术后2个月再次入院复诊。查体：库欣貌明显改善，下肢无明显水肿。血生化检查：血钾4.0mmol/L，血钠147mmol/L↑，血氯112mmol/L↑，TC 4.10mmol/L，TG 1.46mmol/L，HDL 1.56mmol/L，LDL 2.05mmol/L；24小时尿量1600ml，尿皮质醇86.08μg/24h；肾上腺皮质功能：ACTH 171.00pg/ml↑（PEG沉淀后＜5pg/ml↓），皮质醇2.64μg/dl↓。继续口服激素替代治疗：口服泼尼松龙5mg（8：00口服）和氢化可的松10mg（16：00口服）。

【知识拓展】

异嗜性抗体又称嗜异性抗体（heterophile antibody，HA），是由已知或未知抗原物质刺激人体免疫系统分泌的，能与动物免疫球蛋白非特异性结合的一种内源性自身抗体。密切接触动物、进食受污染的食品、接受来源于单克隆动物抗体制剂治疗、感染、输血等都可能成为HA产生的原因[6]。

众多免疫检测方法均以抗原、抗体特异性反应作为理论基础。异嗜性抗体所产生的干扰归根到底是非特异性抗原、抗体竞争反应导致的误差。

异嗜性抗体是临床上并非罕见的现象，但可能会对疾病诊断和管理造成错误；当检测结果与临床表型不符时，常规纳入该现象的讨论可以减少错误判断的概率。例如，明显的非ACTH依赖性库欣综合征被分类为ACTH依赖性库欣综合征，正常甲状腺功能被分类为TSH不适当分泌等。

异嗜性抗体出现的特征：①检测结果显著变化与临床表现不相符；②既往检测经验无法解释目前结果；③近期接受免疫疫苗接种、输血、单克隆抗体治疗；④经常与动物接触；⑤通过不同方法重复检测出现明显差异；⑥连续倍比稀释检测后结果为非线性下降或升高[7]；⑦阻断抗体后检测结果出现明显差异。

所以当临床上出现以上情况时，需要高度警惕异嗜性抗体影响检验结果而最终影响疾病的诊断及治疗。

【案例总结】

该患者的病例特点总结为以下几点。①老年女性，慢性病程，急性加重。②以全身水肿为主要表现，有库欣综合征临床表现（满月脸，水牛背、多血质貌，锁骨上脂肪垫，全身皮肤菲薄，磕碰易出现瘀斑，皮损愈合困难）。③既往血小板减少病史。④定性检查库欣综合征明确。多次查24小时尿皮质醇升高；皮质醇昼夜节律消失；过夜地塞米松抑制试验血皮质醇＞5μg/dl；小剂量地塞米松抑制试验未被抑制。⑤定位检查。血（假性）ACTH升高；大剂量地塞米松抑制试验抑制率＞50%；垂体MRI可疑强化减低区；右侧肾上腺结节，左侧肾上腺外侧结节样增粗，未见非患处肾上腺萎缩；胸CT未见明确肿瘤性病变。⑥^{68}Ga-DOTATATE，右侧肾上腺软组织影，DOTATATE摄取增高，肾上腺腺瘤不能除外；^{11}C-HED未见异常摄取。⑦垂体术后未缓解，仍有水肿等临床表现；停用糖皮质激素无肾上腺皮质功能减退表现；多次查24小时尿皮质醇升高；皮质醇昼夜节律消失；过夜地塞米松抑制试验血皮质醇＞5μg/dl。⑧垂体病理提示垂体PIT-1阳性多激素腺瘤。⑨肾上腺术后出现肾上腺皮质功能减退表现，食欲缺乏、恶心、乏力；血皮质醇偏低；24小时尿皮质醇降低；补充糖皮质激素后食欲、体力好转，糖皮质激素减量/停用后血小板进行性下降，糖皮质激素加量后稳定。⑩肾上腺肿物病理：肾上腺皮质腺瘤包膜不完整，SSTR2阴性。⑪术后ACTH仍升高，PEG处理后、更换检测平台ACTH低于检测下限，稀释标本检测线性关系消失，提示存在异嗜性抗体。⑫并发症相关检查提示糖尿病、高血压、电解质紊乱、感染、低蛋白血症。⑬合并症，血小板减少、冠心病、心功能不全、心律失常、低T3综合征、肌间静脉血栓、甲状腺结节。⑭MEN相关检查，血钙磷、甲状旁腺激素、降钙素、血儿茶酚胺及代谢产物正常，胰腺未见占位。

　　库欣综合征在临床上虽不属于常见病、多发病，但也不罕见。库欣综合征的定性诊断相对容易，但要做好定位诊断，很多时候医师会面临诸多困难及挑战。从这个病例可以看出，当患者同时存在多个可疑定位病灶时，医师要明确有异常ACTH分泌功能的病灶是相对困难的。该患者体内存在异嗜性抗体，影响ACTH检测，最终导致疾病诊断的"南辕北辙"。临床上要对异嗜性抗体的影响保持警惕。

【专家点评】

　　库欣综合征的定位问题必须小心谨慎：上位？下位？异位？目前ACTH依赖性库欣综合征的定位手段包括但不限于：ACTH水平，ACTH-UFC指数，大剂量地塞米松抑制试验，垂体增强MRI，DDAVP刺激试验，双侧岩下窦取血，奥曲肽PET-CT。这些手段各有所长，各有所短，一定要综合分析，仔细考虑。ACTH水平是内源性库欣综合征分类的依据，也是鉴别诊断最重要的手段，因此对ACTH水平准确检测非常重要。本病例为异嗜性抗体影响ACTH检测的实例，对临床医师有着非常重要的启发意义。本病例提示，临床上要对异嗜性抗体的影响保持高度警惕，尤其当患者同时存在多个可疑定位病灶时。

参 考 文 献

[1] Gadelha M，Gatto F，Wildemberg LE，et al. Cushing's syndrome[J]. Lancet，2023，402（10418）：2237-2252.

[2] Newell-Price J，Bertagna X，Grossman AB，et al. Cushing's syndrome[J]. Lancet，2006，367（9522）：1605-1617.

[3] Lacroix A，Feelders RA，Stratakis CA，et al. Cushing's syndrome[J]. Lancet，2015，386（9996）：913-927.

[4] Morita K，Ogawa M，Kimura M，et al. Falsely elevated plasma ACTH levels measured by the Elecsys assay related to heterophilic antibody in a case of secondary adrenocortical insufficiency[J]. Endocr J，2019，66（6）：563-569.

[5] Favresse J，Burlacu MC，Maiter D，et al. Interferences with thyroid function immunoassays：clinical implications and detection algorithm[J]. Endocr Rev，2018，39（5）：830-850.

[6] Yin Y，Zhao F，Hu Y，et al. Consideration triggered by the choice of heterophilic antibody interference detection tests in measuring ACTH for a teenager boy with a rare adrenal disease[J]. Clin Chim Acta，2021，519：210-213.

[7] Ismail AA. Interference from endogenous antibodies in automated immunoassays：what laboratorians need to know[J]. J Clin Pathol，2009，62（8）：673-678.

17 Liddle综合征导致的低钾血症

作者：覃世逆[1]，李佳琦[2]（四川大学华西医院：1.实验医学科；2.内分泌科）
点评专家：李贵星（四川大学华西医院实验医学科）

【概述】

低钾血症（hypokalemia）是指血清钾浓度低于3.5mmol/L。造成低钾血症的原因[1]：①摄入不足；②转移性低钾血症，主要见于周期性麻痹、各种原因的碱中毒、甲状腺功能亢进症或应用胰岛素治疗的患者；③丢失过多，如肾素瘤、原发性醛固酮增多症、糖皮质激素可治性醛固酮增多症（GRA）、表观盐皮质激素过多（AME）、Geller综合征、库欣综合征、Bartter综合征、Gitelman综合征、Liddle综合征及利尿剂、甘草和其衍生物等导致钾经肾脏丢失，另外还有呕吐、腹泻导致钾随胃肠道丢失。重度低钾血症可出现严重并发症，甚至危及生命，需要积极处理。

【案例经过】

患者，女性，74岁，入院10余天前，体检发现血压高，最高收缩压达171mmHg，舒张压不详，伴头晕、颅鸣，无头痛、视物旋转、呕吐。患者自行院外口服"降压药"（具体药名及剂量不详），头晕无好转。入院1周前，患者因"头晕"于当地医院输液治疗，具体诊疗过程不详，头晕无好转。入院4天前，患者出现四肢疼痛、乏力，四肢抬起困难，蹲下后能自行站起，伴四肢麻木，伴排稀便数次，于某医院就诊，查血钾1.63mmol/L，予以补钾治疗，复查血钾1.82mmol/L，为进一步诊治来笔者所在医院急诊科就诊。入院后完善血气分析、电解质、儿茶酚胺及其代谢物、血清皮质醇（PTC）、促肾上腺皮质激素（ACTH）、RAAS立卧位指标、空腹胰岛素等相关检查。

【案例分析】

相关检验结果如表17-1～表17-5所示，另该患者甲状腺激素、儿茶酚胺及其代谢物水平正常。

表17-1　血气分析结果

项目	结果	标志	参考区间
酸碱度	7.530	↑	7.35～7.45
二氧化碳分压（mmHg）	38.1		35～45
碳酸氢根（mmol/L）	31.1	↑	22～27
标准碳酸氢根（mmol/L）	31.0	↑	22～27

表17-2　血液电解质分析结果

项目	结果	标志	参考区间
钠（mmol/L）	141.3		137～147
钾（mmol/L）	1.82	↓	3.5～5.3
氯（mmol/L）	99.3		99～110
钙（mmol/L）	1.85	↓	2.11～2.52
镁（mmol/L）	0.91		0.75～1.02
磷（mmol/L）	0.64	↓	0.85～1.51

表17-3　24小时尿电解质分析结果

项目	结果	标志	参考区间
尿量（L/24h）	3.0		
钠（mmol/24h）	99.0	↓	130～261
钾（mmol/24h）	36.6	↓	40～80
氯（mmol/24h）	57.0	↓	140～250
钙（mmol/24h）	2.58		2.5～7.5

表17-4　RAAS指标检测分析结果

项目	结果	标志	参考区间
肾素（立位，μIU/ml）	1.56	↓	4.40～46.10
醛固酮（立位，ng/dl）	2.33	↓	3.00～35.30
醛固酮肾素比值（立位）	1.49		
肾素（卧位，μIU/ml）	1.56	↓	2.80～39.90
醛固酮（卧位，ng/dl）	2.71	↓	3.00～23.60
醛固酮肾素比值（卧位）	1.74		

表17-5　皮质醇相关结果

项目	结果	标志	参考区间
促肾上腺皮质激素（ng/L）	42.39		5～78
8：00血清皮质醇（nmol/L）	418		133～537
24：00血清皮质醇（nmol/L）	143		
0.75mg地塞米松抑制试验次日8：00血清皮质醇（nmol/L）	31.30		
尿游离皮质醇（μg/24h）	67.2		20.3～127.6

【案例分析】

1.临床案例分析

患者此次出现四肢疼痛、乏力、麻木，于笔者所在医院急诊查血钾1.82mmol/L，考虑低钾血症。需要鉴别：①药物性低钾，患者为老年女性，既往无四肢乏力病史，此次发病前1周院外服用"降压药"，追踪得知为"吲达帕胺"，需要考虑药物所致低钾血症可能。②消化道丢失所致低钾血症，患者近日有腹泻，需要考虑钾自消化道丢失。③钾向细胞内转移所致，如胰岛素抵抗、高胰岛素血症、一次性大量摄入糖水等，完善空腹胰岛素检查，必要时行葡萄糖耐量试验排查。④原发性醛固酮增多症，患者有高血压、低血钾，进一步行RAAS立卧位试验筛查。⑤肾性失钾，完善24小时尿钾排查。⑥甲状腺功能亢进症所致低钾麻痹，完善甲状腺功能排查。⑦库欣综合征，患者有高血压、低血钾，进一步行皮质醇节律、24小时尿游离皮质醇等检查。⑧肾小管性酸中毒，患者此次严重低钾，但血气分析未提示酸中毒，暂不支持。根据检验结果分析，患者为肾性失钾，其肾素和醛固酮并不高，排除了肾素瘤和原发性醛固酮增多症的可能。下丘脑-垂体-肾上腺（HPA）轴检查ACTH水平正常，8：00血清皮质醇为418nmol/L，24：00血清皮质醇为143nmol/L，24小时尿游离皮质醇为67.2nmol/24h，0.75mg地塞米松抑制试验，次日8：00血清皮质醇为31.30nmol/L，虽然凌晨血清皮质醇水平有点偏高，但皮质醇节律并无太大异常，进一步检查得到24小时尿游离皮质醇和小剂量地塞米松抑制试验结果可排除库欣综合征。血儿茶酚胺及其代谢物正常，可排除嗜铬细胞瘤引发的高血压。低钾血症常见的病因都已被排除，目前低钾血症的原因仍不明确，不排除药物性低钾血症可能。

2. 检验案例分析

笔者发现该患者血钾严重偏低，发现患者补钾治疗后复查血钾1.82mmol/L，其尿钾为36.6mmol/24h，应考虑钾经肾脏丢失。某些降压药可导致低钾血症，如呋塞米（速尿）等袢利尿剂和氢氯噻嗪等噻嗪类利尿剂及甘露醇等渗透性利尿剂皆可导致钾经肾大量排出，患者1周之前自行院外口服"降压药"（吲达帕胺），因此临床不排除药物性低钾血症。笔者查阅文献后知晓该药的半衰期为18h，但该患者停药1周后仍出现严重低钾血症，由此推测药物并非导致低钾血症的主要原因。低钾血症常见病因都已被排除，那么是什么罕见因素导致了该患者低血钾呢？笔者再次复查病历后，综合HPA轴结果可以排除肾上腺皮质功能减退导致的糖皮质激素可治性醛固酮增多症（GRA）、表观盐皮质激素过多（AME）、库欣综合征。Bartter综合征、Gitelman综合征患者血压正常或降低，并伴RAAS激活导致钾丢失，另外Gitelman综合征通常有低镁血症和低尿钙血症，亦可排除。同时笔者再次聚焦到该患者血浆肾素和醛固酮结果，低钾血症发生伴RAAS受抑制可见于GRA、AME、Liddle综合征和过多服用甘草类药物，前面已排除该患者由GRA、AME和药物导致低钾的可能，因此，高度怀疑患者可能是罕见的Liddle综合征，该综合征导致患者严重失钾，即其肾小管细胞顶端膜上ENaC突变导致水钠潴留及严重失钾，并抑制肾素和醛固酮分泌。

考虑到目前患者的诊断并不明确，同时临床考虑是药物性低钾，经过对病史和所有实验室检查结果的深入细致分析，患者可能是罕见的Liddle综合征，为提示临床医师注意，并早日明确诊断，检验人员发出了检验分析意见报告："本次检查表现为低肾素和低醛固酮，患者病史显示低钾血症，前期检查甲状腺功能正常，糖皮质激素水平及实际节律基本正常，肾上腺激素正常，血液呈碱性，血镁、尿钙正常，血压高。实验室结果分析：患者不排除Liddle综合征可能，请结合临床判断"。

后续：检验分析意见报告发出后，再次复查血浆肾素浓度仍偏低，临床医师认为该患者低血钾、高血压表现符合Liddle综合征，进一步对症治疗，使患者血钾水平恢复到4.19mmol/L。同时临床医师与患者沟通，建议患者通过基因测序确定 *ENaC* 突变位点，患者拒绝，并主动出院，出院治疗方案按Liddle综合征执行。

【知识拓展】

Liddle综合征又称假性醛固酮增多症，是继发性高血压的一种罕见的常染色体显性遗传病，特征为重度高血压伴血浆肾素和醛固酮水平降低，还存在极低的血浆 K^+ 浓度和代谢性碱中毒。该病是由分别编码ENaC的 α、β 和 γ 亚基的SCNN1A、SCNN1B和SCNN1G的功能突变所致[2-4]。这些突变会增加肾小管细胞顶端膜上ENaC活性，使细胞内 Na^+ 浓度升高，从而激活基底膜上 Na^+-K^+-ATP酶，并引起 Na^+ 潴留和 K^+、H^+ 分泌增加，造成低钾性代谢性碱中毒。Liddle综合征对ENaC敏感的阿米洛利或氨苯蝶啶保钾利尿剂有良好的临床反应，但对螺内酯（盐皮质激素受体/MR的竞争性抑制剂）缺乏反应。

【案例总结】

本病例中患者因低钾血症入院，低钾血症病因极其复杂，需要通过多项检查才能鉴别诊断。由于患者自行院外口服"降压药"，临床考虑为药物性低钾：患者院外服用"降压药"，具体药名不详，需要检索药物所致低血钾可能。一般情况下随着停药症状通常会很快消失。但该患者停药5天后仍表现为低肾素低醛固酮血症，排除了原发性醛固酮增多症、库欣综合征等常见因素后，检验医师发现其各项指征与Liddle综合征较相符，多次与临床医师沟通，并发出建议报告提示Liddle综合征可能性。检验医师可以通过生化、激素等多项目综合分析，最终挖掘出患者低血钾背后的原因，并通过电话和建议性报告及时有效地与临床医师沟通，在该患者的诊治过程中扮演着重要的角色。

【专家点评】

本案例中从患者出现低血钾结果开始，检验人员主动分析并排查低血钾的可能原因，积极与临床医师沟通交流，最后发现低血钾发生的原因为患者可能患有罕见的Liddle综合征。本案例的启示：检验对疾病的诊断非常重要，在实际临床工作中，70%的临床诊断来源于检验结果。同时强调检验人员进行检验的同时应该学习分析结果，检验结果的分析是一个需要长期学习和积累的过程，检验人员更应该多学习临床知识、药理知识、临床思维方法，熟悉检验项目的来源、去路、体内的作用及与疾病的关系，多沟通和交流，深挖患者检验结果数字背后的真相。检验人员不应该只给出表象的数字，更应该探寻数字背后的真相，和临床医师一起为患者提供更好的服务。

参 考 文 献

[1] Unwin RJ，Luft FC，Shirley DG. Pathophysiology and management of hypokalemia：a clinical perspective[J]. Nat Rev Nephrol，2011，7（2）：75-84.

[2] Tetti M，Monticone S，Burrello J，et al. Liddle syndrome：review of the literature and description of a new case[J]. Int J Mol Sci，2018，19（3）：812.

[3] Salih M，Gautschi I，van Bemmelen MX，et al. A missense mutation in the extracellular domain of αENaC causes liddle syndrome[J]. J Am Soc Nephrol，2017，28（11）：3291-3299.

[4] Pepersack T，Allegre S，Jeunemaître X，et al. Liddle syndrome phenotype in an octogenarian[J]. J Clin Hypertens（Greenwich），2015，17（1）：59-60.

18　原发性醛固酮增多症

作者：黄鋆[1]，马丽[2]（福建医科大学附属协和医院：1.检验科；2.内分泌科）

点评专家：王梅华（福建医科大学附属协和医院检验科）

【概述】

随着社会发展、生活水平提高及饮食方式变化，高血压患病率逐年上升。高血压又分为原发性高血压和继发性高血压。原发性醛固酮增多症（PA）指肾上腺皮质自主分泌醛固酮，导致体内潴钠排钾，血容量增多，肾素-血管紧张素系统活性受抑制，主要临床表现为高血压和低血钾，是继发性高血压常见病因之一[1]。有研究数据表明，在我国新诊断高血压患者中PA的发生率＞4.0%。与原发性高血压患者相比，PA患者的心脑血管疾病发生率和靶器官损害风险均明显增加[2]。因此要求临床医师对PA患者能早期诊断、早期治疗。醛固酮、肾素等项目检测在PA患者的筛查、诊断、分型中起到了至关重要的作用。

【案例经过】

患者，女性，57岁，以"发现血压升高17余年"为主诉入院，患者既往多次非同日测血压均高于140/90mmHg，最高可达170/80mmHg，多次查血示血钾低。结合既往诊疗经过及检查结果，"高血压、低血钾"可诊断，原因待查。入院后查醛固酮（立位）和肾素浓度（立位）分别为20.40ng/dl和0.704μIU/ml（参考范围分别为0.0～35.3ng/dl和4.4～46.1μIU/ml），醛固酮肾素比值（ARR）28.98。结合血皮质醇、ACTH、儿茶酚胺结果无异常（表18-1），考虑PA可能性大。为明确诊断，进行生理盐水负荷试验。结果显示试验后醛固酮10.20ng/dl（表18-2），明确PA诊断。因肾上腺MRI显示双侧肾上腺增粗，右侧腺瘤待排，故行肾上腺静脉穿刺术进一步明确PA优势侧。经双侧肾上腺静脉采血，检测醛固酮和皮质醇激素（表18-3），并通过计算对比，考虑存在右侧优势分泌。结合肾上腺MRI显示右侧肾上腺腺瘤可能，功能性与影像学结果相符，"右侧醛固酮腺瘤"诊断明确，故请泌尿外科医师会诊。

表18-1　部分检查结果

检测项目	结果	参考区间
钾（mmol/L）	2.67	3.5～5.5
醛固酮（立位）(ng/dl)	20.40	0.0～35.3
肾素（立位）(μIU/ml)	0.704	4.4～46.1
醛固酮肾素比值（ARR）	28.98	
皮质醇（0:00）(nmol/L)	68.22	

续表

检测项目	结果	参考区间
皮质醇（8：00）（nmol/L）	338.22	185.00～624.00
皮质醇（16：00）（nmol/L）	124.17	＜276.00
促肾上腺皮质激素（ACTH）（pg/ml）	14.0	7.2～63.3
肾上腺素（nmol/L）	0.16	0.00～0.34
去甲肾上腺素（nmol/L）	0.45	0.00～5.17
多巴胺（nmol/L）	0.05	0.00～0.31

表18-2　生理盐水负荷试验结果

	试验前	试验后
醛固酮（ng/dl）	13.70	10.20
肾素（μIU/ml）	0.807	0.564
ARR	16.98	18.08

表18-3　双侧肾上腺静脉采血结果

		左侧肾上腺	右侧肾上腺	腔静脉
第1次采血	皮质醇（μg/dl）	361.79	85.32	22.68
	醛固酮（ng/dl）	377.20	204.40	30.30
A/C		1.04	2.39	
第2次采血	皮质醇（μg/dl）	71.03	120.64	12.43
	醛固酮（ng/dl）	118.80	484.00	17.50
A/C		1.67	4.01	
A/C均值		1.36	3.2	
LI			2.35	

注：A/C.醛固酮皮质醇比值；LI.优势侧醛固酮皮质醇比值与非优势侧醛固酮皮质醇比值之比。

【案例分析】

1.临床案例分析

根据本案例患者同时具备高血压、低血钾的临床检查结果，肾素水平显著降低，ARR升高明显，故优先考虑PA可能性大。同时对以下疾病进行鉴别诊断：嗜铬细胞瘤，是一种起源于嗜铬组织的肿瘤，肿瘤组织可阵发性或持续性释放大量儿茶酚胺，如去甲肾上腺素、肾上腺素等，临床表现为阵发性或持续性高血压、头痛、心悸、出汗、代谢紊乱。该病例患者血、尿儿茶酚胺及其代谢产物检测正常，故暂不考虑；库欣综合征，是一种因肾上腺分泌过多胶原蛋白激素而引起的临床综合征，临床表现包括满月脸、向心性肥胖、多血质貌、高血压、高血糖等，结合该病例患者皮质醇、ACTH结果正常，也暂不考虑；由于该患者血浆肾素水平降低，且不具备肾素及其他内分泌系统肿瘤的症状，所以可以排除肾素瘤等引起的继发性醛固酮增多症；Liddle综合征，是一种常染色体显性遗传病，病变部位在肾脏集合管，表现为肾脏集合管对钠重吸收增加，排钾、泌氢增多，导致严重的高血压，电解质紊乱和酸碱失衡的临床综合征。由于容量扩张，血浆肾素分泌受抑制，表现类似PA，但血浆醛固酮水平低。该患者不存在低血浆肾素伴低醛固酮，故可以排除。

本案例患者最终经过生理盐水负荷试验明确了PA诊断，并通过肾上腺静脉采血（AVS）进一步确定了优势分泌侧，为后续治疗方案的选择提供了重要依据。

2. 检验案例分析

低钾血症是PA患者主要的临床表现之一。醛固酮具有保钠、排钾的作用，尿钾排出增多，引起低血钾。PA发病早期，细胞内钾离子可转移到细胞外进入血浆，使血浆中钾离子的浓度保持正常。但随着疾病发展，细胞内的钾离子不能再平衡血浆钾离子浓度，导致血浆中钾离子浓度不断降低。本案例中患者入院前多次查血示血钾低，入院后最低一次血钾结果为2.67mmol/L，后续经补钾恢复至正常。

PA为肾上腺醛固酮自主分泌过度，血浆肾素活性受抑制，典型患者表现为醛固酮高，肾素低。然而，醛固酮和肾素可受多种因素影响，存在较大的异质性和波动性，因此在临床实际工作中PA患者的醛固酮和肾素浓度可在正常范围内[3]。临床上采用了醛固酮肾素比值（ARR）作为PA患者的首选筛查指标。检测的肾素和醛固酮浓度单位分别是"μIU/ml"和"ng/dl"时，最常用的ARR切点为3.7。本案例中患者醛固酮检测结果虽在正常范围，但肾素浓度呈低值，ARR为28.98，故考虑PA。这为明确病因指明了方向。

生理盐水负荷试验是PA的确诊试验。正常人输注盐水，血钠及血容量增加，抑制肾小球旁细胞分泌肾素，从而抑制血管紧张素、醛固酮分泌，使血中肾素、血管紧张素、醛固酮水平降低。但自主分泌醛固酮的PA患者无明显的抑制作用，从而用于PA的诊断。试验后血醛固酮＞10ng/dl可作为PA诊断明确的标准，而＜5ng/dl作为排除PA的标准。血醛固酮5～10ng/dl时需要根据临床表现、实验室检查及影像学检查综合评价。本案例中患者生理盐水负荷试验后醛固酮为10.20ng/dl，未被抑制，结合既往病史及其他辅助检查，可诊断PA。

AVS是运用血管介入技术，经股静脉穿刺选择性插管至肾上腺静脉后采样，通过检验样本中醛固酮、皮质醇含量等指标进行病变定位及亚型分型的一种方法。在未使用促肾上腺皮质激素时，一般推荐肾上腺静脉与下腔静脉皮质醇比值（SI）≥2作为判断采血成功与否的临界值，优势侧醛固酮皮质醇比值与非优势侧醛固酮皮质醇比值之比（LI）≥2作为判断优势侧的标准。本案例中2次两侧肾上腺静脉采血中，SI均≥2，故认为取血位置位于肾上腺，取血成功；该患者右侧醛固酮皮质醇比值与对侧醛固酮皮质醇比值之比结果为2.35。明确了该患者存在右侧优势分泌。

【知识拓展】

高血压、低血钾尽管是PA最典型的临床表现。但临床观察和研究表明，PA患者中只有9%～37%存在低钾血症，若以低钾血症作为筛查PA的指标，势必导致大量PA患者被漏诊。低钾血症因其敏感度和特异度均较低，已不能作为筛查PA的良好指标。目前《原发性醛固酮增多症诊断治疗的专家共识（2020版）》仍推荐ARR作为首选筛查指标。由于缺乏统一的诊断流程和检测方法，ARR的切点值变化范围非常大，ARR还受年龄、性别、膳食、体位、血钾及肌酐等因素的影响，因此，新版共识指出ARR切点应考虑分层推荐。同时建议实验室可根据情况制订相关特异性ARR切点。在没有条件获得上述切点时，可采用常用切点，即指南或共识推荐的切点。根据国外2016年原发性醛固酮增多症的临床诊疗指南，当检测的肾素和醛固酮浓度单位分别是"mIU/L"和"ng/dl"时，最常用的ARR切点为3.7。

由于ARR筛查具有一定的假阳性，初筛后需要进行确诊试验，国际指南推荐4种方法，包括口服高钠膳食、氟氢可的松抑制试验、生理盐水负荷试验及卡托普利试验，国内常进行卡托普利试验和生理盐水负荷试验。

确诊后的分型定侧主要应用肾上腺CT、双侧AVS和地塞米松抑制试验等。尤其是双侧AVS的应用，提高了PA的诊断率，对影像学检查未能发现明显占位或病灶较小不能区分肾上腺腺瘤和增生的病例进一步诊断和决定治疗方案起了决定性作用。

【案例总结】

高血压合并低钾血症是继发性高血压领域较为常见且重要的鉴别诊断。诊断思路应从低钾血症的原因和低钾血症是否与高血压有关入手。①低钾血症常见原因有摄入不足、丢失过多、细胞内外转移。其中摄入不足和丢失过多较为常见，与高血压相关的低钾血症多是经肾丢失过多，需要评价24小时尿钾。细胞内外钾转移较少见，常见于甲状腺功能亢进症、周期性麻痹等。②再从肾素和醛固酮水平进行鉴别诊断。如为低肾素、高醛固酮，则应考虑PA；如为高肾素、高醛固酮，则应考虑为继发性醛固酮增多症，常见原因有重度高血压、肾动脉狭窄和肾素瘤等；如为低肾素、低醛固酮，则可能为Liddle综合征、库欣综合征等。同时也应该关注部分原发性高血压患者所用药物引起的药物性低血钾。

该病例中患者PA的筛查、确诊、分型及鉴别诊断均建立在血浆醛固酮和肾素浓度等项目准确测定基础上。若实验室提供数据不准确，不仅不能为临床医师诊治PA提供有价值的信息，而且将显著挫伤临床医师积极性。各实验室应完善管理制度、实施定期室内和室间质控等措施保证检测质量。同时这些检测项目容易受采血时间、标本采集体位、标本的运输保存、药物等因素的影响，因此从取得标本到标本送达实验室，检验前阶段的质量控制也是整个检验质量控制中一个容易被忽视却非常重要的环节。一个有价值的检验结果需要依靠检验人员与临床医师、护理人员、患者等多方面密切配合，相互沟通，认真处理每一个环节，从而保证检验结果的真实性和可靠性。

【专家点评】

高血压、低血钾是PA典型的临床表现。若以低钾血症作为筛查PA的指标，因其敏感度和特异度均较低，存在很大的漏诊或误诊可能。化学发光免疫分析自动化技术由于其高敏感度、高特异度，使定量检测醛固酮与肾素浓度成为可能，并便捷应用于临床。目前的专家共识推荐ARR作为首选筛查PA指标，极大地提升了临床的精准诊断，以帮助患者消除安全隐患。这些敏感的激素检测对临床和实验室的技术要求也是相当严苛的，除了设备与试剂的质量控制，同时临床采样时间、部位、标本的运输保存、药物等因素的影响，每一个环节都不容轻视。在本案例翔实缜密的诊断过程中，还利用了LC-MS/MS技术检测儿茶酚胺及其代谢产物以鉴别诊断嗜铬细胞瘤等继发性高血压。随着科技的进步，对疾病的精准诊疗凸显了检验与临床的沟通合作的重要性。

参 考 文 献

[1] 中华医学会内分泌学分会. 原发性醛固酮增多症诊断治疗的专家共识（2020版）[J]. 中华内分泌代谢杂志，2020，36（9）：727-736.

[2] Pillai PR，Griffith M，Schwarcz MD，et al. Primary aldosteronism：cardiovascular risk，diagnosis，and management[J]. Cardiol Rev，2020，28（2）：84-91.

[3] 郑爱琳，宋颖，罗蓉，等. 关于原发性醛固酮增多症诊治的常见误区[J]. 国际内分泌代谢杂志，2021，41（2）：73-74.

19 肾上腺CT未见异常的原发性醛固酮增多症

作者：牛志立[1]，王硕[2]（武汉大学人民医院：1.检验科；2.东院内分泌科）

点评专家：高凌（武汉大学人民医院内分泌科）

【概述】

患者因"低血钾半月余"入院，既往有高血压病史。入院后完善相关检查，发现醛固酮水平偏高，肾素水平偏低，醛固酮肾素比值升高。进行卡托普利试验和生理盐水负荷试验，诊断为原发性醛固酮增多症。进一步行分型诊断，患者肾上腺CT未见异常，行肾上腺静脉采血，由于肾上腺静脉中醛固酮水平超过检验上限，在检验科配合下稀释后获得确切的醛固酮水平，明确右侧肾上腺为分泌优势侧。患者后续行右侧肾上腺切除术，术后随访血钾及肾上腺激素水平恢复正常，血压控制平稳。

【案例经过】

患者，女性，60岁，因"低血钾半月余"就诊于笔者所在医院。患者于半个月前就诊于某骨科医院治疗腰椎间盘突出，查血钾2.33mmol/L，给予补钾治疗，复查血钾3.85mmol/L，无呕吐、头晕、头痛，无心悸、腹胀、腹泻，患者为求进一步诊治遂来笔者所在医院，门诊以"低钾血症"收入院。起病以来患者神志清、精神可，睡眠、食欲稍差，大小便如常，体力、体重无明显变化。既往史：有腰椎间盘突出病史；高血压25年，血压最高200/115mmHg，口服氨氯地平1片，每天1次，未规律监测血压；20年前行阑尾切除术；6年前行腰椎间盘微创手术。查体：体温36.3℃，脉搏80次/分，呼吸19次/分，血压144/84mmHg，其他无异常。

入院后完善相关检查。血常规：白细胞10.21×10^9/L，嗜酸性粒细胞百分比0.10%，中性粒细胞计数6.56×10^9/L，淋巴细胞计数2.82×10^9个/L；电解质：钾3.75mmol/L（补钾治疗后）；血脂：总胆固醇6.21mmol/L，低密度脂蛋白胆固醇3.90mmol/L；凝血功能：活化部分凝血活酶时间24.60s；高血压四项：血管紧张素Ⅱ 86.734pg/ml，肾素3.057pg/ml（4～24pg/ml），醛固酮167.894pg/ml（10～160pg/ml），促肾上腺皮质激素6.462pg/ml，醛固酮肾素比值54.92；24小时尿钾37.05mmol/24h；尿17-羟皮质类固醇1.04mg/24h，尿17-酮皮质类固醇0.52mg/24h，尿香草扁桃酸6.89mg/24h。皮质醇节律正常。

心电图：①窦性心律；②电轴轻度左偏；③QTc间期延长。胸部CT平扫：①左肺上叶磨玻璃灶；②左肺上叶舌段及右肺下叶纤维灶；③主动脉壁少量钙化。腰椎MRI平扫：①腰椎退行性变；②第3～5腰椎相邻椎间盘突出。肾上腺CT平扫+增强：①双侧肾上腺CT平扫+增强未见明显异常；②左肾结石，右肾小囊肿。其他检查未见异常。

　　患者卡托普利试验和生理盐水负荷试验均为阳性，原发性醛固酮增多症诊断明确，但肾上腺CT提示未见异常。进一步完善肾上腺静脉采血，明确分型诊断。右侧肾上腺静脉醛固酮水平超过检测上限。稀释后分析明确该患者右侧肾上腺为分泌优势侧。患者分型诊断明确后转入泌尿外科行右侧肾上腺切除术，术后病理提示右侧肾上腺皮质腺瘤。术后未给予补钾及降压治疗，出院前给予氨氯地平降压治疗；术后2周复查血钾和肾上腺激素水平均在正常范围内，在口服氨氯地平的情况下血压控制可。

【案例分析】

1. 临床案例分析

　　（1）从检验结果诊断：患者因低血钾入院，同时伴有高血压。首先要鉴别低血钾伴高血压的相关疾病，如原发性醛固酮增多症、库欣综合征、肾小管酸中毒及Liddle综合征等。患者皮质醇水平不高且节律正常，无满月脸、水牛背及皮肤紫纹，故暂不考虑库欣综合征；24小时尿钾37.05mmol，考虑肾性失钾，肝肾功能正常，且肾素偏低，醛固酮偏高，醛固酮肾素比值为54.92，虽然患者筛查前口服氨氯地平降压治疗可能导致醛固酮肾素比值假阴性，但该患者在口服氨氯地平的情况下仍为阳性，考虑筛查结果阳性有意义，故暂考虑原发性醛固酮增多症。进一步完善了卡托普利试验和生理盐水负荷试验，结果均为阳性，故该患者原发性醛固酮增多症诊断明确。

　　（2）分型诊断及治疗：在原发性醛固酮增多症诊断明确的情况下，接下来进行分型诊断。对于单侧肾上腺病变，手术可以达到临床缓解甚至生化完全缓解，预后较好。该患者完善肾上腺CT，结果提示双侧肾上腺未见异常。由于CT分型诊断存在局限性（无法发现微小腺瘤，且不能鉴别无功能瘤和醛固酮瘤），笔者向患者交代病情，患者要求进一步明确分析诊断，若明确优势侧则行手术治疗。故根据患者意愿完善肾上腺静脉采血，结果提示右侧为分泌优势侧（图19-1）。转至泌尿外科行右侧肾上腺切除。术后病理提示为右侧肾上腺腺瘤（图19-2）。

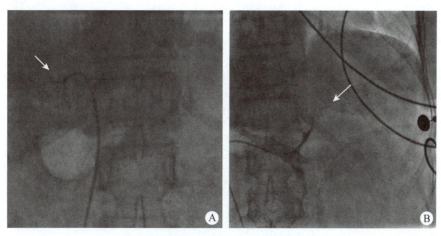

图19-1　双侧肾上腺显影

A. 右侧肾上腺显影；B. 左侧肾上腺显影

肉眼所见：

右侧肾上腺：灰褐色不整形组织一块，大小5cm×2.5cm×1cm，切开全取

光镜所见（附图）：

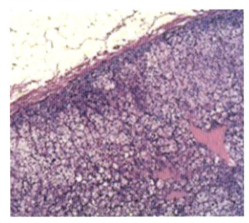
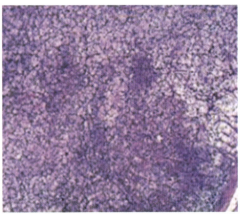

病理诊断：

（右侧肾上腺）肾上腺皮质腺癌

图19-2   术后右侧肾上腺病理结果

术后随访：术后2周患者血钾和肾上腺激素水平均在正常范围内（表19-1）。

表19-1   术后随访

	血钾 （mmol/L）	血压 （mmHg）	醛固酮 （pg/ml）	肾素 （pg/ml）	皮质醇 （μg/dl）
术后第1天	3.51	120/77			
术后第3天	3.41	132/82			
术后第5天	3.42	145/98			
术后第7天（出院）	3.47	147/92（氨氯地平）			
术后2周	4.10	132/82（氨氯地平）	135.68	6.50	11.22

2. 检验案例分析

患者入院第1天检测的皮质醇结果分析示皮质醇呈昼夜节律（表19-2）。而高血压四项指标中醛固酮稍高，肾素降低，醛固酮肾素比值升高，可考虑原发性醛固酮增多症，但是当天的血钾并不高，联系临床医师得知患者在入院前低血钾半个月余，采血前进行了补钾。故此，检验医师建议临床医师进一步做卡托普利试验和生理盐水负荷试验。完善卡托普利试验和生理盐水负荷试验，结果如表19-3和表19-4所示。

表 19-2 皮质醇节律

指标	监测时间点		
	8：00	16：00	0：00
皮质醇（μg/dl）	13.26	5.91	1.29

表 19-3 卡托普利试验

时间	醛固酮（pg/ml）	肾素（pg/ml）	ARR
0h	390.085	8.078	48.29
2h	186.405	9.351	19.93

表 19-4 生理盐水负荷试验

时间	醛固酮（pg/ml）	肾素（pg/ml）	ARR
0h	340.256	6.974	48.79
4h	115.831	2.726	42.49

患者卡托普利试验和生理盐水负荷试验均为阳性，原发性醛固酮增多症诊断明确，但肾上腺CT提示未见异常。临床医师向患者交代病情，患者要求若分型诊断为单侧病变，积极行手术治疗。故进一步完善肾上腺静脉采血，明确分型诊断。采血过程中实时送检采血标本，及时反馈采血后的皮质醇水平，根据皮质醇水平判断采血是否成功。皮质醇结果提示双侧肾上腺采血成功，并且右侧肾上腺静脉醛固酮水平超过检测上限，给予稀释重新检测，获得确切的醛固酮水平。分析结果后明确该患者右侧肾上腺为分泌优势侧（表19-5）。

表 19-5 肾上腺静脉采血

	皮质醇（μg/dl）	醛固酮（pg/ml）	选择指数	校正后醛固酮（pg/ml）
下腔静脉（左）	4.07	150.3	—	36.92874693
下腔静脉（右）	7.99	142.092	—	17.78372966
左侧肾上腺静脉	9.74	234.646	2.393120393	24.09096509
右侧肾上腺静脉	50.31	2900.015	6.296620776	57.64291393

【知识拓展】

（1）分型诊断肾上腺静脉采血优于肾上腺CT：原发性醛固酮增多症（PA）更常见的是散发性疾病，包括单侧PA和双侧PA。单侧PA包括醛固酮腺瘤（APA）和单侧弥漫性增生或多结节增生，占PA病例的30%～40%。双侧PA也称特发性醛固酮增多症或双侧肾上腺增生，是其余散发病例的最常见形式。家族性醛固酮增多症（FH）相对罕见，占病例的不到5%。PA是常见的继发性高血压的病因，主要表现为高血压伴低血钾。实验室检查主要表现为醛固酮升高、肾素降低、醛固酮肾素比值升高。常见的病因有醛固酮腺瘤（35%）和特发性醛固酮增多症（60%）。对于单侧病变的患者，手术预后较好，但肾上腺CT分型诊断存在局限性，无法发现微小腺瘤，且不能鉴别无功能瘤和醛固酮腺瘤，CT判断单侧和双侧的正确性只有53%，其中25%的单侧病变被误判为双侧，22%的双侧病变被误判为单侧[1]。而肾上腺静脉采血鉴别单侧或双侧分泌的敏感度和特异度均可达到90%以上，明显优于肾上腺CT（78%和78%），因此肾上腺静脉采血是目前原发性醛固酮增多症分型诊断的"金标准"[2]。但肾上腺静脉采血属于有创性操作，且全程需要临床与检验的积极配合。然而并不是所有的PA患者都需要行肾上腺静脉采血，对于年轻（<35岁）患者，合并自发性低钾血症、醛固酮大量分泌且CT符合单侧腺瘤时可无须进行肾上腺静脉采血，直接接受单侧肾上腺切除手术[3]。

（2）醛固酮分泌随年龄的变化：在正常人群中观察到肾素-血管紧张素-醛固酮系统（RAAS）的活性随年龄增长而降低，且与钠的补充状态无关。在60岁以上的人群中肾素生成减少变得明显[4]。肾素水平随着年龄增长而降低可能是由于肾功能逐渐降低。此外，远端肾小管功能逐渐下降，肾脏排钾能力下降，导致老年人易患高钾血症。同时钾潴留刺激醛固酮生成以维持血钾正常：这导致ARR随着年龄增长而增加，从而导致老年患者的ARR较高，进而对老年患者原发性醛固酮增多症的筛查和诊断产生影响。

另外，醛固酮对钠摄入的反应随着年龄增长而发生变化。有研究比较了自由钠摄入人群的血清醛固酮与限钠人群的血清醛固酮之间的比值（SASSI，钠调制醛固酮抑制刺激指数）：SASSI值越高表明醛固酮调节异常[5]。SASSI升高与肾小球滤过率降低和肾血流量减少有关。在高血压患者中，随着年龄增长，女性醛固酮对血管紧张素Ⅱ的反应急剧下降，而男性则没有此现象。在另一项研究中，随着年龄增长，观察到肾血流量对血管紧张素Ⅱ的反应减弱，与性别无关，而与SASSI呈负相关。在一个大型队列研究中，血浆肾素活性随着年龄增长而逐渐下降，而血浆和尿醛固酮水平保持不变[6]。综上所述，对于老年患者，单纯通过ARR筛查原发性醛固酮增多症存在假阳性的可能。需要进一步完善功能试验以明确诊断。

【案例总结】

从检验角度看，患者有典型的醛固酮稍高、肾素降低、醛固酮肾素比值升高现象，但是考虑患者为老年女性，60岁以上的老年人存在ARR升高的情况，从而导致原发性醛固酮增多症筛查假阳性。故此，结合患者生化血钾结果来看，发现血钾正常。那么此时诊断原发性醛固酮增多症是否成立仍带有问号？联系临床医师得知患者低钾半个月，并且入院时在补钾后采血。结合患者24小时尿钾为37.05mmol/24h（>30mmol/24h）可考虑为原发性醛固酮增多症。待临床医师做肾上腺CT和生理盐水负荷试验、卡托普利试验确诊疾病。

从临床角度看，该患者以高血压伴低血钾入院，诊断和鉴别诊断涉及多种功能试验和检测，因此，需要临床与检验密切深入合作。本例患者的肾上腺CT结果为未见异常，但生理盐水负荷试验和卡托普利试验结果均为阳性，在明确诊断为原发性醛固酮增多症的情况下，肾上腺静脉采血过程中患者肾上腺静脉的醛固酮水平超过检测上限，检验科对样品进行稀释复检，确保得出精确的检验结果，明确分型诊断。此外，由于右侧肾上腺静脉解剖位置的特性，且变异较多，目前也无相应的耗材，故影响着肾上腺静脉采血的成功率。检验配合临床，快速检测皮质醇，及时得到插管是否成功的反馈，从而可提高肾上腺静脉采血的成功率，对判断患者的分型诊断至关重要，以达到真正改善患者预后的目的。

【专家点评】

原发性醛固酮增多症是高血压伴低血钾常见的病因，在该病例的诊疗过程中规范及完整地完成了原发性醛固酮增多症的诊断及鉴别诊断。对于原发性醛固酮增多症的分型诊断，肾上腺静脉采血虽然是原发性醛固酮增多症的诊断"金标准"，但由于技术的限制，不能在临床中很好的普及。本例患者在肾上腺CT提示未见异常的情况下，通过检验科积极配合，成功完成了肾上腺静脉采血，并明确优势侧，在术后达到完全生化缓解。该病例诊断过程条理清晰、叙述清楚，体现了临床与检验积极配合为患者的治疗和预后保驾护航。

参 考 文 献

[1] Young WF，Stanson AW，Thompson GB，et al. Role for adrenal venous sampling in primary aldosteronism[J]. Surgery，2004，136（6）：1227-1235.

[2] 中华医学会内分泌学分会. 原发性醛固酮增多症诊断治疗的专家共识（2020版）[J]. 中华内分泌代谢杂志，2020，36（9）：727-736.

[3] Funder JW，Carey RM，Mantero F，et al. The management of primary aldosteronism：case detection，diagnosis，and treatment：an endocrine society clinical practice guideline[J]. J Clin Endocrinol Metab，2016，101（5）：1889-1916.

[4] Mulatero P，Burrello J，Williams TA，et al. Primary aldosteronism in the elderly[J]. J Clin Endocrinol Metab，2020，105（7）：dgaa206.

[5] Vaidya A，Underwood PC，Hopkins PN，et al. Abnormal aldosterone physiology and cardiometabolic risk factors[J]. Hypertension，2013，61（4）：886-893.

[6] Nanba K，Vaidya A，Williams GH，et al. Age-related autonomous aldosteronism[J]. Circulation，2017，136（4）：347-355.

20 库欣综合征继发甲状腺功能异常分析

作者：曾媚[1]，宁侯发[2]（广西医科大学第二附属医院：1.检验科；2.内分泌科）

点评专家：谢丽（广西医科大学第二附属医院）

【概述】

库欣综合征是由循环皮质醇长期过多而引起病症的总称。虽然发病率较低，但病因、临床表现及并发症情况复杂，有较高的死亡率。库欣病是库欣综合征的主要病种。库欣综合征患者体内长期过多皮质激素分泌不仅引起包括蛋白质、脂肪、糖、电解质代谢的严重紊乱，还可抑制垂体其他内分泌轴激素的正常分泌，但甲状腺激素及PTH水平异常均不是库欣病的典型激素水平变化。

【案例经过】

患者，女性，29岁，1年余前无明显诱因出现体重增加、乏力。患者自觉体重增加明显，以面部、腹部、双下肢肥胖为主，腹部、大腿根部出现皮肤紫纹，半年前至南宁市某医院就诊，查皮质醇33.19μg/dl，ACTH 97.33pg/ml，诊断为"皮质醇增多症"。治疗后未见明显好转，于6月6日转至笔者所在医院诊治，门诊拟"库欣病"收入院。患者自发病以来，精神、饮食尚可，睡眠浅，易惊醒，大便正常，夜尿3次，近半年体重增加5kg。6月7日完善相关检查。电解质检查：血钾2.42mmol/L（参考区间3.5～5.3mmol/L），血清总钙2.11mmol/L（参考范围2.11～2.52mmol/L），血磷0.81mmol/L（0.81～1.45mmol/L）。血气分析中血钾3.0mmol/L（参考区间3.4～4.5mmol/L），血钙0.75mmol/L（参考范围1.15～1.35mmol/L）；25-羟维生素D 27.04nmol/l（参考范围≥75nmol/L），乳酸4.53mmol/L（0.5～2.2mmol/L），空腹血糖、餐后2小时血糖、糖化血红蛋白（HbA1c）、糖化血清蛋白、D-3-羟丁酸（血酮体）未见明显异常。24小时尿游离皮质醇3302.57nmol/24h（参考范围160～1112nmol/24h）。ACTH（8：00）62.6pg/ml（参考范围7.2～63.3pg/ml）。下丘脑-垂体-肾上腺轴激素检查结果如表20-1所示。

表20-1　皮质醇昼夜节律结果

检测项目	结果（pg/ml）
皮质醇（8：00）	719.47 ↑
皮质醇（16：00）	535.57
皮质醇（0：00）	669.38

当日同时抽血检查甲状腺功能及甲状旁腺相关功能，结果如表20-2、表20-3所示。

表20-2 甲状腺功能五项结果

检测项目	结果	参考区间
T_3（nmol/L）	0.78 ↓	0.92～2.38
T_4（nmol/L）	80.56	69.71～163.95
FT_3（pmol/L）	3.94	3.53～7.37
FT_4（pmol/L）	8.79	7.98～16.02
TSH（mIU/L）	0.51 ↓	0.56～5.91

表20-3 甲状旁腺激素结果

检测项目	结果（pg/ml）	参考区间（pg/ml）
PTH	160.90 ↑	15～68.6

患者实验室检查基本与入院诊断相符，但甲状腺功能五项中T_3及TSH偏低，PTH异常升高引起检验人员注意。

【案例分析】

1. 临床案例分析

患者为年轻女性，起病急，病程长，因"体重增加、乏力1年余，加重半年"入院；既往高血压、糖尿病病史，具体用药不详。查体：神志清楚，满月脸，腹部、双侧大腿、臀部可见皮肤紫纹，腹部膨隆，无压痛及反跳痛，心肺听诊未见明显异常，双下肢轻度非凹陷性水肿。

实验室检查：患者24小时尿皮质醇增多，抽血显示8：00、16：00皮质醇分泌增多，昼夜节律消失，ACTH（8：00）62.6pg/ml，不能被小剂量地塞米松抑制。大剂量地塞米松可抑制。

腹部CT平扫+增强检查：①左侧肾上腺稍增粗；②垂体MRI平扫+增强检查：垂体的神经垂体间及腺垂体内多发异常信号灶。根据临床症状及实验室检查结合影像学检查结果，临床诊断为垂体腺瘤（库欣病）。

根据检验科反馈，PTH明显升高，查看患者血清总钙和磷水平及维生素D水平，总钙及磷正常，但血气游离钙及维生素D水平均明显偏低，考虑为继发性甲状旁腺功能亢进症，需要进一步排查是否有骨质疏松症等并发症。另外检验科反应T_3与TSH同时偏低，由于降低幅度小，且无典型的甲状腺功能减退症临床症状，建议持续监测垂体-甲状腺轴激素变化。

2. 检验案例分析

患者的临床症状及体征，ACTH、皮质醇昼夜节律、小剂量地塞米松抑制试验、大剂量地塞米松抑制试验结果及严重低血钾均提示患者为典型ACTH依赖性库欣综合征。其中甲状腺功能检测中T_3、TSH结果降低及PTH明显升高均不是库欣病的常见激素水平改变。查阅病历未见患者有甲状腺功能减退症相关临床表现，而PTH升高及钙磷水平，亦不符合原发性甲状旁腺亢进表现，是否存在其他病变导致这几项激素异常？

检验医师首先找出患者样本，核对样本状态。样本血清清亮，无溶血、脂血等异常情况。随即检查仪器，质控在控，运行状况良好、无报警，同时测定其他结果未见异常。复查标本，结果与原结果相符。在其他平台重测患者标本，T_3与TSH仍偏低，PTH升高。与临床医师沟通，临床医师确认患者没有甲状腺功能减退症及甲状旁腺功能亢进症症状。由于T_3与TSH偏低幅度小且无甲状腺功能减退症临床症状，医师建议持续观察。而PTH升高但血清总钙及磷水平正常，考虑为继发性甲状旁腺功能亢进症。

PTH升高原因分析：患者血清钙未升高，排除原发性甲状旁腺及异位PTH分泌综合征。结合患者血液中25-羟维生素D水平低下、血清总钙水平在正常范围下限、血气分析游离钙水平明显低下的情况，综合考虑PTH升高的原因为皮质激素过多抑制肠道钙吸收、增加尿钙排泄及维生素D缺乏导致肠道钙吸收减少，从而引起PTH水平继发性升高。

根据患者血钙、磷变化及25-羟维生素D检测结果，考虑患者为库欣综合征继发甲状旁腺功能亢进症可能性较大，后续治疗过程中对PTH检测也可以佐证。PTH变化如表20-4所示。

表20-4　甲状旁腺激素水平变化趋势　（单位：pg/ml）

6月7日	6月17日	6月22日	6月25日（手术后）	参考范围
160.9	74.2	68.8	55.3	15～68.6

值得注意的是，25-羟维生素D是导致低血钙及继发甲状旁腺功能亢进症的一个重要因素。有研究表明，长期高水平糖皮质激素可导致机体维生素D水平下降，为库欣综合征患者易并发骨质疏松症的重要因素[1]。过高的皮质醇还可拮抗维生素D活性、抑制消化道对钙吸收，并促进肾对钙的排泄，导致维生素D、血钙下降及血磷升高[2]。

T_3及TSH降低分析：TSH降低主要见于甲状腺功能亢进症，其他如下丘脑、腺垂体病变导致的甲状腺功能减退症。库欣病也是导致TSH降低的疾病之一。本病导致TSH降低的机制：过高水平的糖皮质激素反馈抑制腺垂体功能，导致TSH分泌减少[3]。T_3降低主要见于甲状腺功能减退症，原发性甲状腺功能减退症患者TSH水平通常升高；而继发性甲状腺功能减退症主要表现为T_4水平降低，以上均与患者情况不符。结合患者情况分析，T_3降低有以下两种可能原因：①由于TSH分泌减少进而影响甲状腺素分泌，这种情况即为继发性甲状腺功能减退症，与患者甲状腺功能五项结果不符；②低T_3综合征，是一种原发疾病较重导致的常见临床综合征，患者甲状腺功能正常，但血清T_3水平降低，所以又称"正常甲状腺病态综合征"和"非甲状腺疾病综合征"。该病多数患者TSH、T_4在正常范围，重症患者可以伴有T_4及TSH低下。由于低T_3综合征主要机制为抑制T_4向T_3转化导致T_3水平降低，同时促进T_4向rT_3转化使rT_3水平升高[4]，所以rT_3水平升高是重要诊断依据。由于科室未开展rT_3项目，将该患者标本外送检测rT_3水平，结果为0.32ng/ml（参考范

围 $0.3\sim0.95$ ng/ml），似乎与低 T_3 综合征不符。但是 rT_3 半衰期为 $30\sim60$ 分钟，外送标本通常最快也需要次日早上才能检测，其中的时间差可能是 rT_3 结果比预期低的原因。因此，该患者甲状腺功能表现考虑为垂体抑制引起的 TSH 降低合并低 T_3 综合征。持续监测患者甲状腺功能五项结果与推测相符（表 20-5）。与临床医师沟通，双方对该结果看法一致。

表 20-5　甲状腺功能五项水平变化趋势

	6月7日	6月17日	6月22日	6月25日	参考范围
T_3（nmol/L）	0.78 ↓	1.01	0.57 ↓	0.59 ↓	$0.92\sim2.38$
T_4（nmol/L）	80.56	117.66	117.5	146.5	$69.71\sim163.95$
FT_3（pmol/L）	3.94	4.47	3.74	3.68	$3.53\sim7.37$
FT_4（pmol/L）	8.79	10.85	15.02	21.11 ↑	$7.98\sim16.02$
TSH（mIU/L）	0.51 ↓	0.24 ↓	0.33 ↓	0.38 ↓	$0.56\sim5.91$

【知识拓展】

（1）PTH 为甲状旁腺主细胞分泌的多肽类激素，主要功能是促使血钙水平升高，血磷水平下降。PTH 水平正常情况下主要受血钙浓度控制，低血钙促进其分泌，而高血钙抑制其分泌。PTH 升高主要见于：①原发性甲状旁腺功能亢进症；②继发性甲状旁腺功能亢进症；③其他疾病如甲状腺功能亢进症、异位 PTH 分泌综合征等；④药物化学性，如磷酸盐、降钙素、氯中毒等。

（2）有研究发现库欣综合征患者的 25-羟维生素 D 水平显著低于正常人群，而 PTH 对 25-羟维生素 D 的水平影响不明显[5]。目前皮质醇是否对维生素 D 水平有影响尚不明确。也有研究发现维生素 D 水平低下与肥胖、糖尿病等代谢异常存在相关性[6]，库欣综合征患者中维生素 D 缺乏是高水平皮质醇影响或代谢异常导致，仍需要进一步研究。

（3）有研究发现长时间高水平皮质激素不仅可以抑制 TSH 分泌，也可抑制 TSH 对 TRH 的反应[7]，并可使下丘脑生长抑素释放增加，加剧 TSH 分泌减少[8]。皮质醇水平与甲状腺功能的相关性一直存在争议，许多研究表明皮质醇水平与甲状腺激素水平均呈反比关系[9]。库欣综合征对血清甲状腺激素水平的影响可能有以下几方面：①使 TSH 分泌减少；②减少循环中甲状腺素结合球蛋白（TBG）含量[10]；③抑制 5′-脱碘酶活性，使 T_4 向 T_3 转变减少，而向 rT_3 转变增多[11]；④加速甲状腺激素外周降解[12]。

（4）低 T_3 综合征指甲状腺以外的其他原因引起的 T_3 水平降低，也称"正常甲状腺病态综合征"。该疾病在严重的全身疾病中较为常见，其中皮质激素增多也是其常见的诱因[13]，表现为患者的血清 T_3 降低，或合并 FT_3 降低，FT_4、T_4、TSH 正常或降低，没有甲状腺功能减退症的症状和体征。其主要机制为机体处于严重疾病状态时，血清 5′-脱碘酶活性被抑制，外周组织中 T_4 向 T_3 转化减少，T_3 生成率就会下降；而内环脱碘酶被激活，T_4 向 rT_3 的转化加速，使 rT_3 生成增加[4]。rT_3 无活性，而 T_3 减少可降低代谢，是机体对"备用热量"的有利反应。同时，血清 T_3 降低程度与疾病的严重程度密切相关[14]。该疾病在原发病治疗后可自行恢复，是否需要甲状腺激素治疗仍然存在争议。

【案例总结】

　　库欣病患者由于皮质醇长期过多分泌可导致电解质紊乱，糖类、脂肪代谢紊乱等严重的临床综合征，累及全身多个器官及系统。库欣病临床症状复杂多样，直接或间接造成心血管、肝、肾、骨骼系统、垂体其他内分泌轴等全身多系统的并发症，致使其诊断和治疗极为困难。且由于库欣病发病率较低，较低的发病率导致难以获取该病详细的数据资料，包括疾病本身和并发症等，进而分析不同病因间的差异更加棘手。在日常工作中，要特别留意该类疾病患者尤其是相关实验室检查结果的合理解读，加强检验与临床的沟通，可为疾病的精准、快速诊疗提供助力。

【专家点评】

　　本文分享了1例库欣病患者出现甲状腺激素水平异常原因的分析及追踪过程。检验科在日常工作中，能结合疾病临床表现发现异常检查结果并进行深层原因剖析，与临床医师积极沟通，参与临床诊疗，为全面判断患者疾病状态提供帮助，彰显出检验医师扎实的理论基础、专业细致的工作态度和丰富的检验临床工作经验。检验加强与临床沟通，不仅能够提升检验医师工作水平，更能使检验医学在临床诊疗中的重要作用得到有效发挥。

参 考 文 献

[1] 周逸亭. 库欣综合征患者临床生化特点及并发症情况研究[D]. 上海：复旦大学，2014.

[2] 徐晓东，郑洪新. 糖皮质激素性骨质疏松症研究述评[J]. 中华中医药学刊，2007，25（7）：1427-1429.

[3] 王俊英，罗国春. 69例柯兴综合征患者垂体——甲状腺轴激素的变化[J]. 铁道医学，1997，25（1）：16-17.

[4] 李荷英，刘建坤. 低T_3综合征153例临床分析[J]. 当代医学，2018，24（29）：44-46.

[5] Ciacci C，Bilancio G，Russo I，et al. 25-hydroxyvitamin D，1,25-dihydroxyvitamin D，and peripheral bone densitometry in adults with celiac disease[J]. Nutrients，2020，12（4）：929.

[6] Rosen CJ，Adams JS，Bikle DD，et al. The nonskeletal effects of vitamin D：an Endocrine Society scientific statement[J]. Endocr Rev，2012，33（3）：456-492.

[7] Rubello D，Sonino N，Casara D，et al. Acute and chronic effects of high glucocorticoid levels on hypothalamic-pituitary-thyroid axis in man[J]. J Endocrinol lnvest，1992，15（6）：437-441.

[8] Brabant A，Brabant G，Schurmeyer T，et al. The role of glucocorticoids in the regulation of thyrotropin[J]. Acta Endocrinol（Copenh），1989，121（1）：95-100.

[9] 何辉. 库欣综合征与甲状腺功能相关性的临床研究[D]. 南宁：广西医科大学，2013.

[10] Deyssig R，Weissel M. Ingestion of androgenic-anabolic steroids induces mild thyroidal impairment in male body builders[J]. J Clin Endocrinol Metab，1993，76（4）：1069-1071.

[11] Daminet S，Paradis M，Refsal K R，et al. Short-term influence of prednisone and phenobarbital on thyroid function in euthyroid dogs[J]. Can Vet J，1999，40（6）：411-415.

[12] 潘长玉. 柯兴综合征患者的其它内分泌功能[J]. 北京医学，1991，13（1）：32-33.

[13] 王利荣，杨慧宇，边云飞. 联合左旋甲状腺素对难治性心力衰竭合并低T3综合征的治疗效果观察[J]. 中国药物与临床，2014，14（1）：61-62.

[14] 邓育，梁北南，马新梅，等. 真武汤治疗充血性心力衰竭伴低T3综合征32例[J]. 河南中医，2014，34（12）：2332-2333.

21 继发性肾上腺皮质功能减退症

作者：崔晓娟[1]，李佳琦[2]（四川大学华西医院：1.实验医学科；2.内分泌科）

点评专家：李贵星（四川大学华西医院实验医学科）

【概述】

根据2014年欧洲低钠血症指南，血清钠＜135mmol/L可诊断为低钠血症，常伴有血浆渗透压下降，严重者可引起低钠性脑病，早期表现为头痛、躁动、抽搐，继而表情淡漠、昏睡甚至发生昏迷、呼吸停止和死亡[1]。常见原因：①摄入不足，患者饮食过于清淡，盐分摄入不足，出现低钠血症，患者常出现乏力、食欲缺乏等表现；②消化系统疾病或其他系统丢失过多，如长期慢性腹泻、呕吐、大量出汗等原因；③抗利尿激素分泌失调综合征（SIADH），如严重的脑部感染或肿瘤，会引起抗利尿激素分泌增多，引起低钠血症；④脑性耗盐综合征，由于中枢神经系统、头部外伤及手术原因，利钠因子释放过多引起低钠血症[2]。与低钾血症相比，临床上低钠血症看似没有那么值得重视，但处理难度更大，简单补充钠盐会导致错误的治疗甚至危及患者生命。

【案例经过】

患者，男性，73岁，2022年4月21日因"食欲下降伴呕吐、乏力"于笔者所在医院中西医结合内科就诊。2022年5月6日因"四肢乏力、言语含糊伴四肢抽搐"于笔者所在医院急诊科就诊，后转入神经内科住院治疗，后分别于5月16日、5月23日、5月30日、6月7日于笔者所在医院神经内科4次住院。患者自2022年4月1日起无明显诱因出现食欲下降，伴呕吐、乏力。后加重出现走路缓慢、笨拙、摇晃、双手姿势不协调，同时出现言语含糊不清、双下肢阵发性抽搐。住院期间反复低血钠，余未见明显异常。

【案例分析】

1.临床案例分析

2022年5月6日于笔者所在医院神经内科住院治疗，主诉四肢乏力、言语含糊伴四肢抽搐。现病史：外院肝肿瘤术后（靶向治疗、免疫治疗、介入治疗后），7[+]天前开始出现记忆力减退，2[+]天前突发四肢抖动，表现为"走路缓慢、笨拙、摇晃"，伴言语含糊不清及口渴，最终诊断为自身免疫性脑炎。本次（6月7日）入院，神经内科诊断为自身免疫性脑炎（DPPX抗体阳性），给予利妥昔单抗输注。体格检查：血压101/64mmHg，神志清，腹部可见约20cm手术后瘢痕，右上腹压痛，心肺查体未见明显异常体征。计算力、记忆力减退。

就诊诊断：①自体免疫性脑炎（DPPX抗体阳性）；②慢性非萎缩性糜烂性胃炎；③肝癌术后；④腹腔积液；⑤肝硬化；⑥门静脉高压；⑦脾大；⑧胸腔积液；⑨心律失常、心房颤动、一度房室传导阻滞、QT间期延长；⑩左肾囊肿；⑪糖耐量异常；⑫电解质紊乱（低钠低氯血症）。

2. 检验案例分析

该患者低钠低氯结果（表21-1）引起了检验人员的注意，查阅患者病历结果，发现该患者自4月21日（于笔者所在医院第1次门诊就诊）起一直反复出现低钠低氯血症，为什么反复低钠？低钠的原因是什么？带着疑问继续查阅历史结果及病史资料。病史显示：本次入院因诊断自身免疫性脑炎（DPPX阳性）行第4次利妥昔单抗输注，患者为肝癌术后，于外院已行6次PD-1免疫治疗，自6月8日起依医嘱应用浓氯化钠注射液（10ml：1g，60ml静脉滴注每天1次）。为何长期补钠无效？患者近期的血钠水平变化如图21-1所示。

表21-1　患者电解质结果

项目	结果	参考区间
钾（mmol/L）	4.11	3.50～5.30
钠（mmol/L）	123.7 ↓	137.0～147.0
氯（mmol/L）	93.3 ↓	99.0～110.0

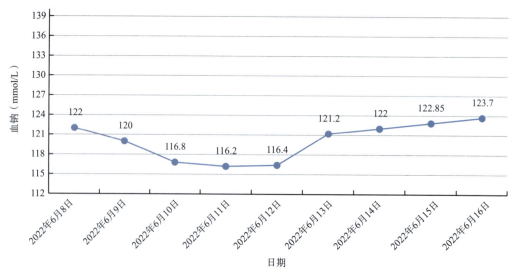

图21-1　患者近期血钠水平变化

血钠正常值：137.0～147.0mmol/L

钠去哪儿了？是呕吐丢失过多，还是肾性失钠？带着这些疑问，继续寻找原因，临床医师为患者申请了24小时尿电解质检查，患者24小时尿电解质结果如表21-2所示。

表21-2 患者24小时尿电解质结果

项目	结果	参考区间
24h尿钠（mmoL/24h）	317.4 ↑	130～261
24h尿氯（mmoL/24h）	306.7 ↑	140～250

表21-2中的结果表明患者确实发生了肾性失钠。肾性失钠的原因：①使用利尿剂；②肾上腺皮质功能不全；③糖皮质激素缺乏等。该患者未使用利尿剂。那肾性失钠的原因是什么呢？

继续查阅患者的检查结果，发现有肾上腺皮质激素相关前期检查结果（表21-3）。

表21-3 患者肾上腺皮质相关检查结果

项目	结果	参考区间
皮质醇（PTC-8）(nmol/L)	<1.50 ↓	133～537
促肾上腺皮质激素（ng/L）	1.32 ↓	5.00～78.00

表21-3的结果显示，患者皮质醇和促肾上腺皮质激素（ACTH）均极低，肾性失钠的原因原来是肾上腺皮质功能减退症，而患者肾上腺皮质功减退的原因是垂体ACTH分泌减少。

经过对如上的病史和检验结果深入分析，考虑临床医师还未明确低血钠的真实原因，检验人员发出了检验分析意见报告：患者长期低钠血症，尿钠水平升高，患者PTC和ACTH水平极低，患者有长期抗PD-1史，可能存在抗PD-1引起的免疫性脑炎，ACTH分泌不足引起的继发性肾上腺皮质功能减退症导致肾性失钠过多引起低钠血症，请结合临床判断。

报告发出后，临床医师接受检验医师的意见，马上为患者加开长期医嘱：注射甲泼尼龙琥珀酸钠。6月17日复查血钠升高。6月18日进行内分泌科会诊：患者存在肾上腺皮质功能不全。建议：继续使用甲泼尼龙，根据疾病调整剂量，待拟停用甲泼尼龙前可评估糖皮质激素的补充方案。复查钠示血钠进一步升高，6月21日血钠恢复正常后患者恶心、呕吐症状消失，患者于6月22日出院，出院带药医嘱：泼尼松片（5mg×100片）5mg每天1次，口服。患者从6月16日外源补充糖皮质激素后血钠水平变化如图21-2所示。

在后续追踪患者的过程中，从6月16日的医嘱中发现，患者仅外源补充糖皮质激素，而未外源输入钠，血钠水平出现了升高。再次表明患者低钠血症不是钠来源减少，而是丢失过多，阻止钠丢失后血钠上升。更为神奇的是低血钠恢复后，患者呕吐症状消失，原来呕吐不是失钠的原因，而是低钠血症引起颅内压升高引起的症状。低钠血症是引起呕吐的原因，低钠血症纠正后，呕吐症状即消失。

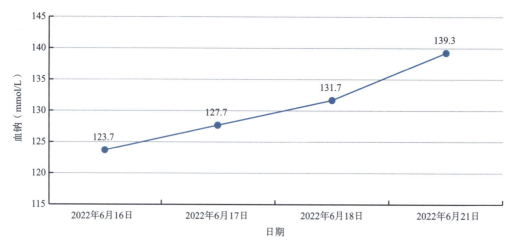

图21-2 患者外源补充糖皮质激素后血钠水平变化

【知识拓展】

继发性肾上腺皮质功能减退症发病机制来源于CRH、ACTH分泌不足，常见病因为垂体瘤、垂体炎、垂体感染等导致垂体损伤[3]。此外，对于长期大剂量使用糖皮质激素的患者，由于外源性糖皮质激素可以负反馈抑制下丘脑垂体分泌ACTH，突然停药后会产生急性肾上腺皮质功能不全的表现[4]。在查阅患者所有就诊病历及历史结果并查阅相关文献后，推测该患者可能是PD-1免疫治疗所致免疫性垂体炎继发肾上腺皮质功能减退。患者已行PD-1免疫治疗6个疗程，已有大量文献明确指出抗PD-1单抗药物对包括内分泌系统等全身多器官及系统均会产生损伤而引起内分泌相关不良反应，如甲状腺功能减退症、甲状腺功能亢进症、垂体炎及肾上腺功能紊乱、肺炎、肾炎、肝炎、肠炎、肌炎、自身免疫性心肌炎、胰腺炎等。

随着免疫检查点抑制剂的广泛应用，其导致的免疫相关不良事件（irAE）也越来越受到重视，其中内分泌相关不良事件（如甲状腺功能障碍、垂体炎、肾上腺功能不全等）起病时表现隐匿，不易被发现，导致治疗延误，通常带来严重不良后果甚至危及患者生命[5]。一项回顾性研究报道，PD-1引起的垂体炎最常见的症状是头痛和疲劳。其他罕见症状包括神经精神症状（意识模糊、幻觉、记忆力减退和情绪波动）、视觉障碍、失眠、厌食、恶心、腹泻、畏寒、寒战、勃起功能障碍和性欲减退等。由于上述症状都不具典型性，所以临床上通常会被误认为与原发病或其他疾病相关而出现漏诊、误诊。因此，在开始免疫检查点抑制剂（ICI）治疗前，进行TSH、FT_3、FT_4、ACTH、皮质醇、IGF-1、电解质和葡萄糖等基线水平评估是必要的。

【病例总结】

该患者1个月余前已出现电解质紊乱（低钠、低氯），后于笔者所在医院几次就诊均提示有低钠血症，都采用补充高浓度氯化钠的治疗方式，但低钠未得到纠正。本例患者在使用PD-1单抗治疗后出现乏力、食欲缺乏症状，但在出现症状的2个月中，多次就诊却未能确诊，诊断难点在于肾上腺皮质功能不全（AI）患者症状缺乏特异性，其引起的低钠血症因临床症状轻重不一，鉴别诊断复杂，可能延误治疗。文献提示血钠110～125mmol/L时，患者症状明显且严重，病死率显著增加，因此，及时准确诊断和合理治疗非常重要。同时通过对持续性不明原因恶心、疲劳、低血压患者常规筛查血皮质醇和ACTH很重要，提高对AI的诊断。另外，规范低钠血症诊断思路也有助于AI诊断。对于免疫检查点抑制剂（ICI）治疗患者，在治疗前、治疗期间及治疗后均应密切监测垂体激素水平，以便能早期诊断、早期治疗。此病例同时也提醒检验人员：若能更早关注该患者持续低钠，用心发现，认真分析，有效与临床沟通，进一步完善相关检查，就能更早诊断。作为检验人，努力提升专业水平，向临床、影像、病理等医师学习，综合判断分析检验结果数字背后的真正意义，更能体现检验人的价值，让患者受益。

【专家点评】

本例患者反复出现低钠，检验人员并不是简单发出报告，而是关注为何会出现反复低钠，积极查阅资料发现患者有PD-1单抗用药史，进一步了解该药物的作用机制、不良反应等，结合患者的病史、临床表现及实验室检查结果，发现患者可能是因为用药引起的免疫性脑炎，ACTH分泌不足引起的继发性肾上腺皮质功能减退症导致肾性失钠过多引起低钠血症，看似一个单一的指标，却有着重要的意义，作为检验人不只是发报告，而是应该与临床医师积极沟通、交流，站在检验的角度用临床思维探寻检验结果数字背后的真相。

参 考 文 献

[1] 林果为，王吉耀，葛均波.实用内科学[M].15版.北京：人民卫生出版社，2018.
[2] 陈莉群，徐明智.免疫检查点抑制剂相关内分泌不良反应的研究进展[J].中国肿瘤临床，2020，47（17）：906-911.
[3] 曹灵，李晓牧.免疫检查点抑制剂相关内分泌不良事件[J].中国临床医学，2020，27（6）：931-937.
[4] 中华医学会内分泌学分会免疫内分泌学组.免疫检查点抑制剂引起的内分泌系统免疫相关不良反应专家共识（2020）[J].中华内分泌代谢杂志，2021，37（1）：1-16.
[5] 喻敏成，胡博，付佩尧，等.抗PD-1/PD-L1抗体临床治疗不良反应研究进展[J].中国临床医学，2018，25（4）：625-631.

第三部分

糖代谢紊乱

22　1型糖尿病导致的低血糖频发

作者：王琳[1]，邵新宇[2]（苏州大学附属独墅湖医院：1.临床检测中心；2.内分泌科）

点评专家：江淼（苏州大学附属独墅湖医院科教处）

【概述】

1型糖尿病是一种自身免疫性疾病，占糖尿病的5%～10%，患者终身需要依赖胰岛素治疗，急慢性并发症多见，频发低血糖昏迷，致残、致死率高。在糖尿病低血糖的诊断和鉴别诊断过程中，详细询问病史、鉴别患者频繁出现低血糖的原因，及时找到病因或诱因，才能快速有效解除患者低血糖状态，帮助患者达到良好的血糖控制，减少血糖波动，降低低血糖和糖尿病并发症的风险，防止病情反复，提高患者生活质量。

【案例经过】

患者，女性，34岁，2021年11月16日来院就诊。主诉：口干、多饮、多尿、消瘦11年。有低血糖问题，自行减少胰岛素剂量，但饭后血糖控制不佳，又出现高血糖问题。

临床表现：血糖波动大，频发低血糖，有心悸、出汗、饥饿感，必须每隔几小时加餐。

相关病史：2018年11月9日在苏州某医院住院期间查胰岛素相关抗体，抗谷氨酸脱氢酶抗体（GAD-Ab）、抗胰岛细胞抗体（ICA-Ab）阳性，诊断为"1型糖尿病"。目前采取糖尿病"3+1方案"治疗。既往2018年1月MRI发现"垂体瘤"，2018年2月行"神经内镜下经蝶窦垂体瘤切除术"。

入室查体：生命体征平稳，身高165cm，体重54kg，BMI 19.8kg/m^2。

辅助检查：

（1）HbA1c：10.9%↑。

（2）血糖监测：患者连续4天的血糖检测结果如图22-1所示。

（3）肝肾功能正常；胆固醇稍高，TC 5.79mmol/L，LDL-C 3.52mmol/L。

（4）垂体激素水平：8：00皮质醇正常，ACTH升高（表22-1）。

初步诊断：1型糖尿病、低血糖症。

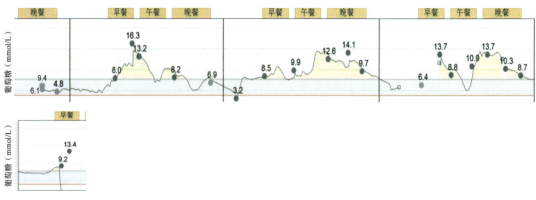

图22-1　患者连续4天的血糖检测结果

表22-1　患者激素检测结果

序号	缩写	项目名称	结果	参考区间	单位
1	Cortisol	皮质醇	16.22	7：00～9：00采样：4.26～24.85	μg/dl
				15：00～17：00采样：2.90～17.30	
2	PRL	催乳素	19.00	未妊娠：4.79～23.30	ng/ml
3	LH	黄体生成素	0.96	卵泡期：2.4～12.6；排卵期：14.0～95.6	mIU/ml
				黄体期：1.0～11.4；绝经后：7.7～58.5	
4	FSH	卵泡刺激素	3.2	卵泡期：3.5～12.5；排卵期：4.7～21.5	mIU/ml
				黄体期：1.7～7.7；绝经后：25.8～134.8	
5	GH	血清生长激素	0.660	0.126～9.880	ng/ml
6	ACTH	促肾上腺皮质激素	69.4 ↑	7：00～10：00采样：7.2～63.3	pg/ml
7	TSH	促甲状腺刺激激素	1.46	0.27～4.20	mIU/ml
8	T_3	三碘甲状腺原氨酸	1.1 ↓	1.3～3.1	nmol/L
9	T_4	甲状腺素	79.6	66～181	nmol/L

【案例分析】

1. 临床案例分析

该患者为1型糖尿病患者，且长期使用胰岛素治疗，血糖波动大，频发低血糖，必须每隔几小时多次加餐，否则夜间血糖2～3mmol/L，餐后血糖多次达到20mmol/L。HbA1c为10.9%，由于患者频发低血糖，对此有抵消作用，实际应更高，反映该患者的长期血糖控制不佳。

该1型糖尿病患者频繁出现低血糖的原因分析如下。

（1）首先考虑治疗方案是否合适，胰岛素注射剂量是否过大：患者饮食和运动没有明显改变。"3+1方案"：短效5-4-3U，长效7U。患者自述减少胰岛素剂量，症状并未缓解，且易引起高血糖，故总体评估实际胰岛素注射量不大。

（2）还需要考虑是否存在腺垂体功能减退或单纯肾上腺皮质功能减退的情况：因患者既往有垂体瘤切除史，故检查垂体激素水平以评估。8：00皮质醇水平正常，电解质水平正常，且患者食欲、精神状态尚可，查体无皮肤色素沉着等现象，故不考虑单纯肾上腺皮质功能减退症。接下来，重点考虑垂体功能减退的可能。

2. 检验案例分析

检验科报告单审核人员对垂体系列激素进行审核时，注意到2个指标的结果，并与临床医师做了初步沟通。

（1）该患者报告单中ACTH升高而皮质醇正常，因血浆ACTH浓度随生理条件不同而发生变化很大，故与临床医师沟通患者初步诊断情况以确认是否需要进行不同时间段复检或检测皮质醇节律的必要性。临床医师认为ACTH升高可能是患者夜间低血糖产生应激反应而导致ACTH轻度升高。

（2）关于生长激素（GH）检测：在检测患者样品时检验科刚组织了关于生长激素检测的学习会，了解到国内外指南均不推荐检测随机生长激素水平进行生长激素相关疾病筛查和诊断，因随机血清生长激素水平受多种因素影响，生长激素检测值变异很大，单独一次生长激素测定对评估生长激素分泌功能的意义并不大，生长激素抑制或刺激试验是生长激素疾病最终诊断的首选方法。故建议需对该患者加做生长激素激发试验。

（3）检验医师与临床医师沟通后确认：在加做生长激素激发试验之前，可以先加做血清IGF-1筛查。根据文献报道，血清IGF-1浓度在24小时内相对稳定，受其他因素影响相对较小，血清IGF-1足以排除某些生长激素紊乱，可作为筛查评估的常规内容。在初步筛查后，可根据检测结果，判断是否需要进一步行生长激素激发试验以确诊。

后续情况：检验科加做IGF-1筛查。IGF-1为52.8ng/ml↓，IGF-1水平低，提示该患者生长激素缺乏可能性很大。根据相关指南，对成人生长激素缺乏症（GHD）的诊断，胰岛素低血糖兴奋试验（ITT）是金标准。故行胰岛素低血糖兴奋试验：静脉注射0.1～0.15IU/kg的常规胰岛素，于注射前即刻和注射后30分钟、45分钟、60分钟、90分钟、120分钟分别采血测定血糖和血生长激素；血糖低于2.8mmol/L（有学者要求达到2.2mmol/L）或比注射前降低50%以上为有效刺激。血清生长激素峰值≤5μg/L，则诊断为成人GHD。

该患者血糖最低达2.58mmol/L（图22-2），比注射前降低50%以上（激发有效），峰值生长激素为3.05ng/ml（图22-3）。

最后确诊：1型糖尿病合并成人生长激素缺乏症。

治疗：确诊后采用重组生长激素（GH）粉剂每晚1次皮下注射1U进行治疗；治疗后低血糖次数明显下降，特别是晚上不再频繁加餐，当然低血糖并未完全消失。

至此，该糖尿病患者频发低血糖之谜得到破解。笔者的建议也得到临床医师认可，将检验知识与临床决策融合，也与临床医师一起确认了最佳的筛查和确诊流程，从而帮助患者快速找到病因，有利于后期治疗。

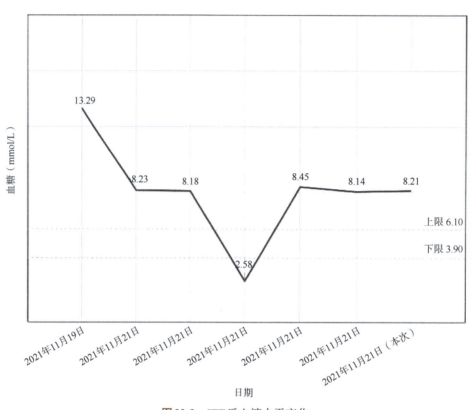

图22-2   ITT后血糖水平变化

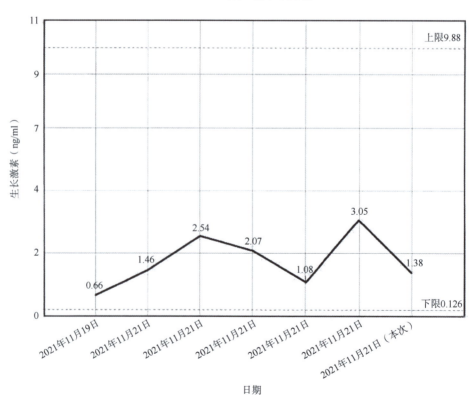

图22-3   ITT后生长激素水平变化

【知识拓展】

成人生长激素缺乏症（GHD）是指成人腺垂体生长激素（GH）合成与分泌功能受到损害，生长激素（GH）完全或部分缺乏，并导致代谢异常，为垂体功能减退症之一[1]。2009～2010年全国22家医院开展了垂体瘤术后成人GHD患病率的调查发现垂体催乳素瘤和无功能性腺瘤患者术后GHD发生率高达87.8%，疾病形势严峻[2]。

GH属于作用较强的升糖激素之一，能拮抗肌肉和肝脏中胰岛素对葡萄糖的摄取和利用，引起胰岛素抵抗，并提高脂质氧化[3]。该激素缺乏可表现为对低血糖不耐受甚至低血糖，但以低血糖为主要表现的病例罕见。该病例患者为垂体瘤术后发生了GHD，体内升糖激素减少，出现低血糖，并且为严重的低血糖，需要积极给予相关治疗，才能纠正低血糖发生。

成人GHD的临床表现通常呈非特异性甚至无明显症状，但其危害性非常严重。对于有下丘脑-垂体疾病史者，应考虑存在GHD的可能性。需要特别注意的是，随机血清GH水平不建议单独用于成人GHD诊断，这是由于GH分泌呈脉冲式，且分泌受多种因素影响，如年龄、性别、体重指数等都会影响GH水平。IGF-1的测定能够很好地反映生长激素分泌的总体水平，因为其不易受多种生理因素的影响。因此，应尽早对高危人群进行IGF-1筛查，以提高诊断速度和诊断率。

【案例总结】

1型糖尿病合并成人GHD在临床并不多见，国内对成人GHD研究也较少，相关流行病学资料也不多，对此病的认知尚浅，重视不足。而成人GHD的临床表现通常呈非特异性，对于有下丘脑-垂体疾病史者，应考虑存在GHD的可能性。对高危患者应进行GH和IGF-1测定，进行成人GHD筛查。

在本案例的处理过程中，检验科主动提供咨询服务的意识也得益于之前遇到过随机GH水平与临床不符的反馈，检验科充分分析问题的实质与根源，了解到随机GH检测的局限性及相关的处理建议，并将这些知识点归纳总结，也敢于将这些所学应用到本案例处理过程中，充分发挥检验专业力量。

【专家点评】

成人GHD的临床表现多样，如血脂异常、心功能障碍、骨密度降低等，上述这些临床表现大多是非特异性的。本案例患者合并1型糖尿病，以典型低血糖症状为主要表现，检验和临床密切配合，通过临床医师的缜密分析，追踪病史，很快制订了快速筛查及诊断方案，体现了检验与临床相互学习、共同进步的过程，今后检验人员与临床医师的沟通也不应只局限于报告特殊检验结果、询问标本采集有无错误等。检验人员日常多学习临床相关知识，了解临床思维的同时，敢于从检验专业的角度提出合理建议，更好地服务于临床诊疗和患者。

参 考 文 献

[1] 中华医学会内分泌学分会. 成人生长激素缺乏症诊治专家共识（2020版）[J]. 中华内分泌代谢杂志，2020，36（12）：995-1002.

[2] 中华医学会糖尿病学分会. 中国1型糖尿病胰岛素治疗指南 [J]. 中华糖尿病杂志，2016，8（10）：591-597.

[3] 谷驰. 垂体瘤术后成人生长激素缺乏症的临床研究 [D]. 杭州：浙江大学，2012.

23 线粒体糖尿病

作者：方跃华[1]，刘丰民[2]（1.福建医科大学附属福州市第一医院：1.检验科；2.内分泌科）

点评专家：章江南（福建医科大学附属福州市第一医院内分泌科）

【概述】

线粒体糖尿病（mitochondrial diabetes mellitus，MDM）又称母系遗传糖尿病伴耳聋（maternally inherited diabetes and deafness，MIDD），是指线粒体功能缺陷引起的糖尿病，属于特殊类型糖尿病。就全球范围而言，MDM约占糖尿病总数的3%，临床上可表现为1型糖尿病或2型糖尿病，误诊漏诊率较高。

【案例经过】

患者，女性，25岁，自述7年前出现多饮、多食、多尿，体重下降，在外院诊断为2型糖尿病，长期采用"胰岛素+口服降糖药物"治疗。2021年7月31日因近期血糖控制不佳就诊于笔者所在医院内分泌科。经详细询问患者病史及其家族史后获悉：家族中外婆、母亲、舅舅有糖尿病病史，母亲年轻时即出现听力下降。

入院后完善相关检查：空腹血糖14.7mmol/L（参考值3.5～6.11mmol/L），低密度脂蛋白胆固醇4.68mmol/L，糖化血红蛋白11.5%（参考值4.2%～6%），尿常规酮体阴性，甲状腺功能正常，口服葡萄糖耐量试验提示胰岛分泌功能异常（空腹C肽低，分泌峰值水平降低伴延迟），糖尿病相关抗体阴性，基因检测提示*MT-TL1*存在3243位点A→G突变，听力测试提示双耳感音神经性聋，颅脑CT未见明显异常。诊断明确后给予胰岛素强化治疗，血糖控制平稳后出院。

患者口服葡萄糖耐量试验、C肽、自身抗体、基因检查结果如表23-1～表23-4所示。

表23-1 患者口服葡萄糖耐量试验检测结果

检验项目	结果（mmol/L）	提示	参考值（mmol/L）	方法学
糖耐量（空腹）	14.70	↑	3.5～6.11	己糖激酶法
糖耐量（0.5小时）	20.82	↑	7.2～11.1	己糖激酶法
糖耐量（1.0小时）	24.68	↑	7.2～11.1	己糖激酶法
糖耐量（2.0小时）	28.44	↑	3.8～7.8	己糖激酶法
糖耐量（3.0小时）	29.36	↑	3.5～6.11	己糖激酶法

表23-2 患者C肽检测结果

检验项目	结果	单位	提示	参考值
C肽（空腹）	0.266	nmol/L	↓	0.37～1.47
C肽（0.5小时）	0.323	nmol/L		
C肽（1.0小时）	0.394	nmol/L		
C肽（2.0小时）	0.550	nmol/L		
C肽（3.0小时）	0.572	nmol/L		

表23-3 患者自身抗体检测结果

检验项目	结果	参考值
谷氨酸脱羧酶抗体（GAD-Ab）	阴性	阴性
酪氨酸磷酸酶抗体（IA-2Ab）	阴性	阴性
胰岛素抗体（IAA）	阴性	阴性
胰岛细胞抗体（ICA）	阴性	阴性

表23-4 患者基因检测结果

基因	变异位点	变异比例	家系验证	疾病信息
MT-TL1	A3243G	存在变异	—	MELAS-/-Leigh-Synd rome-/-DMDF-/-MIDD-/-SNHL-/-CPEO-/-MM-/
	chrM-3243	20992/30470.13		-FSGS-/-ASD-/-Cardia multi-organ-dystunction
	utr-5			

注：经检测该样本线粒体全基因的16569个位点，该样本线粒体chrM-3243位点发现异常。

【案例分析】

该患者具有以下临床特点。

（1）有母系遗传糖尿病家族史：MDM女性患者子女均可能患病，男性患者子女均不患病，因为线粒体位于细胞质，受精卵的线粒体来自母亲，而精子不含线粒体。

（2）神经性耳聋：60%以上的MDM患者伴不同程度的听力障碍，多表现为双侧高频神经性耳聋，与自身糖尿病并无关联，而随年龄增长呈进行性听力下降。

（3）非肥胖：BMI一般小于24kg/m^2。

（4）发病早：MDM起病年龄多小于40岁；且呈现子代发病年龄明显早于母代。

（5）胰岛B细胞分泌功能呈进行性衰退：较快出现口服药物失效而需要胰岛素治疗，GAD-Ab、ICA、IAA、IA-2Ab多为阴性。

笔者所在医院检验科检测C肽的平台为罗氏E601，该患者样本均及时检测，采集顺畅，无溶血、脂血、黄疸等影响因素，复查后重复性良好。

在审核患者C肽释放试验报告时查看了患者其他的相关检验结果，该患者从糖耐量水平可诊断糖尿病；C肽释放试验空腹水平略低，5个检测点水平上升平缓，几乎呈一条直线，无分泌高峰，说明B细胞受抑制严重，是胰岛素治疗的适应证，因患者较早发病（18岁），个人怀疑为1型糖尿病，但是外院均诊断为2型糖尿病，与临床医师沟通讨论，医师提议进行相关基因检测，最终确诊为MDM尿病。

【知识拓展】

MDM的发现：1992年van den Ouweland等首次报道了由线粒体DNA（UUR）3243A→G突变引起的一个母系遗传糖尿病伴神经性耳聋家系[1]。1995年我国项坤三等报道了中国第1例由该位点突变致糖尿病家系，证实了在中国人群中也存在MDM。由于mtDNA无组蛋白保护，且缺乏有效的DNA修复系统，突变频率极高，最常见的是保守区二氢尿嘧啶环上的3243A>G（m.3243A>G）突变。目前国内报道的线粒体tDNALeu（UUR）3243A→G突变糖尿病家系有33个[2]。

目前MDM的治疗包括以下几个方面：①饮食限制可适度放宽以维持能量代谢平衡；②不宜进行剧烈活动，提倡轻度运动；③对于尚具有胰岛素分泌能力的患者，可给予适当的磺脲类药物，避免应用双胍类药物，以免发生乳酸酸中毒；④主张早期使用胰岛素；⑤大剂量长期服用辅酶Q10，延缓MDM并发症发生和改善胰岛B细胞功能；⑥基因治疗是本病治疗的根本措施，但应用于临床，尚有漫长的路要走。

【案例总结】

对于年轻的糖尿病患者，在进行胰岛功能评价时，需要更加细致，1型糖尿病患者可出现糖尿病相关抗体阴性，特别是GAD-Ab阴性，具有一定的隐匿性，但是这类患者存在胰岛功能缺陷，属于特发性1型糖尿病；对于抗体阳性的患者，不能笼统将其归于1型糖尿病，因为随着检验技术的发展，我们也发现了，成人迟发型自身免疫性糖尿病（LADA），此类患者初发表型类似于2型糖尿病，但胰岛功能衰退的水平明显快于2型糖尿病。对于初发的LADA，当发现一个或多个抗体在检验中出现阳性或弱阳性时，需要建议复查相关指标，并动态随访胰岛功能变化；结合本病例，对于年轻的糖尿病患者，需要更详细地询问家族史，检验结果需要配合临床问诊，才能给予临床医师更多意见。

【专家点评】

线粒体是体内供能的主要器官，线粒体疾病是一组线粒体DNA或核DNA缺陷导致线粒体结构和功能障碍、影响氧化磷酸化过程导致ATP合成不足所致的多系统疾病。MDM起病早，临床表现似2型糖尿病，但病程中胰岛细胞功能进行性减退，其需要依据家族史、典型临床表现、线粒体生化检查、基因检测等手段进行诊断。

本病例患者有7年以上的糖尿病病史，误诊为2型糖尿病，此次经过详细病史询问及基因检测才最后明确诊断，为患者提供了最佳的治疗方案。因此，在总结诊疗经验时，对临床医师、检验医师提出了更高的要求，糖尿病不仅仅只有1型糖尿病和2型糖尿病的分型误区，随着检验技术和检验水平的不断提高，LADA及特殊类型糖尿病的诊断率不断提高。对于糖尿病患者，要仔细询问家族史，对于分型存在疑惑的病例，需要动态随访观察糖尿病抗体及胰岛 B 细胞功能的变化。同时对于检验过程中出现的异常结果，与临床诊断出现偏倚，检验科同仁需要及时与临床医师沟通，携手分析原因，共同服务患者。

参 考 文 献

[1] 中国医师协会检验医师分会线粒体疾病检验医学专家委员会. 线粒体糖尿病临床检验诊断专家共识[J]. 中华糖尿病杂志，2021，13（9）：846-851.

[2] 杨燕，徐翔宇，王艳梅. 线粒体糖尿病1例并文献复习[J]. 兰州大学学报（医学版），2023，49（1）：87-90，94.

24　胰岛素自身免疫综合征

作者：王彩梅[1]，邓琼燕[2]（桂林医学院附属医院：1.检验科；2.内分泌科）

点评专家：于健[1]，杨峻[2]（桂林医学院附属医院：1.内分泌科；2.检验科）

【概述】

胰岛素自身免疫综合征（insulin autoimmune syndrome，IAS）又称自身免疫性低血糖（autoimmune hypoglycemia，AIH），由日本学者Hirata等[1]于1983年首次报道，是引起严重低血糖的病因之一。IAS患者体内胰岛素与自身抗体形成可逆性结合，两者结合时胰岛素不能有效发挥生理作用，患者出现高血糖；两者解离时，释放出过多游离的胰岛素，引起低血糖。

【案例经过】

患者，男性，62岁，因"糖尿病14余年，头晕、饥饿1周"于2021年4月12日入院。患者自诉14年前确诊2型糖尿病，2年前改用胰岛素降糖治疗，门冬胰岛素30注射液14IU中午皮下注射，联合阿卡波糖50mg，每天3次，盐酸二甲双胍肠溶片50mg每天3次。近期监测空腹血糖波动在4.00～7.00mmol/L，餐后血糖波动在8.00～14.00mmol/L。近1周反复出现晨起时头晕、饥饿感，进食后缓解，自测血糖多为3.50mmol/L左右，进食后症状可缓解。无畏寒、发热、咳嗽、咳痰、恶心、呕吐，无四肢麻木、头痛等不适，为求进一步治疗收入院。

（1）既往史：10余年前有胃溃疡病史，反复肝功能异常10余年，2017年5月诊断"酒精性肝硬化代偿期可能"，长期使用护肝药，大黄䗪虫胶囊4颗每天2次，谷胱甘肽片4片每天3次。否认冠心病、高血压等慢性病病史，否认结核、乙型肝炎等传染病病史，否认外伤、手术史及输血史。

（2）个人史：既往饮酒30余年，每天500g，已戒酒3年。有河虾、螃蟹、青霉素过敏史。

（3）家族史：哥哥患糖尿病。

（4）查体：体温37.0℃，脉搏91次/分，呼吸20次/分，血压119/78mmHg，身高165.00cm，体重51.00kg，BMI 18.73kg/m^2，腹围86.50cm。神志清，查体合作，颈软，无黑棘皮征。双肺呼吸音清，未闻及干湿啰音，心率91次/分，律齐，各瓣膜听诊区未闻及病理性杂音。腹平软，无压痛、反跳痛，肝脾肋下未触及，肠鸣音尚可。双下肢无水肿，双足背动脉搏动正常。四肢肌力、肌张力正常，生理反射存在，病理反射未引出。

（5）初步诊断：①2型糖尿病；②酒精性肝硬化。

（6）入院血糖：15.90mmol/L。

（7）入院时处理：胰岛素泵（门冬胰岛素）降血糖，谷胱甘肽片护肝治疗。

（8）入院检查：红细胞计数 $3.430×10^{12}$/L↓，血红蛋白112.000g/L↓，骨钙素11.860ng/ml↓，凝血酶原时间15.0秒↑，凝血酶原活动度77.33%↓，凝血酶原时间比值1.29RATIO↑。生化、电化学发光部分结果如下。患者肝功能：总胆汁酸78.63μmol/L↑；γ-谷氨酰转移酶83.00U/L↑；丙氨酸转氨酶76.30U/L↑；天冬氨酸转氨酶67.40U/L↑。电解质：铁170.00μg/dl↑。血糖0分钟1.41mmol/L↓，糖化血红蛋白（HbA1c）7.8%↑。肿瘤标志物：CA 19-9 466.70U/ml↑，血清胃泌素释放肽前体78.62pg/ml↑，非小细胞肺癌相关抗原3.74ng/ml↑，神经元特异性烯醇化酶26.84ng/ml↑，总前列腺特异性抗原0.015ng/ml↓。C肽（空腹）1.75nmol/L↑，胰岛素（空腹）＞6945.00pmol/L↑。糖尿病组合：抗人胰岛素抗体＞175IU/ml↑。甲状腺功能、肾上腺功能、全段甲状旁腺激素、肾功能、心肌酶、同型半胱氨酸、血脂、大便常规、尿常规、24小时尿蛋白、24小时尿微量白蛋白未见明显异常。

【案例分析】

1. 临床案例分析

患者以"糖尿病14余年，头晕、饥饿1周"入院，既往2型糖尿病诊断明确。患者近1周反复出现晨起时饥饿不适，自测血糖多在3.50mmol/L左右，进食后症状可缓解。入院第2天早上（2021年4月13日）接到检验科危急值报告：空腹血糖1.41mmol/L。患者诉乏力，无头晕、心悸、胸闷、出冷汗等不适，给予高糖口服及停胰岛素泵治疗，症状缓解，诊断低血糖症明确。因患者持续静脉胰岛素泵入，不排除外源性胰岛素引起低血糖，暂停胰岛素泵。患者无摄入减少、营养不良，无肝肾衰竭，无重症疾病，上述原因导致的低血糖可以排除；甲状腺功能、肾上腺相关激素水平、生长激素水平正常，可以排除内分泌升糖激素不足所致的低血糖。肿瘤标志物CA 19-9、胃泌素释放肽前体、非小细胞肺癌相关抗原增高，不排除肿瘤引起的低血糖，完善上下腹+盆腔CT平扫+增强，结果显示：①右肺中叶内侧段、左肺上叶下舌段支气管扩张并少许慢性炎症。②左肺上叶尖后段胸膜下结节。③可能为布-加综合征，肝硬化、门静脉高压（食管下段静脉轻度曲张）、脾稍大。肝右叶小钙化灶或肝内胆管结石。肝左叶小囊肿。④胰腺稍萎缩，胰腺体部囊肿。⑤胆囊增大，胆总管下段轻度狭窄。上述结果可以排除肿瘤引起的低血糖。

患者抗人胰岛素抗体＞175IU/ml↑，不排除胰岛素抵抗引起的低血糖症，完善口服葡萄糖耐量试验（OGTT）、C肽激发试验（CPRT）、胰岛素释放试验（IRT），结果如表24-1所示。

表24-1 患者不同时间血糖、胰岛素、C肽、胰岛素/C肽摩尔比检测结果

时间	血糖（mmol/L）	胰岛素（pmol/L）	C肽（nmol/L）	胰岛素/C肽摩尔比
0分钟	1.72	＞6945.00	1.61	＞4.31
30分钟	12.41	5354.00	1.54	3.48

续表

时间	血糖（mmol/L）	胰岛素（pmol/L）	C肽（nmol/L）	胰岛素/C肽摩尔比
60分钟	18.37	5605.00	1.51	3.71
120分钟	18.49	6469.00	2.01	3.22
180分钟	15.95	＞6945.00	2.19	＞3.17
240分钟	13.62	＞6945.00	2.05	＞3.39
300分钟	10.63	＞6945.00	1.85	＞3.75

注：胰岛素/C肽摩尔比即胰岛素（nmol/L）/C肽（nmol/L），单位换算为1nmoL/L=1000pmol/L。

在停用外源性胰岛素后于2021年4月15日7∶30又接到检验科危急值报告：空腹血糖1.72mmol/L。结合辅助检查结果表明，患者无胰腺增生或占位性病变，在停用外源性胰岛素后依然出现空腹低血糖，且低血糖多发于清晨空腹，进食后可缓解，结合OGTT、CPRT、IRT及影像学检查结果，故考虑反应性低血糖、胰岛素瘤、胰岛细胞增生症引起的低血糖可能性小。该患者胰岛素水平显著升高，空腹血糖1.41mmol/L时，空腹胰岛素＞6945.00pmol/L，空腹C肽1.75nmol/L，胰岛素/C肽摩尔比＞3.96；CPRT、IRT胰岛素/C肽摩尔比均＞1。该患者临床表现和检测结果符合IAS，确诊仍需要检验科协助检测出胰岛素真实水平。

2. 检验案例分析

2021年4月13日早上检测患者空腹血糖1.41mmol/L。按照复查流程：经查当日血糖质控在控，患者血浆样本清亮，无气泡、无纤维丝、无凝块，抽血时间、送检时间合格，仪器运转正常。换用另一台罗氏cobas C701生化仪对样本重测，结果为1.39mmol/L，两次结果相差1.42%，结果偏倚符合标本复查偏倚要求（葡萄糖＜2.00%）。立即向内分泌科报告危急值，沟通得知患者既往诊断2型糖尿病明确，此次入院持续给予静脉胰岛素泵入降血糖，当日清晨出现乏力症状，与血糖结果相符。查看患者空腹C肽1.75nmol/L、胰岛素＞6945.00pmol/L，抗人胰岛素抗体＞175IU/ml，结果均明显升高。引起患者低血糖的可有原因：①外源性胰岛素过量；②高胰岛素血症。

2021年4月15日早上检测患者空腹血糖1.72mmol/L。按照复查流程对样本重测，结果为1.70mmol/L，两次结果相差1.16%，结果偏倚符合标本复查偏倚要求。立即向内分泌科报告危急值，经沟通得知患者已停用外源性胰岛素，排除外源性胰岛素过量引起低血糖。

当日患者OGTT、CPRT、IRT结果变化趋势如图24-1所示。

以上结果表明，患者空腹出现低血糖，其余各时段血糖水平异常升高；C肽、胰岛素水平异常升高，尤其胰岛素水平异常显著升高，0分钟、180分钟、240分钟、300分钟胰岛素水平均大于线性范围。当日质控在控，仪器运转正常，除空腹血糖与胰岛素水平相符外，其余时间血糖水平与如此之高的胰岛素水平并不相符，胰岛素升高程度也远远高于C肽升高程度，排除高胰岛素血症所致的低血糖。

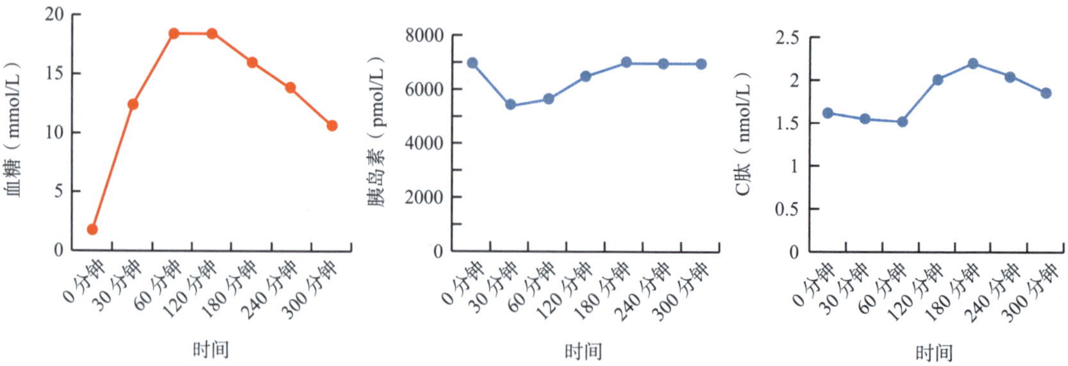

图24-1 患者血糖、胰岛素、C肽变化趋势

经医院信息系统（HIS）查看患者电子病历，已完善上下腹+盆腔CT平扫+增强，结果显示无胰腺增生或占位性病变。患者近1周及入院后反复出现低血糖。结合OGTT、CPRT、IRT结果，基本排除反应性低血糖及胰岛素瘤、胰岛细胞增生症引起的低血糖。

是什么原因引起患者连续出现空腹低血糖？是什么原因引起除空腹外OGTT其余时间血糖高水平与胰岛素高水平不相符？是什么原因引起胰岛素升高程度远远高于C肽升高程度，且胰岛素/C肽摩尔比均>1？本例血糖水平与患者症状相符，与既往诊断相符，反应曲线图正常，说明没有干扰因素存在，可以肯定血糖检测结果是正确的。那么胰岛素检测中是否存在干扰因素呢？高胰岛素水平是否由大分子物质引起呢？该患者是否因为某些原因引起体内形成大分子物质呢？

与内分泌科沟通得知已考虑患者IAS可能，IAS患者体内会形成胰岛素-胰岛素自身抗体复合物。聚乙二醇可沉淀IgG这类大分子物质，但对胰岛素这类小分子物质基本无影响。如患者样本内存在胰岛素-胰岛素自身抗体复合物，则会被聚乙二醇沉淀，经沉淀后测得的胰岛素水平下降[2, 3]。抽取本例患者和正常人空腹血液样本各3ml分别置于样本管内，3500r/min离心5分钟后，各取1ml血清分别放入新的样本管内，分别加入1ml的20%聚乙二醇6000，37℃孵育60分钟，在4℃条件下3500r/min离心30分钟，取上清液检测胰岛素水平。聚乙二醇沉淀前后胰岛素结果如表24-2所示。

表24-2 聚乙二醇沉淀前后患者胰岛素水平

	胰岛素（pmol/L）	
	沉淀前	沉淀后
本例患者	4731.00	253.60
正常人	42.00	40.00

从以上结果看出，聚乙二醇沉淀前后正常人血清胰岛水平变化不明显，本例患者在聚乙二醇沉淀后胰岛素水平为沉淀前结果的5.36%，提示存在大分子物质——胰岛素-胰岛素自身抗体复合物，与内分泌科医师考虑患者IAS相符。

【知识拓展】

自身抗体是指针对自身组织、器官、细胞及细胞成分的抗体。正常的免疫反应有保护性防御作用，对自身组织、成分不会发生反应。若自身耐受遭到破坏，自身组织、成分则被视为"异物"，进而发生自身免疫反应。自身抗体的产生包括：致病抗原（细菌、病毒等）与自身成分之间存在某些相同的分子结构，与自身抗原发生免疫应答及某些因素使自身抗原变性，免疫系统对暴露的新抗原产生自身抗体等。正常人体血液中有低滴度的自身抗体，一般不会发生疾病，若自身抗体的滴度超过一定水平，诱发自身免疫反应，就会对机体产生损害。

IAS患者胰岛素自身抗体产生的诱因包括使用含巯基（—SH）的药物，如甲巯咪唑、卡托普利、青霉胺[4, 5]等。本例患者因"酒精性肝硬化代偿期可能"，长期使用护肝药谷胱甘肽片4片每天3次。谷胱甘肽（GSH）结构中含有巯基。此类型药物中的巯基与胰岛素分子上的二硫键相互作用，改变胰岛素分子结构，导致胰岛素上某些自身抗原暴露，诱使患者体内形成自身抗体，引起免疫反应，形成大分子物质-胰岛素-胰岛素自身抗体复合物。这类患者胰岛素自身抗体呈阳性，检测血清胰岛素水平包括游离胰岛素、与胰岛素自身抗体结合的胰岛素及与胰岛素自身抗体结合的胰岛素原[6]，因此，血清检测会出现与病情不相符的极高胰岛素水平。正常人体内C肽和胰岛素等摩尔量释放，而IAS患者因形成免疫复合物出现胰岛素水平升高，且远远高于C肽升高水平，呈现"分离现象"，胰岛素/C肽摩尔比＞1[7]。聚乙二醇（PEG）沉淀法可用于鉴别体内是否存在与胰岛素结合的大分子量免疫复合物，可有效排除自身抗体对胰岛素测定的干扰，尤其对胰岛素自身抗体检测为阴性的患者[2, 3]。

除PEG沉淀法，还可通过稀释试验、凝胶层析分离法等去除自身抗体对胰岛素检测的干扰。

稀释试验：通过以零胰岛素标准品等倍稀释血清标本，测定稀释前、后血清胰岛素水平。血清稀释会打破抗体结合胰岛素和游离胰岛素的平衡，使游离胰岛素增加，因此稀释前、后血清胰岛素呈非线性关系。该稀释试验可检测胰岛素抗体是否存在，但不能直接测定胰岛素自身抗体，其敏感度有待验证[8]。

凝胶层析分离法：凝胶层析是按蛋白质分子质量大小进行分离的技术。由于IgG分子量大于胰岛素，若血清中存在胰岛素-胰岛素自身抗体免疫复合物，经凝胶层析柱时该复合物先于游离胰岛素洗脱出来，在大分子量区间测的胰岛素水平为结合胰岛素水平。该方法相对复杂，对实验室技术要求较高，可作为胰岛素自身抗体的确诊和验证试验。该方法的局限是要求检测物质应有较高浓度，层析过程中导致的样品稀释会造成假阴性结果，稀释也可能引起游离胰岛素与结合胰岛素之间的稳态改变，导致最终检测的游离胰岛素和结合胰岛素水平与PEG沉淀法不同[9]。

低血糖症（hypoglycemia）是一组由多种病因引起的血糖水平降低，并足以引起相应症状和体征的临床综合征，而当血糖浓度升高后，症状和体征也随之消退。患者常以交感神经兴奋和（或）神经精神及行为异常为主要特点，血糖浓度更低时出现癫痫样发作、昏迷和死亡。一般能引起低血糖症状的血糖阈值为2.80～3.90mmol/L，对于反复发作的低血糖患者，阈值会向更低的血糖浓度偏移。IAS患者胰岛素、胰岛素原与胰岛素自身抗体可逆结合，导致高血糖与低血糖并存，主要的临床特征是反复发作的严重低血糖，表现为空腹低血糖或餐后低血糖。在诊断IAS时，应注意与出现低血糖症、高胰岛素血症的其他内分泌疾病鉴别。

（1）反应性低血糖：又称餐后低血糖，多在餐后2～4小时发生。这类患者进餐后胰岛素释放慢于血糖水平升高，当血液中胰岛素水平达到高峰时，血糖水平已开始下降，从而发生低血糖反应。

（2）胰岛素瘤：指因胰岛B细胞瘤造成胰岛素分泌过多，进而引起低血糖症；其胰岛素分泌不受低血糖限制。通常有典型的Whipple三联征，即低血糖症状、昏迷及精神神经症状，每天空腹或劳作后发作，发作时血糖低于2.80mmol/L，口服或静脉注射葡萄糖后症状消失。检测胰岛素水平升高，一般不超过正常值的10倍，胰岛素/C肽摩尔比<1[7]，影像学检查提示胰腺占位性病变。

（3）胰岛细胞增生症：指胰岛B细胞异常增生，同时分泌过量的胰岛素，进而引起低血糖症，分为原发性和继发性胰岛细胞增生症。原发性胰岛细胞增生症部分存在遗传基因缺陷，断发性胰岛细胞增生症可能出现在胃肠手术后。

（4）胰岛素抵抗：表现为血糖波动，顽固的低血糖发作（常出现于餐前、睡前），患者常伴有黑棘皮征，胰岛素升高常不会超过正常值的10倍，IAA阴性。

（5）糖尿病患者的低血糖：糖尿病患者使用外源性胰岛素和刺激内源性胰岛素的药物（如促胰岛素分泌剂）刺激葡萄糖利用增加，从而控制血糖水平，使用不当可引起低血糖。

【案例总结】

本例患者因肝病长期服用谷胱甘肽片而导致IAS，出现低血糖症、高胰岛素血症。检验医师与临床医师积极沟通，逐步排除外源性原因和容易混淆的疾病，最终找到引起患者胰岛素水平假性升高的原因，确诊IAS。本例患者停用谷胱甘肽片，更换护肝药——甘草酸二铵肠溶胶囊，嘱患者避免应用肝毒性药物，使用阿卡波糖＋达格列净＋沙格列汀降糖，未出现低血糖反应。

随着医学发展，检验人员也面临着新的挑战。仪器自动化程度越来越高，检验人员动手操作的机会越来越少，特别是流水线的应用，从样本前处理到上机检测、归档实现了全自动化，自动审核规则的启用在一定程度上也减少了检验人员自身价值。新形势下，检验人员何去何从？

临床医学检验是为临床诊疗服务的，保质保量发出一份对临床诊疗有价值的检验报告是对检验人员的基本要求。质量控制是保证检验质量的基础，对检验报告的审核则是检验人员知识价值的体现。检验人员不仅要有扎实的检验理论知识，对仪器性能相关知识、试剂性能相关知识、检测干扰因素、检验方法的局限性等知识都要有扎实的储备。检验报告是检验与临床之间的桥梁，是临床诊疗重要的依据。审核报告须主动分析，充分考虑病情、仪器状态、偶发因素、干扰因素、报警信息、样本合格与否、试剂状态等诸多因素，盲目审核将可能导致错误结果，进而导致临床错误诊疗。秉承严谨、钻研的态度，积极探索，去伪存真。面对临床质疑时，不单只是告知质控在控，结果已复查一致，还要与临床一起寻找检验结果与临床诊疗偏差的原因。

临床与检验相辅相成，具备一定检验知识的临床医师更有利于对检验报告的解读。临床型的检验人员是临床对检验的需求，培养兼具检验能力、沟通能力、临床能力的检验人才是顺应当前医学发展的需要，也是未来检验医学发展的方向之一。

【专家点评】

对于糖尿病患者，出现低血糖，应积极寻找糖尿病患者常见低血糖原因，如胰岛素或降糖药物剂量过大、饮食量减少、运动量增加、过度饮酒、肝肾功能减退，如上述原因均不能解释，注意排除其他原因。出现低血糖的原因复杂，其鉴别诊断依赖详细的病史、体格检查、实验室检查，饥饿试验及影像学检查，临床医师在病史询问中注意患者有无使用含巯基药物。检验医师应根据相应结果提出进一步的检查建议，及早检测胰岛素水平及其抗体，及时排除其他原因导致的低血糖。尽早明确低血糖的原因，避免严重的低血糖，引起神经系统损伤甚至死亡。

本案例中通过PEG沉淀处理后测定血清游离胰岛素，较好地排除自身抗体的干扰。检验人员在工作中应保有存疑的态度，保证检验报告真实、有效、无误；临床医师工作中遇到与临床不符的检验结果时，需要加强与检验医师的沟通和协作。

参 考 文 献

[1] Hirata Y. Methimazole and insulin autoimmune syndrome with hypoglycemia[J]. Lancet，1983，2（8357）：1037-1038.

[2] 李伟，李路娇，张茜，等. 聚乙二醇沉淀法和凝胶层析分离法在糖尿病患者使用外源性胰岛素所致低血糖鉴别诊断中的应用价值初探[J]. 中华糖尿病杂志，2016，8（12）：758-762.

[3] Church D，Cardoso L，Bradbury S，et al. Diagnosis of insulin autoimmune syndrome using polyethylene glycol precipitation and gel filtration chromatography with ex vivo insulin exchange[J]. Clin Endocrinol（Oxf），2017，86（3）：347-353.

[4] Uchigata Y，Hirata Y，Iwamoto Y. Drug-induced insulin autoimmune syndrome[J]. Diabetes Res Clin Pract，2009，83（1）：e19-e20.

[5] Wang YL，Yao PW，Zhang XT，et al. Insulin autoimmune syndrome：73 cases of clinical analysis[J]. Chin Med J（Engl），2015，128（17）：2408-2409.

[6] Ismail AAA. The insulin autoimmune syndrome（IAS）as a cause of hypoglycaemia：an update on the pathophysiology，biochemical investigations and diagnosis[J]. Clin Chem Lad Med，2016，54（11）：1715-1724.

[7] Wong SL，Priestman A，Holmes DT. Recurrent hypoglycemia from insulin autoimmune syndrome[J]. J Gen Intern Med，2014，29（1）：250-254.

[8] 何燕京，白英哲，王秋实. 血清稀释技术在自身免疫性溶血性贫血患者输血管理中的应用[J]. 中国输血杂志，2018，31（7）：760-762.

[9] 孔晶，张晗，付俊玲，等. 应用聚乙二醇沉淀法及凝胶层析分离法诊断胰岛素自身免疫综合征的价值探讨[J]. 中华内分泌代谢杂志，2017，3（9）：748-751.

25　儿童酮症酸中毒的诊疗过程分析

作者：李肃宁[1]，张婕[2]（宁夏医科大学总医院：1.内分泌科；2.医学实验中心）

点评专家：刘萍（宁夏医科大学总医院内分泌科）

【概述】

13岁女童主因"多饮、多尿、多食伴体重减轻2个月"入院。入院后完善相关检查，明确诊断为糖尿病酮症酸中毒；但治疗过程中，胰岛素用量较大，表现为对胰岛素不敏感，且患儿爷爷、父亲均患有糖尿病，故进一步完善基因检测，发现患儿NEUROD1变异，该变异在多名青少年发病的成人型糖尿病6型（MODY6）患者中可检测到，该变异为病理性变异，完善家系基因检测，发现患儿的父亲存在与患儿相同的致病变异。在治疗过程中，患儿多次出现酮症酸中毒，予以对症治疗好转后出院。

【案例经过】

患者，女性，13岁，主诉：多饮、多尿、多食伴体重减轻2个月。查体：体温36.5℃，脉搏94次/分，呼吸18次/分，血压112/70mmHg，BMI 15.05kg/m²；甲状腺无异常；双肺呼吸音清，未闻及干湿啰音；心率94次/分，心律齐，未闻及杂音；腹软，无压痛，肝脾未触及肿大；双下肢无水肿；双侧足背动脉搏动一致、正常；双下肢痛温觉正常；10g尼龙丝试验阴性；音叉振动觉正常。正常面容，无库欣貌，无白纹、紫纹；心肺未见异常；双侧乳房Tanner分期I期，未见腋毛，正常女童外阴，四肢关节外形正常，活动自如，四肢肌张力正常，肌力V级。家族史：患儿爷爷、爸爸均患有糖尿病，否认其他家族性遗传病史。入院后完善相关检查，血常规：白细胞计数$6.76×10^9$/L，血红蛋白157g/L，血小板$233×10^9$/L；尿常规：葡萄糖（GLU）4+，酮体（KET）4+；尿微量白蛋白13.9mg/L；便常规：未见异常；生化：血糖16.3mmol/l，血浆胆固醇5.72mmol/L，甘油三酯2.03mmol/L；HbA1c 16.2%；尿微量白蛋白13.9mg/L；酮体5.1mmol/L；血气分析：pH 7.24，碱剩余-8.0mmol/L；甲状腺功能：T_3 0.66ng/ml（参考范围0.6~1.81ng/ml），T_4 5.1μg/dl（参考范围4.5~10.9μg/dl），TSH 1.740μIU/ml（参考范围0.35~5.5μIU/ml）；心电图：窦性心律，未见异常；腹部B超：肝、胆、胰、脾、双肾未见异常；胸部X线片：未见异常；心脏彩超：心脏结构、运动及血流分布未见异常；左心室舒张功能正常；动脉硬化检查：未见异常；神经电图：NCV未见特征性改变；SSR：双下肢SSR异常；眼底照相：未见异常。

【案例分析】

1. 临床案例分析

（1）患儿青少年起病，起病时伴有典型三多一少临床症状，且结合入院实验室检查提示血糖明显升高，达到糖尿病诊断标准，糖化血红蛋白明显升高，同时合并酮症，血气分析提示伴有酸中毒，故考虑诊断为1型糖尿病合并酮症酸中毒，治疗上积极予以胰岛素泵持续静脉泵入降糖治疗，同时予以积极补液等对症治疗，患儿血糖逐渐降低，治疗有效。血糖控制平稳后完善血清C肽检测，检测结果如表25-1所示。

表25-1 患者血糖和C肽检测结果

	血糖	C肽
空腹	6.27mmol/L	0.53ng/ml ↓
餐后2小时	13.19mmol/L	1.19ng/ml

糖尿病自身抗体检测提示：谷氨酸脱羧酶抗体（GAD-Ab）阴性，胰岛素自身抗体（IAA）阴性，酪氨酸磷酸酶抗体（IA-2Ab）阴性，锌转运8-抗体（ZnT8）阴性，胰岛细胞抗体（ICA）阴性；完善激素水平检查，未见异常。在治疗过程中，胰岛素逐渐减量，血糖控制良好，逐渐调整为口服降糖药物，血糖仍可控制在较好水平。此刻，实验室检查结果似乎与入院初步诊断并不完全符合，再次追问患者家属，诉患儿父亲、爷爷、奶奶均为糖尿病患者，母亲为糖耐量异常，考虑患者家族中三代均患有糖尿病，故建议进一步完善基因检测。结果回报提示患儿携带 NEUROD1 基因的一个杂合病理性突变，NEUROD1 基因如发生病理性变异，可引起MODY6，呈常染色体显性遗传。该变异在多名MODY6患者中检测到，该变异为病理性变异，其父亲基因检测结果提示存在相同位点相同基因病理性变异，故考虑此患者发病与其父亲 NEUROD1 基因病理性突变相关。进一步完善其母亲、姐姐的基因检测，提示患儿母亲及姐姐均无相关基因病理性变异（家系检测图谱如图25-1所示）。根据基因检测结果，诊断MODY6明确，酮症酸中毒纠正，病情平稳后，逐渐减少胰岛素用量，并调整为阿卡波糖50mg每天3次口服、沙格列汀5mg每天1次口服，联合降糖治疗，患儿血糖控制平稳。

（2）病情变化：患儿出院后2年，院外多次因上呼吸道感染，发生酮症酸中毒，分别于2020年、2021年多次因出现酮症酸中毒就诊，入院予以补液、抗感染等综合对症治疗。患者病情好转后出院，因考虑患儿易出现酮症酸中毒，2021年入院后，完善皮质醇（8：00 15.46μg/dl，16：00 13.62μg/dl），ACTH 20.75pg/ml；甲状腺功能：FT$_3$ 2.34pg/ml ↓（参考范围2.4～4.5pg/ml），余均正常；激素全项：未见异常；尿微量白蛋白肌酐比值27.44mg/mmol ↑；心电图未见异常；神经电图：双上肢周围神经损害，双下肢SSR异常；结合患者病史，考虑已出现糖尿病慢性并发症，早期肾损害及周围神经病变，故降糖治疗方案调整为胰岛素泵持续皮下注射联合二甲双胍降糖治疗，同时予以保护肾脏、营养神经对症治疗，患者院外规律治疗。2022年3月，再次因上呼吸道感染诱发酮症酸中毒就诊，入院血糖7.38mmol/L，尿常规：尿糖4+，蛋白1+，酮体3+；血酮体：阳性；血气：

pH 7.327。考虑患者诊断明确，继续予以积极降糖、补液、抗感染等综合对症治疗，3 天后酸中毒纠正后患者要求出院，院外规律随诊，血糖逐渐控制平稳，但尿酮体及血酮体持续阳性，与检验科医师沟通，考虑实验室检查无误，故再次追问患者及其家属，家属诉院外为利于血糖控制，自行口服"恩格列净"联合降糖治疗，故考虑药物性酮症，建议患者停用恩格列净，停用药物 1 个月后复诊，血酮体及尿酮体仍为阳性，患者血糖控制尚可，已停用可诱发酮症药物，但患者为何仍酮体阳性？临床医师与实验室人员沟通后，排查尿常规检测未发现异常情况，尿常规结果稳定，质控在控，未更换试剂及仪器等，故考虑检验结果有效，再三追问患者及其家属后，告知医师，为利于血糖控制，患者近半年进食极少量碳水化合物，以蛋白质及脂肪类食物为主，考虑患者酮体难以纠正，与患者碳水化合物摄入不足相关，向患者及其家属进行糖尿病宣教，调整饮食结构后复查酮体提示阴性。

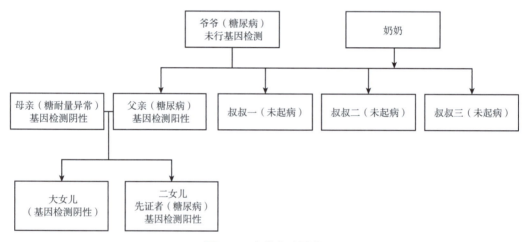

图 25-1   患者家系图谱

2. 检验案例分析

患者首次入院，根据青少年急性起病，有典型多饮、多尿、多食及体重减轻的临床症状；实验室检查血糖明显升高，空腹血糖 16.3mmol/L（参考范围：3.90～6.10mmol/L），餐后血糖 20.1mmol/L（参考范围：≤7.8mmol/L），糖化血红蛋白 16.2%，明显升高（参考范围≤6%），血酮体阳性，血气分析中 pH 7.24，入院初步诊断 1 型糖尿病合并酮症酸中毒，并进行糖尿病分型检查。完善相关检查时发现，空腹 C 肽 0.53ng/ml（参考范围：0.81～3.85ng/ml），水平略偏低。行糖尿病自身抗体检查：谷氨酸脱羧酶抗体（GAD-Ab）（−），胰岛素自身抗体（IAA）（−），酪氨酸磷酸酶抗体（IA-2Ab）（−），锌转运 8-抗体（ZnT8）（−），胰岛细胞抗体（ICA）（−）。当时住院期间考虑特发性 1 型糖尿病合并酮症酸中毒，给予胰岛素泵持续皮下注射治疗。患者出院后，因为频繁低血糖，逐渐减少胰岛素用量，1 个月内停用胰岛素。患者临床胰岛素使用与 1 型糖尿病的自然病程不相符，快速进入可能的"蜜月期"？再次考虑患者的家族史，其祖父和父亲均为糖尿病患者，为进一步明确诊断，进行糖尿病相关基因测序，检测结果显示患者携带 NEUROD1 基因的一个杂合病理性突变。其父亲基因测序结果也为相同位点基因突变。NEUROD1 变异为病理性变异，该变异为MODY6诊断基因位点，故考虑该患者为MODY6合并酮症酸中毒。

患者在诊断MODY6后的4年中，一直口服阿卡波糖、沙格列汀治疗，血糖控制平稳。其间因为各种诱因，发生多次酮症酸中毒，存在典型酮症酸中毒临床表现。给予补液、降糖等对症治疗后酮症得以快速纠正，纠正后继续口服降糖药物治疗。2022年3月，患者再次因酮症住院，积极给予胰岛素处理后，血糖控制平稳，但酮体仍为阳性，患者由于学业繁重要求出院。出院后的2个月内，患者血糖正常，但多次自测血酮体提示（血酮）阳性。此时的检测结果与临床治疗预期出现严重分歧。患者于5个月长假期间再次住院，为纠正酮症。住院后患者尿糖4+，尿酮体3+，但血糖仍控制良好，波动在6～8mmol/L。临床医师与实验室人员沟通后，考虑血糖正常的酮症倾向。临床医师再次仔细询问病史，明确患者自行外购日本生产的恩格列净（每片25mg），此药物具有一定的生酮作用。停用恩格列净后继续积极补液纠酮治疗。但患者停用此药物后，连续1周仍然尿酮体阳性，再次与临床医师沟通，继续追问患者病史，发现患者为控制血糖，近半年不食用碳水化合物，每天进食大量蛋白质及脂肪类食物，故考虑患者酮体与生酮饮食相关，嘱患者调整饮食结构。回访患者血糖控制良好，复查血酮体及尿酮体均为阴性。

【知识拓展】

青少年发病的成人型糖尿病（maturity-onset diabetes of the young，MODY）是一种常染色体显性遗传的单基因疾病，以往认为它是2型糖尿病（T2DM），现归为特殊类型的糖尿病[1, 2]。MODY的诊断条件：25岁以前发病；三代以上家族遗传史；常染色体显性遗传；口服降糖药治疗5年有效。临床上以胰岛素分泌缺陷为特征，大多数患者的糖尿病症状轻[3]。目前发现MODY有13个亚型，即肝细胞核因子4α（HNF4α）/MODY1，葡萄糖激酶（GCK）/MODY2，肝细胞核因子1α（HNF1α）/MODY3，胰岛素启动因子-1（IPF-1）/MODY4，肝细胞核因子1β（HNF1β）/MODY5，神经细胞分化因子1（NEUROD1）/MODY6，Kruppel样因子11（KLF11）/MODY7，羧基酯脂肪酶（CEL）/MODY8，配对盒同源基因4（PAX4）/MODY9，前胰岛素原（INS）/MODY10，B淋巴细胞酪氨酸激酶（BLK）/MODY11[4]，MODY12（ATP结合C家族8因子，ABCC8）和MODY13（内向整流性钾离子通道J家族11因子，KCNJ11）。针对MODY目前无特殊治疗方法[5]。治疗上基本与2型糖尿病相同，即在饮食控制、适度锻炼的基础上，可用胰岛素促泌剂类药物，如磺脲类药物，为避免低血糖反应，口服降糖药的用量宜从小剂量开始[6, 7]。在MODY后期，由于胰岛功能进一步下降，可用胰岛素治疗[8]。SGLT-2类药物出现酮症的原因：①降低胰岛素分泌，促进胰高血糖素分泌、糖异生和脂肪分解；②增加脂肪酸动员和利用，增加酮体；③增加肾小管钠离子浓度，促进酮体重吸收；④利钠、渗透性利尿导致低血容量，低血容量可诱发酮症出现[9]。生酮饮食：是指进食的食物中，含有极低的碳水化合物，适中的蛋白质，较高的脂肪含量；酮体可作为神经元和其他不能直接代谢脂肪酸的细胞的替代能源抗癫痫；生酮饮食可降低血糖、选择性饥饿肿瘤细胞，高脂肪形成生理性酮症，代谢产物调节肿瘤发生、发展中的关键通路，故可用于部分肿瘤患者[10-12]。

【案例总结】

从检验的角度来看，对糖尿病患者的常规检查无非包括血糖、血酮体、尿糖、尿酮体、血气分析及一些相关激素检测，但对一些特殊类型的糖尿病患者，常规检测项目已无法满足临床诊疗的需求。在此案例中，首诊时患者的实验室检测与诊断出现了矛盾，此时需要实验室提供更加具有特异性和诊断价值的检测项目来满足临床的诊疗需求，这对检验工作者提出了更高的要求，在日常工作中除了要高效完成常规工作，还需要不断了解和学习相关领域的新技术、新业务，便于为临床工作提供高质量的服务。在患者的后续治疗中，当出现检验结果与临床诊疗相矛盾的情况时，检验工作者需要耐心细致地与临床医师沟通，在保证检验结果准确及时的同时，做好结果解释分析工作，为临床医师和患者提供优质的服务与咨询。

从临床角度来看，首先，青少年起病的糖尿病病例并不少见，尤其初发起病时即出现明显的酮症酸中毒，多被认为1型糖尿病性酮症酸中毒可能性大，但对于起病年龄较小，有明确家族史的患儿来说，特殊类型糖尿病应被重视。此时，基因检测对于临床病例的诊断尤为重要，对先证者家系中其他成员的基因检测更有利于了解整体家族患病情况。其次，对临床常见的酮症酸中毒，虽诊断较为简单，但不同的酮症原因，需要的治疗原则完全不同，在临床中，糖尿病性酮症、饥饿性酮症、药物诱发的酮症、生酮饮食的多种因素，均有可能引起难以纠正的酮症酸中毒，在临床工作中，与患者、家属及检验医师的沟通就显得格外重要。

【专家点评】

糖尿病合并酮症酸中毒是临床常见的内科急症。但在糖尿病诊断分型中需要临床医师有扎实的基本功，具体到病史采集尤为重要，同时结合临床检验的拓展及验证对临床诊断至关重要。该病例从一个看似常见的儿童起病的糖尿病合并酸中毒，不断深入探究，通过基因检验技术明确特殊类型糖尿病（MODY6）诊断。酮症酸中毒与高血糖相关。在疾病发展过程中，患者出现血糖正常的酮症，尿糖与血糖不相符，尿酮体阳性，与钠-葡萄糖共转运蛋白2抑制剂（SGLT2i）使用有关；停药后酮症不缓解，再次追问病史，明确与患者饮食结构相关，低碳水化合物、高脂、高蛋白饮食造成生酮状态。该病例中一波三折的酮症，不同阶段、不同病因，需要根据临床和检验结果积极探索，在临床医师与患者、家属及检验科医师有效沟通中抽丝剥茧，明确诊断；不同病因，不同处理方式，有的放矢，终能获益。

参 考 文 献

[1] Fajans SS，Bell GI. MODY：history，genetics，pathophysiology，and clinical decision making[J]. Diabetes Care，2011，34（8）：1878-1884.

[2] Shields BM，Hicks S，Shepherd MH，et al. Maturity-onset diabetes of the young（MODY）：how many cases are we missing?[J]. Diabetologia，2010，53（12）：2504-2508.

[3] Naya FJ，Stellrecht CM，Tsai MJ. Tissue-specific regulation of the insulin gene by a novel basic he-lix-loop-helix transcription factor[J]. Genes Dev，1995，9（8）：1009-1019.

[4] Malecki MT，Jhala US，Antonellis A，et al. Mutations in NEUROD1 are associated with the development of type 2 diabetes mellitus[J]. Nature Genetics，1999，23（3）：323-328.

[5] Szopa M，Ludwig-Galezowska AH，Radkowski P，et al. A family with the Arg103Pro mutation in the NEUROD1 gene detected by next-generation sequencing-clinical characteristics of mutation carriers[J]. Eur J Med Genet，2016，59（2）：75-79.

[6] Horikawa Y，Enya M，Mabe H，et al. NEUROD1-deficient diabetes（MODY6）: identification of the first cases in Japanese and the clinical features[J]. Pediatric Diabetes，2018，19（2）：236-242.

[7] 赵宁宁，董关萍，吴蔚，等. 新发突变基因致青少年发病的成人型糖尿病6型（MODY6）1例报告[J]. 中国实用儿科杂志，2019，34（5）：438-441.

[8] 韩学尧，刘春雁，纪立农. MODY6基因在家族性2型糖尿病发病中的作用[J]. 中华医学杂志，2005，85（35）：2463-2467.

[9] 汤学军，王黎，张风，等. MODY6的研究，认识现状及处理[J]. 实用糖尿病杂志，2017，13（2）：4-5.

[10] 彭少林，杨水冰，陆小玉，等. 伴Graves病的青年人中的成人发病型糖尿病1例[J]. 中南医学科学杂志，2020，48（5）：554-557.

[11] 邓明群，王晓晶，肖新华，等. 新的神经分化因子1基因突变导致青少年的成人起病型糖尿病6型的临床及分子遗传研究[J]. 中华糖尿病杂志，2019，11（1）：53-57.

[12] 王彤，肖新华. 儿童和青少年单基因糖尿病的临床诊治[J]. 中华糖尿病杂志，2016，8（6）：324-327.

26 高胰岛素与血糖调节异常的分析

作者：刘肖瑛[1]，吴燕萍[2]（东莞康华医院：1.医学检验中心；2.内分泌代谢科）

点评专家：隋洪（东莞康华医院医学检验中心）

【概述】

胰岛素自身免疫综合征（insulin autoimmune syndrome，IAS）以无外源性胰岛素应用史的患者发生自发性低血糖、严重高胰岛素血症及胰岛素自身抗体（insulin autoantibody，IAA）显著升高为特征。外源性胰岛素抗体综合征（exogenous insulin antibody syndrome，EIAS）是糖尿病患者应用外源性胰岛素后出现胰岛素抗体相关的血糖异常临床综合征，包括胰岛素过敏、血糖波动、代谢控制差（胰岛素抵抗相关的严重高血糖或自发性低血糖），因此IAS和EIAS均为胰岛素抗体介导的血糖异常综合征。

【案例经过】

患者，男性，63岁，2型糖尿病病史10余年，1年余前发现血肌酐升高。因复查肾功能肌酐升高及血糖控制不佳，门诊拟"2型糖尿病肾病"收入内分泌代谢科。

生化指标：血磷1.63mmol/L，尿素氮17.39mmol/L，肌酐431μmol/L，尿酸528μmol/L，血糖5.18mmol/L，胱抑素C 3.86mg/L，白蛋白38.8g/l；尿常规：尿糖2+，尿酮体2+，蛋白3+；血常规：红细胞计数$2.51×10^{12}$/L，血红蛋白77g/L。

入院后完善实验室相关检查：患者胰岛功能指标如表26-1所示。

表26-1 患者胰岛功能指标

指标	0分钟	120分钟
BG（mmol/l）	9.82	20.95
INS（μU/ml）	＞1000（7760）	＞1000
C肽（ng/ml）	19.2	18.1

注：BG.血糖；INS.胰岛素。

相关检查结果：HbA1C 10.0%，同型半胱氨酸（HCY）18.1μmol/L，维生素B_{12} 727pmol/L，甲状旁腺激素（PTH）81.4pg/ml，转铁蛋白（TRF）2.0g/L，纤维蛋白原（Fib）4.37g/L，B型脑钠肽前体（pro-BNP）6169pg/ml，胰高血糖素（空腹）180.17pg/ml，糖尿病自身抗体（IAA）167 COI。血小板聚集试验AA和ADP都是血小板聚集功能检测项目，但二者有不同的引导机制。ApoE基因112T+158C型（载脂蛋白E3/E3型），24小时尿蛋白4.89g/24h，24小时尿微量白蛋白4576.5mg/24h，尿微量白蛋白排泄率3178.12μg/min；

尿微量白蛋白肌酐比值（UACR）：586.86mg/mmol；内生肌酐清除率（Ccr）：10.874ml/min；*HLA*基因分型：DRB1*0405/080302。余未见异常。

心脏彩超：陈旧心肌梗死超声改变，左心房增大，左心室壁增厚，二尖瓣、主动脉瓣少量反流，卵圆孔未闭，左心室收缩功能正常，舒张功能降低。

入院诊断：2型糖尿病肾病；冠状动脉粥样硬化性心脏病（冠状动脉支架植入后状态）；肾性贫血。

【案例分析】

1. 临床案例分析

患者出现难以控制的高血糖及间断空腹低血糖，伴高滴度胰岛素抗体，胰岛素水平明显升高。考虑胰岛素自身免疫综合征（IAS）？外源性胰岛素抗体综合征（EIAS）？

诊断考虑胰岛素自身免疫综合征（IAS）或外源性胰岛素抗体综合征（EIAS）。

临床分析：高血糖与低血糖交替出现，食物摄入、血糖升高→胰岛素水平升高→胰腺B细胞产生胰岛素，其被IAA结合→餐后高血糖症→分泌更大量的胰岛素和C肽→胰岛素从复合物中释放离开IAA→低血糖。

本病例结合曾使用外源性胰岛素（优泌乐50）及氯吡格雷，高滴度胰岛素及胰岛素抗体，存在糖调节异常，停用氯吡格雷后患者胰岛素及胰岛素抗体均无明显下降，停用胰岛素及甲泼尼龙冲击治疗后胰岛素及胰岛素抗体进行性下降，数据如表26-2所示。

结合检验数据考虑：ELAS患者体内的抗体较IAS患者体内的抗体具有低胰岛素结合容量、高亲和力，采用PEG沉淀法可以去除抗体和抗体包裹的大分子物质，而本病例回收率仅为0.16%。

因此，诊断考虑外源性胰岛素抗体综合征。对于患者高胰岛素血症的处理及指标变化如表26-2所示。

表26-2 关于高胰岛素血症处理及指标变化

日期	空腹胰岛素（μU/ml）	空腹C肽（ng/ml）	空腹血糖（mmol/l）	IAA（COI）	处理
6月3日	7760	19.2	9.82	167	
6月11日	4063	15.0	3.62	—	停氯吡格雷
6月15日	3460	10.4	2.33	149	
6月24日	4680	19.8	5.91	153	
8月2日	13950	25.1	6.64	176	
8月27日	12000	27.8	9.95	184	
9月10日	15050	28.0	6.63	194	停胰岛素，加瑞格列奈、阿卡波糖
9月14日	—	—	—	—	甲泼尼龙0.5g×4天
9月18日	547	23.7	14.98	155	

注：该患者已因肾病不幸去世，无法再追踪数据。

2. 检验案例分析

（1）首先确认实验室结果的准确性：立即启动检验全流程分析，再次核对标本质量、仪器及试剂状态，统计患者数据分布、排查干扰物质，与临床沟通共同分析。

检验前：标本状态正常（无脂血、黄疸、溶血），仪器按三级保养维护，室内质控在控；检验中反应光子数值正常，复查结果一致，均＞1000μU/ml。结合高血糖的临床表现，重点考虑实验干扰存在的可能性。

（2）实验室检测干扰因素

1）实验室检测常见干扰因素为内源性干扰因素（异嗜性抗体、自身抗体、抗试剂成分的抗体）和外源性干扰因素（标本溶血、被细菌污染、标本贮存时间过长、凝固不全）。

2）确认干扰存在的常规方法：物理化学法，如聚乙二醇（PEG6000，160g/L）沉淀法清除免疫球蛋白片段以减少干扰。特效阻断剂和非特效阻断剂阻断法，清除异嗜性抗体的干扰。稀释法：倍比稀释的样本检测值呈非线性关系，干扰物的浓度、异质性及位阻效应是造成非线性的主要原因。

3）针对本患者采用了稀释法，对照样本稀释和实验样本回收率检测结果均符合项目标准（表26-3），但是聚乙二醇沉淀回收实验样本回收率不合格。

结果显示实验样本存在影响项目检测的因素并能被PEG6000吸收沉淀。

表26-3　对照样本和实验样本回收率检测结果

稀释倍数	对照样本			实验样本		
	检测结果（μU/ml）	计算结果（μU/ml）	回收率	检测结果（μU/ml）	计算结果（μU/ml）	回收率
原倍	94.7	//	//	＞1000	7760	//
1∶5	16.5	82.5	87%	＞1000	//	//
1∶10	7.61	76.1	90%	727	7270	94%
1∶20	4.26	85.2	90%	345	6900	89%
1∶50	2.11	105.5	111%	165	8250	106%
PEG*2	46.2	92.4	98%	6.05	12.1	0.16%

注：//代表不适用；PEG*2指样本与PEG 1∶1混合，沉淀后，检验结果。

【探讨原因】

针对此情况经与临床医师沟通，患者伴有难以控制的高血糖及间断空腹低血糖，伴高滴度胰岛素抗体，胰岛素水平明显升高。

检验科质量小组讨论：PEG可沉淀IgG，但对胰岛素类小分子量蛋白质则基本没有影响，比较经PEG处理前后的血清中胰岛素水平，发现胰岛素-IgG抗体免疫复合物被PEG沉淀，较处理前降低，由此可判断血清中存在胰岛素-IgG抗体免疫复合物。

【知识拓展】

IAS 的发生与药物、免疫缺陷、遗传相关。胰岛素抗体的产生可能是在遗传基因易感性及免疫缺陷基础上，某些药物（如含巯基药物）可使胰岛素的双硫键断裂，内源性胰岛素结构发生变化，其免疫原性随之发生改变，可被特异组织相容性复合物分子识别并触发特异 T 细胞克隆增殖，最终导致胰岛素抗体生成[1]。EIAS 是指糖尿病患者中，接受外源性胰岛素治疗的个体中 IAA 介导的血糖调节障碍和低血糖[2]。有研究报道，62% 的 IAS 患者以持续性低血糖为主，而 89% 的 EIAS 患者以低血糖、高血糖交替为主[3]。EIAS 组空腹血糖、餐后 2 小时血糖抑或糖化血红蛋白都显著高于 IAS 组[4]。可能是因为 IAS 患者产生的抗体具有与胰岛素高结合容量、低亲和力，而外源性胰岛素诱导产生的抗体具有与胰岛素低结合容量、高亲和力。高结合容量、低亲和力提示与胰岛素结合形成复合物的量多，但易于解离，循环中游离胰岛素增多，最终导致低血糖；而低结合容量、高亲和力提示与胰岛素结合形成复合物的量较少，且不易于解离，最终导致胰岛素抵抗、血糖升高。

【案例总结】

该病例表现为明显的高胰岛素血症，胰岛素自身抗体明显升高，伴有难以控制的高血糖及反复发作的低血糖。临床发现明显的高胰岛素血症，且胰岛素水平升高与 C 肽水平升高不平行，考虑胰岛素自身抗体升高导致结合胰岛素水平升高可能性大。经检验科、内分泌代谢科讨论，结合 PEG 沉淀后患者大部分胰岛素可被沉淀，提示该病例以结合胰岛素升高为主。同时患者存在明显胰岛素自身抗体，提示 IAS 或 EIAS 可能。在后续治疗及随访过程中，多次检测胰岛素及胰岛素自身抗体，检验科负责对胰岛素进行稀释定量检测，发现停用氯吡格雷后患者胰岛素无明显下降，但停用胰岛素及使用激素冲击治疗后患者胰岛素呈下降趋势，故最终诊断为 EIAS，因 EIAS 中胰岛素与抗体结合，延长了胰岛素半衰期，而 C 肽半衰期不受影响，故出现胰岛素与 C 肽水平分离现象。通过临床与检验密切配合，有效沟通，在患者随访过程中及时针对患者检验结果进行讨论，使患者诊断逐渐明确，且治疗有效。

【专家点评】

检验结果分析应以循证检验医学的理论为依据，质量控制应覆盖检验全流程。检验主动与临床进行有效沟通，共同分析数据，最大限度发挥检验结果对临床的作用。另外，始终坚持 ISO15189 的核心精神"持续改进"，总结临床案例经验，优化报告全流程控制，保证检验结果的及时、准确、高效。

参 考 文 献

[1] 曾晋阳，严芳芳，于岁，等. 胰岛素自身免疫综合征和外源性胰岛素抗体综合征临床特征比较[J]. 中

华糖尿病杂志，2020，12（10）：830-834.

[2] 李伟，李路娇，张茜，等. 聚乙二醇沉淀法和凝胶层析分离法在糖尿病患者使用外源性胰岛素所致低血糖鉴别诊断中的应用价值初探[J]. 中华糖尿病杂志，2016，8（12）：758-762.

[3] 杨彩彩，谷伟军，吕朝晖，等. 氯吡格雷致胰岛素自身免疫综合征一例[J]. 中华内科杂志，2021，60（1）：55-57.

[4] 郭中秋，刘荣火，陈玉华，等. 氯吡格雷及泮托拉唑片致胰岛素自身免疫综合征1例[J]. 世界最新医学信息文摘，2023，23（21）：89-91.

27 糖尿病酮症酸中毒合并高胰酶血症

作者：宋紫冰[1]，曾庆祥[2]（南方医科大学南方医院增城分院：1.检验医学科；2.内分泌科）

点评专家：王从容（南方医科大学南方医院增城分院检验医学科）

【概述】

近30多年来，我国糖尿病患病率显著增加。2015～2017年中华医学会内分泌学分会在全国31个省份进行糖尿病的流行病学调查显示，我国18岁及以上人群糖尿病患病率为11.2%。糖尿病人群中2型糖尿病（T2DM）占90%以上。从2013年对糖尿病患者大规模流行病学调查结果看，糖尿病的知晓率为36.5%，治疗率为32.2%，控制率49.2%，处于较低水平，尤其在农村更明显[1]。加强糖尿病健康教育管理，提高糖尿病患者认知率，从而改善疾病症状，提高患者生活质量，是目前糖尿病防治的关键。

39岁妇女因呕吐、头痛、头晕、乏力入院。实验室检查显示血糖、血淀粉酶、血脂肪酶、尿糖、尿酮体升高，酸中毒。血呈乳糜微粒状"奶茶"样，TG明显升高。腹部CT及超声检查显示胰腺正常。诊断该患者糖尿病酮症酸中毒（diabetic ketoacidosis，DKA）合并高胰酶血症。给予静脉胰岛素调糖、补液消酮、改善循环、营养神经等治疗后，患者血糖、血脂正常。DKA在糖尿病患者中发病率较高，提高临床医师对该疾病的认识，早期发现并积极治疗有助于减轻临床症状并改善预后。

【案例经过】

患者，女性，39岁，1天前无明显诱因出现头晕、恶心、呕吐胃内容物，伴咳嗽、咳痰；偶有头痛、全身乏力。至外院就诊，查随机血糖明显升高，给予补液等对症处理后转诊至笔者所在医院。既往有"甲状腺功能亢进症"病史，自诉复查甲状腺功能正常，已停药2个月余；于外院诊断"糖尿病"，给予口服降糖药治疗（具体不详），自行停降糖药1个月余。

入院查体：体温36.7℃；血压100/73mmHg；呼吸21次/分；脉搏123次/分。浅昏迷。双侧瞳孔等大等圆，直径约2.5mm，对光反射存在。颈软。双肺呼吸音粗，未闻及啰音。心律齐。腹软，按压时无痛苦表情，墨菲征阴性，肝脾肋下未触及，肠鸣音存在。双下肢无水肿，双侧巴宾斯基征未引出。

血常规检查：白细胞计数17.31×10⁹/L↑，中性粒细胞百分比72.4%，血红蛋白145g/L，血小板231×10⁹/L，C反应蛋白14.15mg/L↑。血生化：血钾6.20mmol/L↑，血钠121.32mmol/L↓，血氧91.08mmol/L↓，血钙2.25mmol/L，肌酐106.11μmol/L↑，尿素

氮9.10mmol/L↑，总蛋白63.36g/L↓，血糖41.01mmol/L↑，淀粉酶730.30U/L↑，脂肪酶547.39U/L↑，甘油三酯44.65mmol/L↑，总胆固醇18.99mmol/L↑，HDL-C 0.98mmol/L↓，LDL-C 4.41mmol/L↑。血气分析：pH 7.212↓，动脉血氧分压（PaO_2）104mmHg，动脉血二氧化碳分压（$PaCO_2$）28.5mmHg↓，碳酸氢根（HCO_3^-）13.4mmol/L↓，绝对碱剩余（ABE）-14.9mmol/L↓，标准碱剩余（SBE）-16.4mmol/L↓。尿常规：尿糖4+（56mmol/L）↑，尿酮体3+（5mmol/L）↑。病理结果：管型，粗颗粒管型。血酮升高。腹部CT显示胰腺形态正常，未见异常密度，胰管无扩张，胰腺周围结构清晰。

【案例分析】

1. 临床案例分析

《中国2型糖尿病防治指南（2020年版）》[1]中DKA临床诊断标准：血酮体升高（血酮体≥3mmol/L）或尿糖和酮体阳性（++以上）伴血糖升高（血糖>13.9mmol/L），血pH（pH<7.3）和（或）二氧化碳结合力降低（HCO_3^-<18mmol/L），无论有无糖尿病病史，都可诊断为糖尿病酮症酸中毒。诊断标准如表27-1所示。

本病例患者诊断为中度DKA。DKA是胰岛素不足和升糖激素不适当升高引起的糖、脂肪和蛋白质代谢严重紊乱综合征，临床以高血糖、高血酮和代谢性酸中毒为主要特征。1型糖尿病（T1DM）有发生DKA的倾向；2型糖尿病（T2DM）亦可发生DKA。DKA的发生常有诱因，包括急性感染、胰岛素不适当减量或突然中断治疗、饮食不当、胃肠疾病、脑卒中、心肌梗死、创伤、手术、妊娠、分娩、精神刺激等[2]。本病例患者是因为糖尿病突然中断治疗导致DKA发生。

DKA患者临床表现为早期三多一少症状加重；酸中毒失代偿后，出现疲乏、食欲减退、恶心、呕吐，多尿、口干、头痛、嗜睡，呼吸深快，呼气中有烂苹果味（丙酮）；后期严重失水，尿量减少、眼眶下陷、皮肤黏膜干燥，血压下降、心率加快，四肢厥冷；晚期不同程度意识障碍，昏迷。少数患者表现为腹痛，酷似急腹症，易误诊。虽然患者常有感染，但其临床表现可被DKA的表现所掩盖，且通常因外周血管扩张而体温不高甚至偏低，其是预后不良的表现[2]。

表27-1 不同程度DKA的诊断标准[1]

不同程度DKA	血糖（mmol/L）	动脉血pH	血清HCO_3^-（mmol/L）	尿酮[a]	血酮	血浆有效渗透压[b]	阴离子间隙[c]（mmol/L）	意识状态
轻度	>13.9	7.25~7.30	15~18	阳性	升高	可变	>10	清醒
中度	>13.9	7.00~7.25	10~15	阳性	升高	可变	>12	清醒或嗜睡
重度	>13.9	<7.00	<10	阳性	升高	可变	>12	木僵或昏迷

注：DKA. 糖尿病酮症酸中毒；a硝普盐反应方法；b血浆有效渗透压=2×（[Na^+]+[K^+]）（mmol/L）+血糖（mmol/L）；c阴离子间隙=[Na^+]-（[Cl^-]+[HCO_3^-]）（mmol/L）。

本病例患者虽然有高胰酶血症（血清淀粉酶和脂肪酶浓度高于正常上限值3倍），但无腹痛、CT没有急性胰腺炎改变，根据《中国急性胰腺炎诊治指南（2021）》[3]中急性胰腺炎诊断标准判断，该患者不属于急性胰腺炎。糖尿病患者中20%~30%并发急性腹痛，淀粉酶轻度升高，易误诊为急性胰腺炎，腹部CT可明确诊断，但DKA患者同时并发急性胰腺炎并不少见[4]。有文献报道[5]1例12岁DKA致高甘油三酯血症性胰腺炎患儿存在低密度脂蛋白受体（LDLR）基因杂合变异，推测*LDLR*基因突变一定程度改变LDLR的表达及功能，使患者具有潜在糖尿病和高脂血症遗传易感性。有文献报道[6]了150例DKA患者，血淀粉酶和血脂肪酶升高的比例分别为16%和25%，该文章指出，对于DKA患者，仅根据血淀粉酶和脂肪酶，即使是较正常值上限升高3倍以上，也不足以诊断急性胰腺炎。胰酶升高与pH和血清渗透压有关。DKA引起胰酶升高的原因尚不明确，可能与酮症酸中毒状态下有效循环不足、胰腺微循环障碍引起胰腺缺血损伤有关。此外，糖尿病相关的高甘油三酯血症可进一步加重患者的胰腺微循环损害[7]。

临床上凡出现高血糖、酮症和酸中毒表现之一者都需要排除DKA。鉴别诊断主要包括：①其他类型糖尿病昏迷，低血糖昏迷、高渗高血糖综合征、乳酸酸中毒。②其他疾病所致昏迷，尿毒症、脑血管意外等。部分患者以DKA作为糖尿病的首发表现，某些病例以其他疾病或诱发因素为主诉，有些患者DKA与尿毒症或脑卒中共存等使病情更复杂，应注意辨别。

该患者情况好转后追加糖化血红蛋白、OGTT、甲状腺功能等检查。检查结果显示：糖化血红蛋白16.70%↑，血葡萄糖（空腹）23.05mmol/L↑，血葡萄糖（0.5小时）18.99mmol/L↑，血葡萄糖（2小时）18.79mmol/L↑，血清C肽（空腹）0.341ng/ml↓，血清C肽（0.5小时）0.610ng/ml↓，血清C肽（2小时）0.722ng/ml↓，糖尿病自身抗体阳性；FT$_3$ 0.963pg/ml↓，FT$_4$ 0.702ng/dl↓，TSH 0.309mIU/L，抗甲状腺球蛋白抗体 50.73IU/ml，抗甲状腺过氧化物酶抗体280.4IU/ml↑，促甲状腺激素受体抗体4.11IU/L↑。检查结果提示该患者胰岛功能较差，糖尿病自身抗体阳性，考虑患者为胰岛素依赖性糖尿病，需要继续应用胰岛素治疗。甲状腺功能FT$_3$、FT$_4$偏低，TSH在正常范围，甲状腺抗体阳性，甲状腺彩超未见明显异常，出院前再次复查甲状腺功能尚可，嘱其出院后定期复查甲状腺功能。

2. 检验案例分析

（1）检验质量保证：接收该患者标本后立刻对标本分别进行离心、上机等一系列处理。血常规结果显示血红蛋白（HGB）、平均红细胞血红蛋白含量（MCH）、平均红细胞血红蛋白浓度（MCHC）均明显偏高，检验人员根据经验怀疑为脂血标本。此时，血清标本离心已经完成，可明显看到血清呈乳糜微粒状"奶茶"样。检验人员根据科室标准操作规程对该患者的标本进行相应处理。采取高速离心（16000r/min，10分钟）血清标本后取下层清亮血清进行检验（除血脂检测项目），血常规标本经过血浆置换法后对HGB、MCH、MCHC进行纠正（血浆置换法：标本3000r/min离心5分钟，用定量加样器将上层乳糜血浆缓缓定量取出，去除乳糜血浆后的标本再加入等量生理盐水，颠倒混匀8~10次，重复置换2次血浆后上机检测。）

该患者血液离心后血清呈现乳糜微粒状"奶茶"样，为脂血标本。高脂血指的是血浆内脂质含量高于正常水平的一种现象，是机体脂质摄入过多或脂代谢异常引起的一种血象改变。在临床检验中，高脂血症会对检验结果产生影响，如脂质含量过高会导致检验标本浑浊度提高，导致其他蛋白、细胞水平计数改变，从而引起误差。对于脂血标本，可以分别采取高速离心、血浆置换法等对标本进行处理后检验，为临床提供接近患者真实身体状态的结果[8, 9]。

临床检验是诊疗活动的重要内容，通过检验可实现疾病的筛查和诊断，从而提高诊疗效率。但临床检验结果的精准度容易受到多种因素干扰，从而导致结果误差，引起疾病漏诊和误诊等，最终导致延误病情，患者承担更多的负担和痛苦。因此在临床中，要做好临床检验质量改进，加强检验前、检验中、检验后质量管理，致力于临床检验精准度提高。

（2）检验结果解释：糖尿病患者对葡萄糖有利用障碍，脂肪分解增多，蛋白质代谢增加。若糖尿病患者血糖没有进行有效控制，可以引起脂类代谢紊乱，导致血脂异常。肝脏中脂肪酸分解代谢生成酮体（乙酰乙酸、β-羟丁酸和丙酮）。如肝内酮体生成的量超过肝外组织的利用能力，则血酮体浓度就会过高，导致酮血症和酮尿症。酮体中的乙酰乙酸和β-羟丁酸都是酸性物质，在血液中蓄积过多时，引起酸中毒，称为酮症酸中毒。酸中毒可使胰岛素敏感度降低；组织分解增加，K^+从细胞内逸出；抑制组织氧利用和能量代谢。严重酸中毒使微循环功能恶化，降低心肌收缩力，导致低体温和低血压。本案例患者表现为高血糖、高脂血、血气分析中pH降低、HCO_3^-含量降低、尿酮阳性与上述病理生理学描述相符，怀疑为DKA患者。

DKA患者高血糖、高血酮和各种酸性代谢产物引起渗透性利尿，渗透性利尿使水分和钠、钾、氯、磷酸根等大量丢失，引起电解质代谢紊乱。由于血液浓缩、肾功能减退时K^+滞留及酸中毒致K^+从细胞内转移到细胞外，因此血钾浓度可正常甚或增高。本案例患者表现为K^+升高，Na^+降低，Cl^-降低与上述病理生理学描述相符，进一步辅证了患者为DKA。

血肌酐升高、血尿素氮升高、管型尿出现提示患者肾功能受损。白细胞及C反应蛋白升高可能受机体应激影响或感染。高胰酶血症可能是患者急性胰腺炎的表现。

检验人员综合上述情况，与临床医师进行沟通：该患者标本为脂血标本，对部分检验结果产生影响，但是经过检验人员的处理，检验结果能够接近患者身体真实状态，对临床诊断具有参考意义。检验结果提示该患者有高血糖、高血脂、酸中毒、电解质紊乱、高胰酶等表现，是否为DKA和急性胰腺炎？请医师结合临床情况进行诊断。

【知识拓展】

酮体是肝脏中脂肪酸分解利用的中间代谢产物，包括乙酰乙酸、β-羟丁酸和丙酮3种成分。正常情况下，机体产生少量酮体，随着血液运送到心脏、肾脏和骨骼肌等组织，作为能量来源被利用，血中酮体浓度很低，一般不超过1.0mg/dl，尿中也测不到酮体。当体内胰岛素不足或体内缺乏糖分，如饥饿、禁食、糖尿病加重和严重妊娠反应情况下，脂肪分解过多时，酮体浓度增高，一部分酮体可通过尿液排出体外，形成酮尿。酮体中的乙酰乙酸和β-羟丁酸都是酸性物质，在血液中蓄积过多时，可使血液变酸而引起酸中毒，称为酮症酸中毒。

DKA为最常见的糖尿病急症。T1DM患者有自发DKA倾向，T2DM患者在一定诱因作用下也可发生DKA。DKA最常见的诱因是感染，其他诱因包括胰岛素治疗中断或不适当减量、各种应激、酗酒及某些药物（如糖皮质激素、拟交感药物等），另有2%～10%原因不明。DKA分为几个阶段：①早期血酮升高称酮血症，尿酮排出增多称酮尿症，统称为酮症；②酮体中β-羟丁酸和乙酰乙酸为酸性代谢产物，消耗体内储备碱，初期血pH正常，属代偿性酮症酸中毒，晚期血pH下降，为失代偿性酮症酸中毒；③病情进一步发展，出现神志障碍，称糖尿病酮症酸中毒昏迷。目前本症因延误诊断和缺乏合理处理而造成死亡的情况仍较常见[2]。

对DKA强调预防为主。良好控制糖尿病，及时防治感染和其他诱因，是DKA的主要预防措施。对于早期酮症患者，仅需要给予足量胰岛素及补充液体，严密观察病情，定期查血糖、血酮，调整胰岛素剂量；对于酸中毒甚至昏迷患者，一旦诊断，则应立即积极抢救。治疗原则：尽快补液以恢复血容量、纠正失水状态；降低血糖；纠正电解质紊乱及酸碱失衡；同时积极寻找和消除诱因，防治并发症，降低病死率[1]。

【案例总结】

该患者血清离心后呈现乳糜微粒状"奶茶"样高脂血，高脂血对检验结果产生影响。作为临床检验人员要熟悉并掌握各类标本的前处理，尽可能为临床提供准确的结果，减少因为标本状态对检验结果的影响，保证临床医学检验质量。临床医学检验质量关系到医学质量，与患者的临床疗效有着密切关系，因而必须增强对临床医学检验质量的控制。在临床医学检验过程中要提升医学检验人员的业务水平，增强检验科室与其他科室之间的联系和协调，并且针对性地对检验项目进行选择，此外，还要减少生理因素、标本因素、试剂因素等对临床医学检验结果造成的影响，从而提升诊断结果的准确性和真实性，为患者的病情诊断提供客观的依据，最终提升诊疗工作的效率。

临床医师要熟悉各类疾病诊断标准，临床上凡出现高血糖、酮症和酸中毒表现之一，都需要警惕并排查DKA，早发现、早治疗有助于减轻临床症状并改善预后。

该病例患者缺乏糖尿病的基本常识，不遵守医嘱，擅自停用降糖药，造成了糖尿病酮症酸中毒，危及生命安全。在此，呼吁患者要谨遵医嘱，合理用药，对自身负责。

【专家点评】

DKA是内科常见急症之一。DKA的诊断并不困难，常规的血、尿化验即能提供充足的诊断依据。该案例充分体现了临床实验室检验中对检验前的质量控制，说明了临床检验标本质量的重要性。如果样本直接上机，得到的结果可能会偏差较大，对临床的指导和参考作用会受到局限。检验人员如果采取一退了之的态度是不可取的，这样的话患者即使反复取血也可能是同样的状况。在本案例中，工作人员本着高度负责的态度、精益求精的工作作风，采用了血浆置换和高速离心等手段，得到了高品质的检测结果。在现今临床医学检验任务繁重、标本量大的情况下，完成大数量的检测，在要求时效内给出报告，是一个重要的努力方向，同时提高检测质量是更重要的。当标本状态影响临床检验时，检验人员需要与临床医师进一步沟通，可以在保证检验质量的前提下进行协商和让步检验。临床医师则需要结合患者的临床表现对检验结果进行解读和判断。同时，本案例作为警示案例，进一步说明了谨遵医嘱的重要性。

参 考 文 献

[1] 中华医学会糖尿病学分会.中国2型糖尿病防治指南（2020年版）[J].中华糖尿病杂志，2021, 13(4):315-409.

[2] 葛均波，徐永健.内科学[M].8版.北京：人民卫生出版社，2014.

[3] 中华医学会外科学分会胰腺外科学组.中国急性胰腺炎诊治指南(2021)[J].中国实用外科杂志，2021, 41(7):739-746.

[4] 中华医学会急诊分会，京津冀急诊急救联盟，北京医学会急诊分会，等.急性胰腺炎急诊诊断及治疗专家共识[J].中华急诊医学杂志，2021, 30(2): 161-172.

[5] 张琴，宋语桐，范建荣，等.糖尿病酮症酸中毒致高甘油三脂血症性胰腺炎一例报道[J].中国糖尿病杂志，2022, 30(2):133-137.

[6] Yadav D, Nair S, Norkus EP, et al. Nonspecific hyperamylasemia and hyperlipasemia in diabetic ketoacidosis: incidence and correlation with biochemical abnormalities[J]. Am J Gastroenterol. 2000, 95(11):3123-3128.

[7] 黄东亚，苗毅，蒋奎荣，等.重症患者伴高淀粉酶和/或高脂肪酶血症：急性胰腺炎?[J].中华重症医学电子杂志（网络版），2017, 3(2):138-142.

[8] 王克迪，徐东江，苏建荣.血浆置换法和公式校正法纠正乳糜血对仪器法测定血红蛋白影响的探讨[J].现代检验医学杂志，2017, 32(3):137-139,143.

[9] 黄记兵.高速离心法在脂浊血清生化检验前处理的应用[J].医学信息，2015, 28(4):227.

28　氯吡格雷致胰岛素自身免疫综合征的诊疗过程分析

作者：强佳祺[1]，陈适[1]，穆丹妮[2]，田然[3]，袁涛[1]，黎明[1]，李梅[1]，李玉秀[1]，潘慧[1]
[中国医学科学院 北京协和医学院 北京协和医院：1. 内分泌科；2. 检验科；3. 心内科）]
点评专家：陈适（中国医学科学院 北京协和医学院 北京协和医院内分泌科）

【概述】

胰岛素自身免疫综合征（IAS）以低血糖、高胰岛素血症、高滴度胰岛素自身免疫抗体（IAA）为特征[1]。研究发现，IAS的发病机制是在遗传免疫缺陷的基础上由一定的诱因造成，服用含有巯基的药物是导致IAS发病的主要诱因之一[2]。氯吡格雷是广泛用于心肌梗死等心血管疾病的经典抗血小板聚集药物，可在体内产生含巯基的代谢产物，诱发IAA产生并引起IAS。低血糖被认为是心血管疾病的危险因素之一，可以造成心肌梗死患者不良预后[3]。因此，若心脑血管疾病患者出现不明原因低血糖，应该警惕氯吡格雷致IAS诱发低血糖的可能。本文报道了1例氯吡格雷致IAS的急性冠脉综合征患者的诊断和治疗经过，其中IAA检测对心肌梗死后低血糖患者有鉴别诊断价值，是评估病情和疗效的重要检验指标。

【案例经过】

患者，男性，82岁，"间断大汗1个月余"入院。2020年6月因胸闷伴大汗，心电图显示$V_3 \sim V_5$导联ST-T段压低，伴心肌肌钙蛋白Ⅰ（cTnI）升高，外院考虑非ST段抬高心肌梗死（NSTEMI），未行支架置入治疗，因冠状动脉病变重，持续阿司匹林、氯吡格雷双抗治疗。2020年10月16日起间断于下一餐前、长时间禁食、夜间12：00左右出现大汗，无心悸、手抖、头晕、意识丧失，发作时测血糖最低2.18mmol/L，胰岛素＞1000μU/ml，IAA（＋），进食后可好转。既往高血压、高脂血症10年；服用阿司匹林0.1g每天1次，氯吡格雷75mg每天1次，培哚普利4mg每天1次，苯磺酸氨氯地平5mg每天1次，单硝酸异山梨酯20mg每天2次，阿托伐他汀20mg每晚1次，非那雄胺5mg每晚1次；否认甲巯咪唑、还原性谷胱甘肽等巯基药物使用史；否认胰岛素促泌剂、外源性胰岛素应用史；否认自身免疫性疾病史。家族中一个姐心房颤动、一个妹胰岛素瘤、一个外甥1型糖尿病。2020年11月17日收入笔者所在医院内分泌科病房诊治。

患者符合典型Whipple三联征，低血糖症诊断明确。患者未使用外源性胰岛素及降血糖药物，但反复发作低血糖，同步胰岛素和IAA滴度明显升高，符合IAS。含巯基药物是引起IAS的常见病因，患者用药史中仅氯吡格雷在体内代谢与巯基产生有关，考虑其低血糖是氯吡格雷致IAS所引起的。

住院期间为患者规律监测血糖、胰岛素、IAA，嘱少食多餐、低碳水化合物饮食。11月20日停氯吡格雷，因顾虑IAA对血小板聚集的影响，未加用抗血小板药物，根据欧洲心脏病学会指南[4]改利伐沙班5mg每天1次→5mg每天2次抗凝。因顾虑T-SPOT.TB与胸部CT表现不除外陈旧性结核病灶，未加用糖皮质激素。11月26日发作1次低血糖后出现不稳定型心绞痛，此后未再诉胸闷、心悸、大汗等不适。血糖稳定在正常水平，IAA浓度由7280RU/ml下降至326.03RU/ml，加餐间隔每2.25小时1次→每4小时1次。12月17日出院后门诊随访，未诉不适。2021年4月8日因欲行经皮冠状动脉介入治疗停利伐沙班，改替格瑞洛90mg每天1次。6月2日外院行冠状动脉支架治疗，术后给予阿司匹林50mg每天1次、替格瑞洛90mg每天2次双联抗血小板治疗，末次随访为7月9日，血糖均正常，IAA 8.36RU/ml（正常上限20RU/ml）。

【案例分析】

1.临床案例分析

患者确诊为IAS后，临床医师对病因进行了分析。约50%的IAS患者曾服用含有巯基药物，可能机制是巯基破坏了胰岛素的二硫键，改变了分子构象，使胰岛素具有免疫原性，触发免疫反应产生IAA[1]。排查患者用药史，氯吡格雷自身不含巯基，但可经过两步反应转变成含巯基的活性代谢产物，是唯一与巯基产生有关的药物，且合并服用的药物均不影响氯吡格雷的代谢，考虑患者IAS为服用氯吡格雷引起。

治疗方面，根据既往治疗经验，IAS停用诱因药物后通常呈自限性。传统治疗包括少食多餐、低碳水化合物饮食及应用糖皮质激素，也有二氮嗪、奥曲肽、阿卡波糖等药物被用于调节胰岛素分泌和葡萄糖代谢的案例[5, 6]，难治性低血糖患者常用血浆置换或利妥昔单抗改善症状[5, 7, 8]。尽管糖皮质激素可显著改善临床症状，迅速降低IAA水平，但考虑到本例患者T-SPOT.TB和肺部影像学病变考虑陈旧性肺结核不除外，糖皮质激素有诱发病灶活动性的风险，故未选用。

因此，临床医师对本例患者采取了停药和饮食调节的治疗方案。与其他含巯基药物不同的是，氯吡格雷是急性冠脉综合征双联抗血小板治疗的关键药物，故停药后还应至少加用一种抗栓药物。替格瑞洛、普拉格雷、利伐沙班均为欧洲心脏病学会指南[4]所推荐的非ST段抬高型心肌梗死（NSTEMI）抗栓药物。分析这3种药物的结构式（图28-1）和化学代谢过程，普拉格雷含巯基而不能选用。因顾虑IAS自身免疫过程对血小板聚集的影响，暂时排除替格瑞洛，结合心内科医师会诊意见，为患者首先换用利伐沙班抗凝。在患者出院随访监测IAA水平稳定下降后，将利伐沙班改为替格瑞洛。替格瑞洛与患者本身服用的阿司匹林构成了双联抗血小板治疗，为患者行经皮冠状动脉介入治疗顺利过渡。

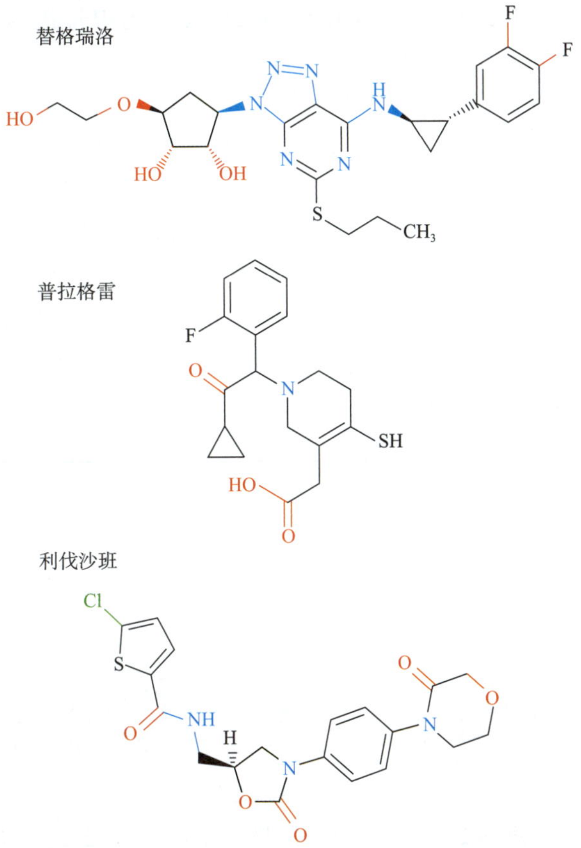

图 28-1　替格瑞洛、普拉格雷、利伐沙班化学结构式，其中普拉格雷含巯基

2. 检验案例分析

对于低血糖患者，检验医师协助检测和分析血糖、胰岛素、C 肽及相关抗体水平。本例患者在入院前低血糖发作时，同步测定胰岛素和 C 肽水平均升高，IAA（＋）；入院后测空腹低血糖未发作时，血糖 4.7mmol/L，胰岛素 74.0μIU/ml，C 肽 3.00ng/ml，IAA ＞ 400RU/ml。分析以上检验结果，患者多次胰岛素和 C 肽高于正常上限，IAA 显著升高，符合 IAS 的特点。

回顾 IAS 引起的低血糖的主要机制，在进食刺激后，胰岛素分泌并与 IAA 结合，因而无法发挥降糖作用，血糖短暂性升高，进一步刺激了胰岛素分泌，一部分仍与 IAA 形成复合物，一部分呈游离状态发挥生理作用，血糖水平恢复正常。由于 IAA 亲和力低，胰岛素-IAA 复合物逐渐解离，释放具有生物活性的胰岛素，触发低血糖[2]。为进一步确证 IAS 诊断，检验医师用 PEG 沉淀法和酸化处理测定了游离胰岛素、总胰岛素。结果提示游离胰岛素 53μIU/ml，总胰岛素 831μIU/ml，游离胰岛素比例约为 6.38%，总胰岛素远高于游离胰岛素，提示大量胰岛素处于与 IAA 结合状态。

IAS 发生与遗传背景相关，既往研究显示携带特定 *HLA* 等位基因的患者更易发病。据报道，亚洲患者携带此类等位基因的频率更高，因而更易患 IAS。检验医师建议患者完善

*HLA*基因分型，患者的DRB1*0403、DQB1*0302位点均为曾报道与IAS发生相关的基因位点[9-12]，再次印证患者IAS的诊断。

由于IAA与胰岛素的结合为低血糖产生的原因，而胰岛素分泌受到血糖波动影响，检验医师建议定期监测患者IAA水平。患者入院时IAA 7280RU/ml（稀释20倍后测得），停用致病药物氯吡格雷12天后，IAA下降至326.03RU/ml，复测游离胰岛素103μIU/ml，总胰岛素616μIU/ml，游离胰岛素比例上升至16.7%，临床观察到患者低血糖症状改善，说明氯吡格雷与IAA产生有关，停药是有效的治疗措施。此后为治疗原发病先后服用利伐沙班、替格瑞洛作为抗栓药物。结果如图28-2所示，患者IAA水平持续下降，至末次随访时已稳定在正常范围IAA 8.36RU/ml（正常上限20RU/ml）。因此，IAA是氯吡格雷致IAS患者病情变化和治疗效果的重要评价指标。

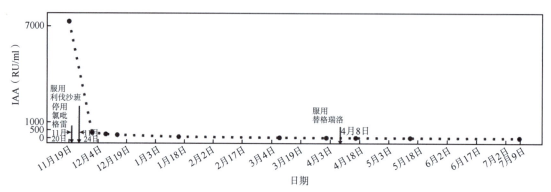

图28-2　患者入院至末次随访的IAA水平变化
箭头所示分别为11月20日停用氯吡格雷，11月24日服用利伐沙班，4月8日服用替格瑞洛

【知识拓展】

本例患者既往诊断冠心病，NSTEMI病史，以交感神经兴奋症状（大汗）就诊，发作时血糖小于2.8mmol/L，胰岛素显著升高，进食后可缓解。最突出的临床特点为急性冠脉综合征发作后高胰岛素性低血糖，在临床中遇到类似症状时，鉴别诊断分析应分两步进行。

（1）心肌梗死后低血糖的鉴别：①误服超过推荐治疗剂量的阿司匹林，既往研究显示大剂量（＞1.8g/d）阿司匹林通过刺激胰岛素分泌、改善胰岛素抵抗发挥降糖作用[13-15]，本例患者服用阿司匹林剂量0.1g每天1次，可除外；②心肌梗死后存在器官供血不足、营养缺乏，引起血糖降低，在合并严重的肝病、心力衰竭、肾衰竭、恶性肿瘤等全身性疾病时更易出现低血糖，本例患者入院后评估肝肾功能良好，影像学及肿瘤指标筛查阴性，考虑此类原因可能性小；③因垂体、肾上腺或胰腺病变引起的升糖激素缺乏或胰岛素过多，如腺垂体功能减退、肾上腺功能减退、胰岛素瘤等，本例患者低血糖发作时胰岛素和IAA滴度升高，考虑此类原因可能性大。

（2）高胰岛素低血糖症的鉴别：①外源性胰岛素：表现为高血浆胰岛素、低血浆C

肽、低血浆胰岛素原，患者无糖尿病病史，未使用胰岛素促泌剂和外源性胰岛素，低血糖发作时同步胰岛素及 C 肽均升高，此类因素可除外；②反应性低血糖：多见于 2 型糖尿病早期，由高胰岛素血症及胰岛素分泌高峰延迟导致，多表现为餐后低血糖，患者既往无糖尿病病史，发作时相不典型，考虑此类因素可能性小；③胰岛素瘤：表现为空腹低血糖，影像学检查常提示胰腺占位，IAA（−），可能为原发性或多发性内分泌腺瘤 1 型受累表现，患者胰腺增强 CT、生长抑素受体显像未见明显异常，IAA（＋），筛查腺垂体激素未见异常，可除外；④胰岛细胞增生：表现为餐后低血糖，多发生于胃肠手术后，IAA（−），患者无相关临床表现和病史，可除外；⑤B 型胰岛素抵抗：表现为顽固性高血糖、高雄激素血症、黑棘皮征或低血糖，可为自身免疫性疾病的首发症状，患者无典型临床表现，查体未见黑棘皮征，筛查无自身免疫性疾病相关证据，IAA（＋），可除外；⑥IAS：表现为反复自发性低血糖、血液免疫活性胰岛素升高、IAA 滴度明显升高，患者符合上述表现，并且排除了其他原因导致的低血糖，包括使用外源性胰岛素和降血糖药物、酒精性脂肪肝、浆细胞失调、系统性红斑狼疮、类风湿关节炎或 Graves 病等，IAS 可能性大。

【案例总结】

本案例中成功诊断了 1 例氯吡格雷致 IAS，目前类似报道不足 10 例，为罕见疾病；同时首次提出停氯吡格雷后可考虑利伐沙班、替格瑞洛的替代抗栓治疗方案，并获得良好效果。诊断过程中，临床医师首先接诊并梳理病史，明确心肌梗死后以反复发作低血糖为主要特点，入院后完善了鉴别诊断所需检查。检验医师依据低血糖发作时同步胰岛素升高和 IAA 阳性，结合临床病历资料，考虑 IAS 可能为引起低血糖的原因，并加测游离胰岛素和总胰岛素水平，证实患者体内存在大量 IAA 与胰岛素结合，建议检测 *HLA* 基因分型，其提示患者携带 IAS 高危位点。IAS 诊断明确后，临床医师再次筛查患者用药史，确定氯吡格雷为 IAS 的病因。治疗过程中，临床医师为患者停用氯吡格雷，先后换用利伐沙班和替格瑞洛替代抗栓，检验医师完成 IAA 水平定期监测，该抗体持续下降至正常范围提示治疗策略有效。

基于检验和临床的有效沟通与配合，本案例中患者健康得到有效改善，依赖于医师对疾病诊疗具有扎实的理论基础，才能取得一定的诊疗成果。同时，本案例中所报道的 IAA 检测对心肌梗死后低血糖患者有鉴别诊断价值，是评估病情和疗效的重要检验指标。检验医学不仅在日常标本质控和数值测定中为临床保驾护航，还可分析异常偏移值的原因，全面解读检测结果，提供更合理及个性化的检测项目指导。当前，多学科诊疗（MDT）已是综合、精准医疗的发展趋势，不同的专业角度将促使医师对疾病的认识更为深入，推动诊疗逐步优化、效率提升。

【专家点评】

本案例中介绍了 1 例心肌梗死后低血糖患者，检验医师与临床医师在诊疗过程中紧密配合，共同明确氯吡格雷导致的 IAS 是诱发患者反复低血糖的原因。IAA 水平监测是重要的诊断线索和停药、换药后的疗效评估指标。近年来以心肌梗死为代表的心血管疾病发生率和病死率在我国逐年递增，已成为严重危害健康的慢性病杀手之一。低血糖被认为是心血管疾病的危险因素之一，可造成心肌梗死患者预后不良。因此临床应用氯吡格雷过程中应密切关注低血糖症状，警惕氯吡格雷导致的IAS。必要时监测IAA水平，提高用药安全，避免不良反应发生。IAS发病后首先停药，可选用利伐沙班或替格瑞洛替代抗栓治疗，持续监测IAA直至症状好转、抗体水平正常。本案例充分体现了检验医学在疾病诊疗中的重要性，临床医师与检验医师应在此后进一步加强沟通和互相学习，发挥MDT的优势以提高诊疗效率并使更多患者获益。

参 考 文 献

[1] Jiang Y，Wang L，Shi F，et al. Insulin autoimmune syndrome after exposure to clopidogrel：a case report[J]. Endocr Metab Immune Disord Drug Targets，2020，20（8）：1355-1362.

[2] Cappellani D，Macchia E，Falorni A，et al. Insulin autoimmune syndrome（hirata disease）：a comprehensive review fifty years after its first description[J]. Diabetes Metab Syndr Obes，2020，13：963-978.

[3] Frier BM，Schernthaner G，Heller SR. Hypoglycemia and cardiovascular risks[J]. Diabetes Care，2011，34（Suppl 2）：S132-S137.

[4] Collet JP，Thiele H，Barbato E，et al. 2020 ESC Guidelines for the management of acute coronary syndromes in patients presenting without persistent ST-segment elevation[J]. Eur Heart J，2021，42（14）：1289-1367.

[5] Censi S，Mian C，Betterle C. Insulin autoimmune syndrome：from diagnosis to clinical management[J]. Ann Transl Med，2018，6（17）：335.

[6] Yuan T，Li J，Li M，et al. Insulin autoimmune syndrome diagnosis and therapy in a single chinese center[J]. Clin Ther，2019，41（5）：920-928.

[7] Calder GL，Ward GM，Sachithanandan N，et al. Insulin autoimmune syndrome：a case of clopidogrel-induced autoimmune hypoglycemia[J]. J Clin Endocrinol Metab，2020，105（4）：dgz301.

[8] Yaturu S，DePrisco C，Lurie A. Severe autoimmune hypoglycemia with insulin antibodies necessitating plasmapheresis[J]. Endocr Pract，2004，10（1）：49-54.

[9] Eisenbarth GS. Medical intelligence unit 13：molecular mechanisms of endocrine and organ specific autoimmunity[M]. Austin：R.G. Landes Company，1999.

[10] Uchigata Y，Hirata Y，Iwamoto Y. Drug-induced insulin autoimmune syndrome[J]. Diabetes Res Clin Pract，2009，83（1）：e19-e20.

[11] Uchigata Y，Omori Y，Nieda M，et al. HLA-DR4 genotype and insulin-processing in insulin autoimmune syndrome[J]. Lancet，1992，340（8833）：1467.

[12] Uchigata Y，Tokunaga K，Nepom G，et al. Differential immunogenetic determinants of polyclonal insulin autoimmune syndrome（Hirata's disease）and monoclonal insulin autoimmune syndrome[J]. Diabetes，1995，44（10）：1227-1232.

[13] Yuan M，Konstantopoulos N，Lee J，et al. Reversal of obesity- and diet-induced insulin resistance with salicylates or targeted disruption of Ikkbeta[J]. Science，2001，293（5535）：1673-1677.

[14] Baron SH. Salicylates as hypoglycemic agents[J]. Diabetes Care，1982，5（1）：64-71.

[15] Hundal RS，Petersen KF，Mayerson AB，et al. Mechanism by which high-dose aspirin improves glucose metabolism in type 2 diabetes[J]. J Clin Invest，2002，109（10）：1321-1326.

29　免疫性胰腺炎导致的暴发性1型糖尿病

作者：崔丽丽[1]，李佳琦[2]（四川大学华西医院：1.实验医学科；2.内分泌科）

点评专家：李贵星（四川大学华西医院实验医学科）

【概述】

免疫检查点抑制剂（immune checkpoint inhibitor，ICI）是目前抗肿瘤治疗的热点。使用最广泛的ICI包括程序性死亡蛋白1（programmed cell death protein 1，PD-1）抑制剂、程序性死亡蛋白配体1（programmed death-ligand 1，PD-L1）抑制剂和细胞毒性T淋巴细胞相关抗原4（cytotoxic T lymphocyte associated antigen-4，CTLA-4）抑制剂。

【案例经过】

患者，男性，59岁，因"口干、乏力4个月，血糖波动大1个月"入院。入院完善相关检查，发现血糖18.65mmol/L，尿糖（+++），糖化血红蛋白（HbA1c）8.3%，C肽＜0.007nmol/L，余未见异常。患者住院期间血糖波动较大，不断调整胰岛素用量，血糖稳定后出院。

【案例分析】

1.临床案例分析

患者2016年曾诊断腹膜上皮样间皮瘤，于2020年6月在当地医院行"腹腔镜下大网膜切除术+肝肿物切除术+腹腔肿物切除术+腹腔肿物灭活术+腹腔热灌注置管术"，随后行6次化疗（培美曲塞+顺铂）+11次免疫治疗（信迪利单抗）。

4月前（2022年2月）出现"口干、口苦、乏力，体重下降2.5kg，伴声音嘶哑、言语不清，伴恶心、呕吐数次，呕吐物为胃内容物，无喷射状，无头晕、头痛、无腹泻、腹痛"遂于某医院就诊，入院出现昏迷，血糖＞38.9mmol/L，血酮6.5mmol/L，血气分析提示酸中毒，HbA1c 8.4%，0小时C肽0.24μg/L，1小时C肽0.22μg/L，2小时C肽0.24μg/L，酪氨酸磷酸酶抗体、谷氨酸脱羧酶抗体、胰岛素抗体、胰岛细胞抗体均为阴性，考虑"1型糖尿病酮症酸中毒昏迷"，给予对症治疗，血糖控制稳定后出院。1个月前患者自测血糖较高，至某医院就诊调整降糖方案，2天前行动态血糖监测，血糖控制不佳，餐后血糖波动在25mmol/L，为进一步诊治而入院。入院诊断：①糖尿病（分型待定）；②双手及踝关节疼痛（原因待查）③腹膜上皮样间皮瘤术后并化疗、免疫治疗后。患者无家族史及遗传病史。

典型的1型糖尿病多是由于自身免疫引起的胰岛B细胞破坏，多在青年起病，并且在患者的血清中可以检测到相关胰岛自身抗体；而2型糖尿病多见于超重或肥胖患者，一般不容易发生酮症酸中毒。该患者的临床表现和部分检验结果既不符合典型的1型糖尿病，也不符合2型糖尿病，临床医师感到困惑，无法进行分型，分型待定。

2. 检验案例分析

发现该成年男性患者出现如此高的血糖，检验医师通过信息系统查阅了患者的病史和其他检查结果：患者入院后血糖18.65mmol/L，尿糖（+++），HbA1c 8.3%，C肽<0.007nmol/L，余未见异常，腹部彩超未见胰腺增大及占位，从本次C肽<0.007nmol/L提示胰岛内分泌功能被破坏，追溯患者4个月前出现口干、口苦、乏力，体重下降2.5kg，伴声音嘶哑、言语不清，伴恶心、呕吐数次，呕吐物为胃内容物。曾在外院诊断为"1型糖尿病酮症酸中毒昏迷"，进一步追溯发现患者因"腹膜上皮样间皮瘤术后"使用"信迪利单抗"，在使用此药物之前并未出现血糖升高。"信迪利单抗"为PD-1抑制剂，属于免疫检查点抑制剂，通过调控免疫应答杀伤肿瘤，但同时也会因过度活化的免疫细胞导致机体发生免疫损伤，其中内分泌不良反应最为常见，主要涉及垂体、甲状腺、胰腺、肾上腺等内分泌腺。

根据2012年日本糖尿病学会发布并修订的暴发性1型糖尿病（FT1DM）诊断标准[1]：①高血糖症状发作后约7天内发生糖尿病酮症或酮症酸中毒；②初诊时血糖≥16mmol/L，HbA1c<8.7%；③空腹血清C肽水平<0.3ng/ml，餐后2小时血清C肽水平<0.5ng/ml。当同时满足以上3个条件时，可诊断为FT1DM，且暴发性1型糖尿病胰岛自身抗体一般为阴性，该患者在使用药物之前血糖正常，在使用后出现消瘦、呕吐症状，并迅速进展为糖尿病酮症酸中毒，初诊血糖>38.9mmol/L，HbA1c 8.4%，C肽水平低，酪氨酸磷酸酶抗体、谷氨酸脱羧酶抗体、胰岛素抗体、胰岛细胞抗体均为阴性，胰岛B细胞受到破坏，胰岛内分泌功能受到损伤。

经过如上思考，结合患者的病史、治疗史和实验室检查结果，患者可能是PD-1抑制剂使用后损伤胰腺，导致胰岛素绝对不足，引起该成年男性突发暴发性1型糖尿病，该患者的诊断应该为"免疫性胰腺炎导致的暴发性1型糖尿病"。

由于目前该患者无法进行临床分型，从检验角度，为了更好地为患者提供优质医疗服务，也为临床提示疾病的可能原因，最后给临床发出了检验分析意见报告："本次检查出现高血糖结果，同期尿糖呈阳性，患者有外用PD-1史，不排除患者存在免疫性胰腺炎导致高血糖可能，建议结合临床判断"。

后续：检验分析意见报告发出后，临床接受了检验医师的观点，考虑患者胰腺不可逆损伤，患者需要接受长期外用胰岛素治疗，明确诊断后，患者出院，院外接受胰岛素治疗。

【知识拓展】

免疫检查点（immune checkpoint）作为免疫抑制分子可避免T细胞被过度激活致正

常组织损伤和破坏，对维持人体自身免疫耐受发挥重要作用。常见的免疫检查点包括CTLA-4和PD-1，它们是免疫细胞表达的小分子物质，CTLA-4作用于免疫应答的起始阶段，能够降低T细胞活化，而一般认为PD-1作用于免疫应答的效应阶段，PD-1与PD-L1结合，可发挥抑制T细胞活化及杀伤功能[2]。PD-1一般不表达于原始T细胞，而是表达于外周组织中的慢性活化T细胞，尤其是$CD8^+$T细胞。通过与基质细胞、肿瘤细胞和抗原提呈细胞表达的配体PD-L1和PD-L2结合，在外周组织或抗原提呈细胞中表达，激活抑制性信号通路，抑制免疫应答。ICI通过阻断免疫抑制分子，重新激活效应T细胞特异性杀伤肿瘤细胞的功能，发挥抗肿瘤作用，但杀伤肿瘤的同时免疫细胞会过度活化导致机体发生自身免疫性损伤，称为免疫相关不良事件（irAE）。irAE几乎涉及所有的组织器官，最常累及的是皮肤、胃肠、肝、肺和内分泌系统，轻者出现自限性症状，重者危及生命，而内分泌不良反应是最为常见的不良反应之一，主要涉及垂体、甲状腺、胰腺、肾上腺等内分泌腺，引起相应的内分泌功能紊乱。糖尿病是ICI治疗较为少见的irAE，一般发生在药物开始使用后的3～504天[3]，前6个月内发生概率更大，其中免疫检查点抑制剂使用引起的暴发性1型糖尿病（FT1DM）更为罕见，临床上通常表现为发病年龄晚（与肿瘤患病年龄相关）、临床症状多样、胰岛功能衰竭快（起病后患者C肽水平快速下降至正常值的1/3以下）、易合并其他腺体损伤等，且患者需要终身应用胰岛素治疗。目前已报道的病例中FT1DM多数为使用PD-1抗体后出现的[4]。其发病机制尚不明确，有研究[5, 6]显示与免疫系统过度激活有关，尤其是与PD-1/PD-L1介导的胰岛免疫耐受性的破坏相关，且发现胰岛B细胞上存在PD-L1表达。PD-1抑制剂在解除肿瘤细胞对免疫细胞抑制的同时，也可能解除自身细胞对免疫细胞的抑制，从而激活T细胞介导的细胞毒作用和激活B细胞分泌自身抗体，进而破坏胰岛B细胞[7]诱发FT1DM，且FT1DM患者胰岛自身抗体一般为阴性。虽然ICI累及胰腺引起的1型糖尿病发生较为少见，但易发生危及生命的糖尿病酮症酸中毒，且多数患者需要终身应用胰岛素治疗，因此，在临床使用相关药物时应加强血糖监测，以便早期发现，及时进行治疗。

【案例总结】

免疫检查点抑制剂作为治疗癌症的新手段，在临床上的应用日益广泛，不良反应发生也日渐增多，特别是内分泌腺的损伤是临床医学技术发展带来的新问题，很多临床医师对其诊治存在诸多疑惑。本例患者在首次出现糖尿病酮症酸中毒昏迷时，医师只是对症治疗，常规用药对血糖进行控制，并未深入探究发病原因，后期患者血糖控制不佳再次出现血糖升高，入院后医师一直在调整用药，但并未意识到血糖升高的原因可能来源于患者所用的PD-1抑制剂，检验医师经过深入细致分析，通过建议性报告，及时与临床医师进行沟通，共同为寻找病因提供线索，使患者及时得到准确治疗。

随着检验技术的不断发展，仪器自动化程度越来越高。未来，检验科的工作人员可能会像一组庞大工厂流水线上的工人，辅助仪器源源不断地为临床提供各类检验数据。那么，检验人员的价值如何体现呢？在未来的发展中，检验不单单只是做数据，而是应该从每个数据中洞察出背后可能的原因，因为检验结果只是辅助依据，结果正常不能代表没有问题，异常也不能说明有问题，如何判断就需要检验人员主动分析，而不是只关注报告上的箭头来说明问题，这也对检验人员的要求更高。检验人员需要不断学习累积，不断与临床医师进行沟通，提升检验数据的附加值，这也是检验学科未来的核心竞争力和价值。

【专家点评】

检验医学具有双重含义，即"做检验"体现检验技术价值，"看检验"包括分析结果、临床沟通和临床咨询等方面，体现检验的知识价值。本案例检测出高血糖，针对危急值，检验人员并不是简单发出报告，而是进一步追踪了患者的病史，积极与临床医师沟通，发现患者有PD-1抑制剂的用药史。进一步了解该药物的作用机制、不良反应等，结合患者的病史、临床表现及实验室结果，发现患者高血糖是因为药物引起的免疫性胰腺炎导致的暴发性1型糖尿病。单一的检验结果只是一个数字，离开疾病的分析毫无意义，而分析是一个需要长期学习和积累的过程，同时应该与临床积极沟通和交流，站在检验的角度用临床思维探寻数字背后的真相。

参 考 文 献

[1] Imagawa A，Hanafusa T. Fulminant type 1 diabetes-east and west[J]. J Clin Endocrinol Metab，2023，108（12）：e1473-e1478.

[2] Kennedy LB，Salama AKS. A review of cancer immunotherapy toxicity[J]. CA cancer J Clin，2020，70（2）：86-104.

[3] Akturk HK，Kahramangil D，Sarwal A，et al. Immune checkpoint inhibitor-induced type 1 diabetes：systematic review and meta-analysis[J]. Diabet Med，2019，36（9）：1075-1081.

[4] Bai XF，Lin XH，Zheng KN，et al. Mapping endocrine toxicity spectrum of immune checkpoint inhibitors：a disproportionality analysis using the WHO adverse drug reaction database，VigiBase[J]. Endocrine，2020，69（3）：670-681.

[5] Quandt Z，Young A，Anderson M. Immune checkpoint inhibitor diabetes mellitus：a novel form of autoimmune diabetes[J]. Clin Exp Immunol，2020，200（2）：131-140.

[6] Byun DJ，Wolchok JD，Rosenberg LM，et al. Cancer immunotherapy-immune checkpoint blockade and associated endocrinopathies[J]. Nat Rev Endocrinol，2017，13（4）：195-207.

[7] Herold KC，Vignali DAA，Cooke A，et al. Type 1 diabetes：translating mechanistic observations into effective clinical outcomes[J]. Nat Rev Immunol，2013，13（4）：243-256.

第四部分

性激素分泌异常

30 老年男性人绒毛膜促性腺激素增高

作者：王永斌，李信乐（昆明医科大学第三附属医院核医学科）
点评专家：邓智勇（昆明医科大学第三附属医院核医学科）

【概述】

人绒毛膜促性腺激素（HCG）作为诊断女性早期妊娠最为重要的标志物，广泛应用于临床[1]，而金标法的早孕试纸条也广为人知[2]，以至于大多数人认为查HCG就是查是否妊娠。然而，HCG不仅是妊娠的重要诊断指标，同时还是绒毛膜癌、葡萄胎的重要诊断指标，在男性中，HCG主要用于睾丸精原细胞瘤的辅助诊断，其也有较高的临床价值[3]。但是，HCG除以上这些情况外，老年男性HCG增高是因为什么呢？

【案例经过】

患者，男性，57岁，2022年1月因"全身疼痛10余天、咳嗽4天"至昆明某医院就诊，完善入院检查。CT检查：①左肾上部占位，多考虑肾癌（乳头状癌可能）；②腹膜后多发肿大淋巴结，转移可能；③左输尿管上段及左肾周脂肪间隙模糊，建议结合临床；④肝实质多发异常密度影，考虑转移；⑤左肺上叶下舌段、亚段见充盈缺损，考虑局部肺栓塞。考虑左肾恶性肿瘤、肺栓塞，尿脱落细胞学检查显示少许非典型尿路上皮细胞，肿瘤性病变不除外。2022年3月至该医院完善左肾穿刺活检，病理检查：（左肾穿刺组织）少许肾组织内散在分布微量异型上皮成分，考虑上皮源性恶性肿瘤，肾细胞癌可能性大，建议术中冰冻送检进一步辅助诊断。自发病以来，患者精神状态较差，体力差。入院行性激素检测（2022年3月25日），结果如表30-1所示。

表30-1　患者性激素检测结果

项目	中文名称	单位	参考区间（男性）	检测值	提示
FSH	卵泡刺激素	mIU/ml	0～12	2.09	
E_2	雌二醇	pg/ml	21～62	187.75	↑
LH	黄体生成素	mIU/ml	1.1～25	3.3	
T	睾酮	ng/dl	240～1250	28.17	↓
P	孕酮	ng/ml	0.1～2.8	1.51	
PRL	催乳素	ng/ml	2～20	39.29	↑

患者E_2增高，T降低，PRL轻度增高，同时发现血清中β-HCG轻度增高：4.79mIU/ml（参考值：0～2.6mIU/ml）。但是，查阅患者病史并没有发现睾丸切除，也没有外源性补充

雌激素的情况，为什么会出现以上性激素异常的变化呢？

【案例分析】

1. 临床案例分析

患者为老年男性，57岁，自身情况较差，既往有肾癌病史，但未行手术治疗，也没有行睾丸切除术，现患者HCG增高，E_2增高，T降低。第一印象为妊娠早期女性患者的检验结果，是否为标本出错？故重新开立医嘱，复查HCG和性激素六项，但检验科回报仍然为相同结果。HCG增高及E_2、T等结果异常与临床的实际情况差别较大，不能解释。当临床医师对检验结果产生怀疑时，检验科医师主动电话交流，提出考虑肾癌伴瘤内分泌综合征的可能，并对从HCG增高到E_2、T一系列结果变化进行推导解释。从而打消了临床医师对该患者性激素和HCG结果异常的疑虑，也对患者的病情有了另外一方面新的认识，即伴瘤内分泌综合征。临床医师对检验医师的高度负责、积极主动参与患者病情讨论、主动沟通、解释异常报告给予高度肯定。

2. 检验案例分析

患者为老年男性，但是E_2增高，T较低，PRL轻度增高，检验结果不能解释。对该报告的第一印象为有月经正常女性的性激素报告，是否标本"张冠李戴"？遂立刻核对标本采血、送检、签收、编号、签收、录入LIS，上机检测等整个分析前情况，没有发现异常。同时复查该标本，结果仍然没有太大变化。排除样本错误后，考虑是否存在肝功能异常导致机体灭活雌激素障碍并导致E_2异常增高？查看生化结果，肝、肾功能基本正常，未见明显异常，肝脏灭活雌激素的情况可以排除。与此同时，β-HCG增高引起重点关注，因为HCG增高在男性中，常见于睾丸精原细胞瘤等生殖胚胎性肿瘤，但结合病史，患者为肾癌，因此该推断也被否定。

查阅相关男性HCG增高等资料，发现伴瘤内分泌综合征可导致HCG增高，如肺癌等肿瘤，可分泌HCG，而血清HCG增高又可抑制FSH与LH，出现这两项降低，同时HCG可刺激E_2增高，增高的E_2又可抑制T水平。这样就可以解释以上HCG增高、E_2增高、T减低等异常结果。考虑到以上情况后，进一步查找伴瘤内分泌综合征的肾细胞肿瘤是否可以分泌HCG，得知肾癌可以分泌HCG，引起血清HCG增高。检验医师随即与该患者的主管医师电话沟通，血清性激素及HCG异常可能是肾癌伴瘤内分泌综合征引起的。

【知识拓展】

一些恶性肿瘤除了肿瘤本身及转移引起的症状外，还可以通过产生激素或激素样物质引起多种临床表现。这种由非内分泌肿瘤分泌的激素或激素样物质及内分泌肿瘤分泌的非自身激素所引发的临床内分泌综合征构成伴瘤内分泌综合征[4]，又称异位激素综合征。目前已知的伴瘤内分泌综合征如表30-2所示。

表30-2　常见肿瘤的检测激素及主要临床表现

常见肿瘤	异位激素	主要临床表现
肺癌（小细胞肺癌、腺癌、鳞癌）	ACTH、MSH、LPH	库欣综合征、皮肤色素沉着
类癌、胸腺癌、甲状腺髓样癌、前列腺癌、卵巢癌、肝癌、黑色素瘤	内啡肽	
肺癌（小细胞肺癌、腺癌、胸腺瘤）	ADH	低钠血症、严重水中毒
子宫内膜癌、肺癌、皮肤癌	GH、GHRH	肢端肥大症
肺癌（大细胞癌）、肝癌、肾癌、绒毛膜癌、卵巢癌	HCG、LH、FSH	男性乳腺发育；女性月经失调
肺癌、绒毛膜癌、睾丸畸胎瘤、胃癌、结肠癌、胰腺癌	TSH	甲状腺功能亢进
肺癌（鳞癌和大细胞癌）、乳腺癌、多发性骨髓瘤、肾癌、宫颈癌、膀胱癌、结肠癌、前列腺癌、睾丸癌、食管癌	PTH	高血钙

【案例总结】

伴瘤内分泌综合征是导致肿瘤患者症状、体征复杂的重要原因，同时会导致实验室的相关激素检测结果异常，报告结果解释较为困难。肿瘤细胞不仅会发生转移，引起与转移有关的一系列病情变化，同时一些肿瘤，如肺癌、肝癌、肾癌等（表30-2），自身也可分泌一些相关激素，导致患者出现类似激素异常的临床表现，如ACTH、HCG、PTH等激素，最终患者出现其他的异常内分泌疾病，从而加重肿瘤患者的病情及临床表现，容易引起误诊，甚至导致医疗纠纷。此时，实验室内分泌检测显得尤为重要，可很好地协助临床诊断某些异常复杂肿瘤的特殊表现。

【专家点评】

恶性肿瘤不仅有原发灶的异常表现，还有转移导致的异常症状和体征。而伴瘤内分泌综合征，又可导致肿瘤出现异常内分泌疾病的表现，并导致肿瘤的症状和体征更加复杂，也更易误诊和漏诊。实验室内分泌检验在该方面就显得更为重要，可很好地帮助临床在复杂的肿瘤表现中，找出原因，提出诊断与鉴别诊断。与此同时，检验与临床相互沟通交流也非常重要，好的沟通可有效避免临床对检验异常结果或临床较难解释结果的猜疑，相互促进，共同提高诊断的准确性以造福患者。

参 考 文 献

[1] 胡晓玲，仇菊，邹美林. β-HCG、P、Inhibin-A对异位妊娠患者病情诊治的相关性研究[J]. 湖南师范大学学报（医学版），2022，8（1）：112-114.

[2] 何锋荣，曾令恒，操龙斌. 两种胶体金试纸条检测血清人绒毛膜促性腺激素的性能评价[J]. 中国医药指南，2020，18（34）：1-3.

[3] 游小慧，薛敏. 睾丸精原细胞瘤与非精原生殖细胞瘤的临床特点与超声表现比较[J]. 医学信息，2020，33（24）：157-159.

[4] 王建，江霞，张凤平. 以Cushing综合征为首发表现的肺类癌1例[J]. 感染、炎症、修复，2010，11（2）：110-111.

31　垂体柄阻断综合征致多种激素缺乏

作者：李叶静[1]，文茜[2]（恩施土家族苗族自治州中心医院：1.检验科；2.内分泌科）
点评专家：向田（恩施土家族苗族自治州中心医院检验科）

【概述】

生长激素（growth hormone，GH）是由垂体分泌的，主要作用是促进生长、调节人的新陈代谢。生长激素缺乏症（GHD）是生长激素分泌减少或缺乏引起的生长发育障碍，是导致儿童身材矮小的内分泌原因之一。

促性腺激素由腺垂体嗜酸性细胞分泌，主要调节人体的性激素水平。例如，黄体生成素（luteinizing hormone，LH）、卵泡刺激素（follicle-stimulating hormone，FSH）都是促性腺激素，可以分泌雄激素，它作用于睾丸的间质细胞，刺激雄激素生成和分泌。促性腺激素对卵巢的主要作用为选择性诱导排卵前的个别卵泡迅速长大，待LH分泌达高潮时，触发排卵并使排卵后的卵泡壁转化为黄体及分泌孕酮。

如果促性腺激素缺乏，那么人体的正常生殖功能会受到明显的干扰，很有可能会出现多种生殖器官不规律发育。

垂体柄阻断综合征是指垂体柄损伤，造成下丘脑分泌的激素不能通过垂体柄到达神经垂体，不能通过垂体门脉系统作用于腺垂体引起一系列临床综合征。发病机制与围生期异常因素和外伤有关，包括臀位产、足先露、横位产、产后窒息、黄疸、分娩损伤、垂体柄和垂体先天发育异常等。男性多见，最常见的表现是生长激素缺乏，表现为骨龄落后、矮小和性器官发育不良，也可表现为全垂体功能减退及尿崩症[1]。

【案例经过】

患者，男性，24岁，2020年8月31日因"生长迟缓20余年"入院，诊断为矮小症、隐睾。患者系第2胎第2产孕足月顺产出生，出生时有窒息史，出生体重2.75kg，一般情况可。20余年前发现患儿身高落后于同龄儿童，且日趋明显。患者无明显智力低下，无长期发热、盗汗、咳嗽、呕吐、腹泻、便秘，无长期多饮、多食、多尿等症状。激素检验结果中生长激素0.001ng/ml，黄体生成素0.02IU/L，睾酮＜0.1ng/ml。

2020年11月2日，患者再次就诊入院。主诉：生长迟缓。现病史：生理反射存在，病理反射未引出，身材矮小，体毛稀疏，身材、面容及外生殖器、阴茎、阴囊均如10岁儿童，发育不良。家族史：无特殊。辅助检查：彩超显示双侧阴囊空虚，内无睾丸回声，腹股沟管内睾丸样回声，右侧位于腹股沟管内环处，左侧位于腹股沟管靠阴囊处，提示隐睾。激素检查结果中生长激素0.001ng/ml，黄体生成素0.018IU/L，睾酮＜0.1ng/ml。

【案例分析】

1. 临床案例分析

患者生长迟缓、第二性征发育不全，患者产时为足先露，有缺氧史，患者弟弟身高170cm，第二性征发育正常；通过分析，可排除以下两种疾病可能。①Laron矮小症：为常染色体隐性遗传病，其特点为血生长激素正常或增高而IGF-1降低，对外源性生长激素治疗无反应或反应很差，该患者不符合。②垂体瘤：可导致垂体功能减退，可伴头痛、视力障碍，有时出现颅内压升高综合征，该患者不符合。

2. 检验案例分析

患者激素检验结果如表31-1所示。

表31-1　患者激素检验结果

检验项目	结果	参考区间
生长激素（ng/ml）0min	0.01 ↓	0.06～5
生长激素（ng/ml）30min	0.004 ↓	12～15
生长激素（ng/ml）60min	0.009 ↓	12～15
生长激素（ng/ml）90min	0.006 ↓	12～15
生长激素（ng/ml）120min	0.012 ↓	12～15
睾酮（ng/ml）	<0.1 ↓	1.75～7.81
卵泡刺激素（IU/L）	0.42 ↓	1.27～12.96
黄体生成素（IU/L）	0.03 ↓	1.24～8.62

（1）激素检验结果：生长激素、睾酮、黄体生成素过低，是什么原因导致该患者持续生长激素、睾酮、黄体生成素低下呢？首先按照标本复查流程进行复查。标本复核：标本性状良好，未见纤维丝、凝块、溶血等异常。仪器状态：仪器状态良好，未见报警。质控状态：该项目室内质控在控，进行项目分析无总体偏高。

（2）检验结果复测：2次结果一致，符合标本复查偏倚要求。根据报告单结果分析，患者表现为生长激素、性激素偏低；通过结果，可以判断患者生长激素、性激素缺乏，是什么原因造成激素缺乏？检验科还能为疾病诊断提供哪些依据？

再回顾该病例：①患者为24岁男性；②身材矮小，无智力落后，查体身高145cm（<第3百分位），骨龄片提示骨龄约12岁；③产时足先露，有缺氧史；④查体，阴茎长2.5cm，头围53.8cm，上部量70cm，无喉结，无腋毛，阴毛Tanner分期Ⅰ期；⑤血皮质醇、性激素、生长激素均提示缺乏。通过以上信息可预估导致以上激素缺乏的原因，可能是产时足先露，导致产程延长，胎儿头颅受产道挤压时间延长，颅内垂体柄被牵拉，使垂体柄过度移位而被鞍隔或鞍背断裂，出生后窒息所致的低氧血症或低灌注也可能引起垂体柄及腺垂体受损，从而导致体内多种激素缺乏。

检验科的建议性报告：从检验的角度通过分析和思考后，电话告知主诊医师，患者生长激素、促性腺激素缺乏可能是出生时窒息所致，彩超提示的隐睾也可能是由于促性腺激素缺乏所致的发育不全，应进一步完善精氨酸兴奋试验及促性腺激素释放兴奋试验以明确诊疗。

后续情况：3天后进行了精氨酸兴奋试验及促性腺激素释放兴奋试验，精氨酸兴奋试验提示生长激素（-30min）0.025ng/ml，生长激素（0min）0.031ng/ml，生长激素（30min）0.061ng/ml，生长激素（60min）0.044ng/ml，生长激素（90min）0.042ng/ml，生长激素（120min）0.035ng/ml；促性腺激素释放兴奋试验提示（-15min）FSH 0.34IU/L↓，LH 0.42IU/L↓；（0min）FSH 0.30IU/L↓，LH 0.35IU/L↓；（30min）FSH 0.49IU/L↓，LH 0.13IU/L↓；（60min）FSH 0.56IU/L↓，LH 0.25IU/L↓；（120min）FSH 0.77IU/L↓，LH 0.29IU/L↓。进一步明确了其生长迟缓、第二性征发育不全与生长激素、促性腺激素的绝对不足有关，而这些激素的不足往往与垂体方面的问题紧密相关。为患者补做MRI，MRI提示垂体窝不大，垂体结构未见明确显示，增强未见异常强化，垂体柄可见，呈线条状，无偏移，局部稍粗，增强见明显强化，双侧颈内动脉海绵窦段位置对称，双侧视交叉无上抬现象，脑实质未见明显异常信号，诊断为垂体柄阻断综合征（PSIS）[2]。检验医师的建议性报告得到临床医师的认可，从而帮助医师快速寻找病因，有利于后期确定治疗方案。

【知识拓展】

生长激素、促性腺激素缺乏可造成生长迟缓、第二性征发育不全。对于身材矮小、生长发育落后、生长激素缺乏的患儿，需要考虑以下疾病：家族性矮小身材、体质性青春期延迟、宫内生长迟缓、染色体疾病、先天性甲状腺功能减退症、遗传代谢病（如黏多糖贮积病）、软骨发育不全、心肝肾等慢性疾病、全身营养不良等。

PSIS是各种原因导致垂体柄缺如或变短、变细并神经垂体异位，致使下丘脑分泌的激素不能通过垂体柄输送至正常神经垂体，也无法通过垂体门脉系统作用于腺垂体而导致临床综合征。对于PSIS的发生机制目前有两种假说，第一种认为是由新生儿缺血缺氧、围生期异常所致的后天性损伤，本例患者有出生时缺氧史；另一种认为是在垂体发生期间正常的诱发行为失败导致的先天性发育不良。本病患病率男性多于女性，临床表现取决于激素缺乏的程度，主要为生长发育迟缓和尿崩症，可伴甲状腺功能减退症、肾上腺皮质功能不足、性腺发育不良等。部分可伴发中枢神经系统畸形，如小头畸形、Chiari畸形、视隔发育不良、胼胝体发育不良等。多种垂体激素缺乏比单一生长激素缺乏常见[3]。本例患者表现为多种激素水平降低。

【案例总结】

生长激素缺乏症分为原发性和继发性，垂体功能异常是导致原发性生长激素缺乏的主要原因，而颅内肿瘤是引起继发性生长激素缺乏症的重要原因。对需要生长激素治疗的患儿，治疗前需要行头颅检查排除颅脑肿瘤，肿瘤患者不能应用生长激素治疗。

PSIS是一种临床罕见的先天性多垂体激素缺乏性疾病，目前行内分泌学相关检验及影像学检查可明确诊断。其治疗主要为相应的激素替代治疗并随访检测各项激素指标，及时调整替代激素用量。检验科工作人员从检验角度经过分析和思考，通过建议性报告，积极与临床医师沟通，协助临床明确病因[4]。

通过沟通与交流促进诊疗活动的开展，检验科为临床医师提供咨询服务能够为临床科室检验项目的选择提供细致的信息，为如何科学选择患者适宜的检验项目、更加准确诊断患者病情奠定良好的基础。在诊治过程中，临床医师依据患者主诉、症状决定检验项目，检验项目的科学选择对病情的诊断与治疗方案的制订有着重要的作用。加强临床与检验科的沟通能够使临床医师更加及时得到检验科室的咨询服务，为检验项目的合理性、适用性、经济性提供技术咨询。因此，加强检验人员与临床医师沟通的意识和能力，进一步综合评价检验的方法学及其临床价值，更有效发挥检验科的作用，必将有利于检验医学的持续发展。检验人员应坚持不懈地学习，完善充实自己的知识储备。

【专家点评】

PSIS在活产新生儿的发病率为1/10 000～1/4 000，临床多表现为腺垂体功能低下的症状，且生长激素完全缺乏比部分缺乏更多见。青少年主要表现为性腺不发育、生长发育缓慢、毛发稀少等。成年后则主要表现为甲状腺功能减退症如畏寒、皮肤干燥等。但一般不出现尿崩症，其原因与下丘脑和垂体之间存在侧支血管有关[5]。现代医疗活动需要检验工作为临床诊断、治疗提供技术信息，需要现代检验技术为临床治疗效果进行检测。现代医疗活动需要临床与检验强化相互间的沟通，以促进检验信息、诊疗信息通路的建设，促进科学开展医疗活动。同时，现代医疗技术、检验技术的发展也需要临床与检验科室通过相互沟通促进彼此了解，为更好开展各自工作提供技术帮助。

参 考 文 献

[1] 吴伯栋，郭俊，程晓光.垂体柄阻断综合征72例的MRI特征及临床表现[J].中国优生与遗传杂志，2019，27（7）：855-856，895.

[2] 王微微，田诗云，伍建林，等.垂体柄阻断综合征MR检查方法及其表现[J].中国医学影像技术，2020，36（12）：1900-1902.

[3] 姚菲，张林杉，陆志强，等.垂体柄阻断综合征的临床特征分析[J].中国临床医学，2021，28（1）：90-94.

[4] 张军伟.儿童和青少年垂体柄阻断综合征的临床特点及高场强MRI表现[J].中国实用医刊，2018，45（14）：88-89.

[5] 马婧，唐佳，权金星.垂体柄阻断综合征3例及文献复习[J].国际内分泌代谢杂志，2020，40（1）：63-66.

32 老年女性高雄激素血症的诊疗过程分析

作者：朱钰菁¹，孙水雅²（浙江大学医学院附属邵逸夫医院：1.检验科；2.内分泌科）

点评专家：吴芳（浙江大学医学院附属邵逸夫医院内分泌科）

【概述】

女性体内的雄激素主要有硫酸脱氢表雄酮（DHEAS）、脱氢表雄酮（DHEA）、雄烯二酮（AD）、睾酮（T）及双氢睾酮（DHT）等。这些雄激素在女性体内具有重要作用，是雌激素合成的前体，在女性青春期发育、早期性腺分化及发育过程中起关键作用，对靶器官如肌肉、骨骼等有不可替代的作用[1]。在正常月经周期的卵泡期，女性血清睾酮浓度平均为0.43μg/L，若超过0.7μg/L即称为高雄激素血症。临床可表现为女性生殖系统发育及功能异常综合征，如多毛、痤疮、油性皮肤、黑棘皮征、肥胖、男性型秃顶、声音变粗、月经过少甚至闭经而影响生殖功能及代谢综合征等。

【案例经过】

患者，女性，62岁，因"毛发增多3年，声音变粗10个月"于笔者所在医院内分泌科就诊。病程中，患者于3年前无明显诱因下逐渐出现双下肢及下腹部毛发增多、增长、增粗，上唇及下颌长胡须，阴毛较前浓密，腋毛、双上肢及胸背部毛发无明显改变。为求进一步诊治来笔者所在医院就诊。入院后体格检查：血压142/75mmHg；体重指数28.7kg/m²，多毛评分标准Ferriman-Gallwey（F-G）评分9分。家族史无特殊。既往史：双下肢湿疹5年。手术史：10年前因子宫肌瘤行子宫全切术。过敏史：青霉素皮试阳性，否认其他药物、食物过敏史。婚育史：已婚，23岁结婚，1女体健，14岁月经初潮，经期5～7天，周期28～30天，50岁绝经。

入院后实验室检查：睾酮5.01μg/L（表32-1），结合临床症状考虑诊断为高雄激素血症。为找到引起高雄激素血症的病因，进一步完善相关检查。昼夜皮质醇节律测定：可的松（μg/dl）（8：00—16：00—0：00）6.74—9.14—5.75，昼夜节律异常。行小剂量地塞米松试验，可的松（8：00）6.74μg/dl，提示被抑制（表32-2）。生化检查中甲状腺轴、肾上腺轴、生长激素/IGF-1未见明显异常。肾上腺影像学检查未见占位病变。妇科B超及CT未见明显异常。暂无检查结果可以明确高雄激血症的来源。实验室再次复查患者睾酮5.12μg/L，雄烯二酮3.57ng/ml（0.3～3.3ng/ml）、硫酸脱氢表雄酮83.8μg/dl（25.9～460.2μg/dl）、17α-羟孕酮0.1ng/ml（0～30ng/ml），考虑高雄激素来源于卵巢可能性大。经超声科医师复查妇科彩超：盆腔增强CT提示右卵巢中等偏强回声团，实性占位待排，性索间质来源肿瘤？右卵巢囊性包块，考虑卵巢冠囊肿可能。行腹腔镜下双侧附件切除术，术后复查睾酮1.33μg/L。术后随访，睾酮降至正常。

表32-1 患者性激素检测结果

检测项目	结果	参考区间
雌二醇（pmol/L）	56.00	男：＜47；女A：27～122；B：95～433；C：49～291；D：＜40
黄体生成素（U/L）	27.36	男：1.24～8.62；女A：2.12～10.89；B：19.18～103.03；C：1.20～12.86；D：10.87～58.64
卵泡生成素（U/L）	43.01	男：1.27～19.26；女A：3.85～8.78；B：4.54～22.51；C：1.79～5.12；D：16.74～113.59
孕酮（nmol/L）	0.23	男：0.14～2.06；女A：0.31～1.52；C：5.16～18.56；D：0.08～0.78；F：4.73～50.74；G：19.40～45.30
人绒毛膜促性腺激素（U/L）	0.60	男：0.5～3.47；女绝经前：0.02～5.73；绝经后：0.11～7.39
垂体催乳素（ng/ml）	5.25	男：2.64～13.13；女D：2.74～19.64；E：3.34～26.72
睾酮（μg/L）	5.01	0.10～0.75

注：A.卵泡期；B.排卵期；C.黄体期；D.绝经期；E.生育期；F.孕1～3个月；G.孕4～6个月。

表32-2 患者皮质醇昼夜节律检测结果

检测项目	结果	参考区间
可的松（8：00）（μg/dl）	6.74	6.70～22.60
可的松（16：00）（μg/dl）	9.14	0.00～10.00
可的松（0：00）（μg/dl）	5.75↑	0.00～5.00
24小时尿可的松计算（μg/24h）	137.74	58.00～403.0
ACTH（8：00）（ng/L）	23	10～80
ACTH（16：00）（ng/L）	9	5～40

【案例分析】

1.临床案例分析

（1）患者体格检查：血压142/75mmHg；体重指数28.7kg/m²；毛发评分上唇2分、颏下2分，胸部0分，上背0分，上腹0分，下腹2分，腰骶0分，上臂0分，大腿3分，F-G评分9分。余无特殊。

分析：初步诊断为多毛待查，肾上腺肿瘤？卵巢肿瘤？特发性多毛？

（2）入院后实验室检查激素，检验科提示睾酮5.01μg/L，明显升高，要求结合患者临床表现判断结果准确性。

分析：患者为绝经后女性，有多毛、男性化表现，其睾酮异常升高，考虑该患者存在高雄激素血症。

（3）那么引起该患者高雄激素血症的原因是什么呢？为什么雄激素值会偏高呢？高雄激素血症的病因如表32-3所示。

表 32-3　高雄激素血症的病因

病因	比例（%）	发病年龄	起病至初诊时间	月经紊乱	男性化
PCOS	＞95	15～25岁	数年	不重	以多毛为主
CAH	1～2	（先天性）	出生/青少年/成年	+	+/-
肾上腺肿瘤	＜1	任何年龄	数周至数月	+	+
卵巢肿瘤	＜1	任何年龄	数周至数月	+	+
皮质醇增多症	＜1	任何年龄	数月至数年	+	+/-
卵泡膜细胞增生症	＜1	任何年龄	数周至数月	+	+

注：PCOS. 多囊卵巢综合征；CAH.先天性肾上腺皮质增生症。+.阳性；-.阴性。

1）多囊卵巢综合征（PCOS）？　PCOS是引起高雄激素血症最常见的病因，患者会不会就是这大多数之中的一例呢？

分析：患者虽然睾酮高，但既往无月经周期不规律，无双侧卵巢多囊样改变，故不支持PCOS。

2）先天性肾上腺皮质增生症？

分析：患者为绝经后女性，已婚已育，睾酮升高，但17α-羟孕酮和硫酸脱氢表雄酮正常，肾上腺影像学检查也未见异常，不支持先天性肾上腺皮质增生症。

3）肾上腺肿瘤？

分析：患者实验室检查肿瘤指标，铁蛋白184.2μg/L（13.0～150.0μg/L）轻度升高，其他未见异常。肾上腺影像学检查显示肾上腺未见占位，不支持肾上腺肿瘤。

4）卵巢肿瘤？

分析：实验室检查肿瘤指标铁蛋白184.2μg/L（13.0～150.0μg/L）轻度升高，其他未见异常。妇科彩超：经腹子宫全切术后，双侧卵巢未显示，双侧附件区未见明显异常回声。进一步查盆腔CT：子宫未见，右侧附件区良性囊性灶，请结合临床。上述结果不支持卵巢肿瘤。

5）皮质醇增多症？

分析：患者无满月脸、水牛背、紫纹等库欣综合征体貌。但实验室检查昼夜皮质醇节律异常。进一步行小剂量地塞米松抑制试验，提示被抑制，可以排除库欣综合征。

6）卵泡膜细胞增生症？该病好发于绝经后妇女，少数发生于育龄期妇女，表现为缓慢进展的男性化表现，睾酮水平比PCOS更高，双侧卵巢可增大，间质可增厚。

分析：妇科会诊表示患者既往10年前因子宫肌瘤于笔者所在医院行腹腔镜下子宫全切术，现性激素提示卵巢功能已衰竭，B超及CT检查未见明显异常，故暂不考虑为卵泡膜细胞增生症。

（4）此患者的高雄激素血症的病因没有检查结果可以支持，那么会不会是实验室检查出现了误差呢？联系检验科，对患者重新采样进行睾酮复查，睾酮5.12μg/L，结果仍然异常偏高。

分析：经检验科复核，患者睾酮5.12μg/L，结果仍然异常偏高。那么会不会是其他原因引起的高雄激素血症呢？

（5）除了卵巢和肾上腺因素外，使用雄激素或具有雄激素作用的药物、高催乳素、特发性多毛症也可以引起高雄激素血症。

分析：该患者未使用雄激素或具有雄激素作用的药物，其性激素结果除睾酮外无特殊，故也可以排除高催乳素引起的高雄激素血症。特发性多毛症血液中睾酮、脱氢表雄酮水平不增高，有体质性或家族遗传性，患者睾酮水平高，也无相应家族史，暂可排除。

（6）那么到底是什么原因引起的高雄激素血症呢？实验室检查睾酮并经复核显示异常偏高，那么病因到底是什么呢？再次回顾之前的实验室检查，发现该患者雄烯二酮 3.57ng/ml（0.3～3.3ng/ml）、硫酸脱氢表雄酮 83.8μg/dl（25.9～460.2μg/dl）、17α-羟孕酮 0.1ng/ml（0～30ng/ml）。

分析：患者17α-羟孕酮和硫酸脱氢表雄酮都正常，雄烯二酮轻度升高。雄烯二酮主要来源于卵巢和肾上腺。根据患者皮质醇的检测结果可以排除肾上腺来源（表32-4），故而提示卵巢来源的高雄激素血症。建议有经验的超声科医师重新复查妇科彩超，确认是否是卵巢原因引起的高雄激素血症。

表32-4 雄激素的血清浓度和来源

激素	相对雄激素活性	血清浓度（ng/ml）	血液中激素的来源（%）		
			肾上腺	卵巢	周围组织转化
睾酮（T）	100	0.2～0.7	45437	45437	50～70
双氢睾酮（DHT）	250	0.05～0.3	—	—	100
雄烯二酮（AD）	45585	0.5～2.5	30～45	45～60	10
脱氢表雄酮（DHEA）	5	1.3～9.8	80	20	—
硫酸脱氢表雄酮（DHEA）	微弱	400～3200	＞95	＜5	—

（7）复查妇科超声：右卵巢内可见一大小约1.26cm×1.13cm的中等偏强回声团块，边界尚清，内回声尚均，形态规则，彩超显示其内血供稍丰富，另右卵巢内可见一大小约 2.11cm×1.69cm的囊性包块，向外突出，边界清，囊壁尚光整，内透声可，未见明显血流信号，左卵巢未显示，左侧附件区未见明显异常回声。盆腔内可见深约0.89cm的液性暗区。

影像学诊断：①子宫全切术后，右卵巢中等偏强回声团，实性占位待排，性索间质来源肿瘤？右卵巢囊性包块，首先考虑卵巢冠囊肿可能，请结合其他检查；②盆腔少量积液。

盆腔增强CT提示右卵巢中等偏强回声团，实性占位待排，性索间质来源肿瘤？右卵巢囊性包块，考虑卵巢冠囊肿可能。

妇科再次会诊：建议行腹腔镜下双侧附件切除术。

术中所见：右侧卵巢增大，为4cm×2cm×2cm；剖视：右卵巢内见2枚囊肿，较大囊肿直径约2cm，囊液清亮，囊壁光滑，未见乳头样结构。另一囊肿直径约1.2cm，内见咖啡色囊液，囊壁光滑，未见乳头样结构。术后病理：（右侧）卵巢考虑类固醇细胞瘤。术后复查睾酮（1.33μg/L→0.33μg/L），术后多次随访，睾酮值正常。

分析：患者行腹腔镜下双侧附件切除术后，睾酮逐步下降，术后随访睾酮于正常范围内，明确其高雄激素血症来源于卵巢，病因考虑为类固醇细胞瘤。

2.检验案例分析

女性患者睾酮异常升高，且无历史记录。排除标本性状、仪器状态和室内质控等外在因素影响后，标本复核后其结果依旧较高。检验科联系临床内分泌科，回复该患者为绝经后女性，有多毛、男性化表现，考虑该患者存在高雄激素血症，但不知道是什么原因引起的高雄激素血症。

女性体内雄激素来源于卵巢和肾上腺，主要受促性腺激素和促肾上腺激素控制，以及腺体内的旁分泌、自分泌的调节。血清中雄激素主要有硫酸脱氢表雄酮、脱氢表雄酮、雄烯二酮、睾酮和双氢睾酮。患者17α-羟孕酮和硫酸脱氢表雄酮都正常，雄烯二酮轻度升高。

正常人皮质醇呈脉冲式分泌，昼夜节律分明，午夜为低谷，晨起为峰值。测定皮质醇节律，有助于诊断皮质醇增多症。实验室皮质醇昼夜节律测定：提示昼夜节律异常。行小剂量地塞米松抑制试验后，提示被抑制。

患者入院后第1次查睾酮5.01μg/L，异常偏高。根据临床要求，对患者重新采样进行第2次睾酮检查。在保证了标本性状、仪器运行、室内质控等正常的条件下，复核结果5.12μg/L，仍然偏高（表32-5）。多次复核保证了对患者样本结果的准确性。

表32-5　患者睾酮检测结果

时间	睾酮水平（参考范围0.10～0.75μg/L）	备注
2016年10月11日	5.01μg/L ↑	入院第1次检查
2016年10月17日	5.12μg/L ↑	入院第2次检查

其余实验室检查结果未见明显异常。

【知识拓展】

毛发的分类如下。①终毛。特点为毛干粗，毛色较深，对雄激素有反应。呈现男性毛发分布的特征，如面颊、上唇、颏下、胸腹部的中线区域、大腿的内侧和屈面、下背部中线（可达骶部）、乳晕、阴毛（可向上与下腹部中线的毛发相连甚至可达两腹股沟或肛周）等处。②毫毛。特点为细、软，毛干不粗，不长、毛色不深的体毛，生长不受雄激素影响，不会导致面部和生殖器部位的毛增多，如头发、眼睫毛及眉毛等。无特殊的分布区。受种族、地域、遗传因素等影响。根据多毛评分标准（F-G评分）＞8分，即可诊断女性多毛症。该患者F-G评分为9分，可诊断为女性多毛症。

女性体内雄激素除外周组织转化外，70%～85%来源于卵巢，10%～15%来源于肾上腺。其雄激素过高的原因：①卵巢或肾上腺皮质分泌过量；②外周转化异常；③在甾体激素生物合成过程中酶系统紊乱，如芳香化酶缺乏，雄烯二酮就不能转化为雌酮，睾酮也不能转化为雌二醇，致雄烯二酮尤其是睾酮堆积过量；④60%的睾酮在血中与β球蛋白结合，称睾酮-雌二醇结合球蛋白（TEBG），约38%（主要是雄烯二酮）与白蛋白结合，游离睾酮只占2%，但有活性，如TEBG结合雌二醇增多，结合睾酮减少，则血液中游离睾酮增多；⑤由胰岛素抵抗所致的高胰岛素血症能刺激卵巢分泌大量的雄激素（图32-1）。

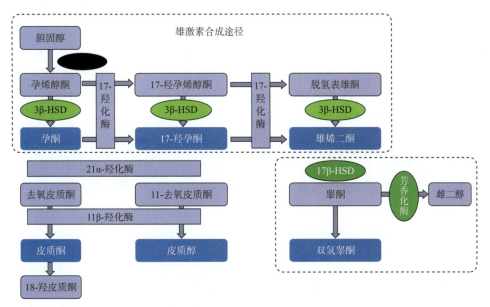

图32-1 雄激素合成途径

3β-HSD. 3β-羟类固醇脱氢酶；17β-HSD. 17β-羟类固醇脱氢酶

女性高雄激素血症较少见，常由卵巢和肾上腺疾病所致。某些卵巢和肾上腺肿瘤可分泌雄激素，常见的此类卵巢肿瘤有性索间质细胞瘤（如Leydig细胞瘤、颗粒层-卵泡膜细胞瘤）、脂质细胞瘤等。这些肿瘤通常体积小，B超和CT难以定位诊断，这时就需要结合其他检测手段明确高雄激素血症的雄激素来源[2]。与多囊卵巢综合征相比，卵巢分泌雄激素的肿瘤睾酮水平更高，男性化表现更明显，睾酮水平高于正常值高限3倍应高度怀疑卵巢肿瘤。该类肿瘤大多数为良性，手术预后良好，可以通过切净肿瘤来进行治疗，以免残留肿瘤分泌激素，造成持续的高雄激素血症[3]。

【案例总结】

雄激素是女性生殖生理过程中一种重要的激素，是卵巢尤其是卵泡合成雌激素的前体。血中雄激素水平过高，活性增强，称为高雄激素血症，是常见的妇科内分泌紊乱疾病，病因较复杂，可涉及下丘脑-垂体-卵巢轴各环节，以及卵巢自分泌、旁分泌、肾上腺等诸多方面。临床上若出现多毛、月经紊乱及逐渐加重的男性化症状，血清睾酮显著升高，除了肾上腺疾病和多囊卵巢综合征外，还应考虑卵巢分泌雄激素的肿瘤。

本文中患者为绝经后女性，因毛发增多3年，声音变粗10个月，为求进一步治疗而就诊。诊疗中发现该患者体毛增多，F-G评分为9分，可诊断为女性多毛症。实验室检查发现睾酮数值异常增高，考虑为高雄激素血症。通过各项实验室和影像学检查，高度怀疑卵巢分泌雄激素的肿瘤，行腔镜下双侧附件切除术，术后睾酮水平明显下降，病理证实为卵巢类固醇细胞瘤。

从临床角度而言，患者的典型临床表现可为诊断提供基础，而在无明显典型特征表现时，需要结合其他辅助检查，如检验、影像学检查等结果进行诊断。从检验角度而言，当发现有偏离参考范围较大的异常值或危急值时，需要提高关注。首先要确保结果的准确性，在保证标本性状、仪器状态和室内质控在控的情况下，对标本进行复核。复核后其结果依旧异常，联系临床医师，告知检查结果，结合临床表现判断结果的准确性。尤其是对于性激素检查结果而言，男女有着不同的参考范围，而女性在不同的生理时期，其参考范围也有所不同。在对于一些异常偏离的激素结果，检验医师应该及时联系临床医师，为临床诊断提供依据。

随着检验医学的发展，检验结果是临床诊断和治疗效果判断必不可少的有力支持。更好地将临床医学和检验医学紧密联系起来，加强双方的合作与沟通，提高检验质量，以指导临床诊治。

【专家点评】

该案例患者是一位绝经后女性，逐渐出现毛发增多、声音变粗等高雄激素体貌，检验科和内分泌科通过分析后定位为卵巢来源的高雄激素血症，排除多囊卵巢综合征后，高度怀疑卵巢分泌雄激素的肿瘤，一开始影像学检查未发现卵巢占位，后通过经验丰富的超声科医师重新复查妇科彩超，最终发现卵巢实质性占位，经手术证实为分泌雄激素的卵巢类固醇细胞瘤，术后高雄激素血症得到缓解。这是一个临床罕见病例，容易误诊和漏诊，通过内分泌科、检验科、影像科和妇科医师合作，最终使患者得到及时诊治，临床症状得到缓解。如在临床上碰到绝经后女性的高雄激素血症，要考虑到卵巢分泌雄激素肿瘤的可能性。

参 考 文 献

[1] 李强，郑方遒，郭伟红．女性高雄激素血症三例[J]．天津医药，2018，46（3）：299-302.
[2] 茅江峰，李梅，伍学焱，等．成功诊治卵巢肿瘤源性高雄激素血症一例[J]．中华内科杂志，2007，（3）：243-244.
[3] 严芳芳，杨国庆，母义明，等．女性分泌雄激素肿瘤的临床分析[J]．中国全科医学，2018，21（35）：4383-4387.

33　雄激素不敏感综合征

作者：古艳[1]，舒俊俊[2]，罗丽华[3]（南昌市第一医院：1.检验科；2.妇产科；3.超声科）
点评专家：肖玲（南昌市第一医院妇产科）

【概述】

雄激素不敏感综合征（androgen insensitivity syndrome，AIS）是雄激素受体（androgen receptor，AR）基因突变导致的X连锁隐性遗传病，是男性假两性畸形常见类型。因患者体内与男性化有关的雄激素靶器官受体缺陷，靶组织对雄激素不敏感，从而使雄激素的正常生物学效应全部或部分丧失。AIS患者核型46，XY，外貌似女性，睾丸常留在腹腔内，一般无生精过程，无生育能力[1]。根据男性化程度不同可分为完全型（CAIS）和部分型雄激素不敏感综合征（PAIS）。本案例先证者Ⅲ2因AR基因c.2494C＞T突变患CAIS，出现性发育异常，扩大家系调查后发现其妹妹Ⅲ3亦有相同突变，该突变来源于母亲Ⅱ3，外婆Ⅰ2、姨母Ⅱ1和弟弟Ⅲ4未发现该突变（图33-1）[2]。

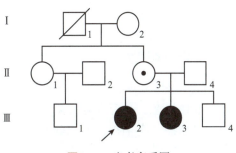

图33-1　患者家系图

【诊疗经过】

患者，女性，17岁，先证者，因原发性闭经就诊。查体：身高166cm，体重54kg，饮食及运动情况尚可，沟通交流顺畅。无特殊面容，女性第二性征，青春期乳房发育，腋毛、阴毛稀少，女性外阴，大小阴唇发育较差。家族史：G1P1为本患者，母亲妊娠期身体健康，G2P2为女孩，今年14岁，无月经初潮，余未见异常；G3P3为男孩，9岁，体健。否认其他家族遗传病史。

完善性激素六项、甲状腺功能、外周血染色体及子宫附件彩超等检查。结果：睾酮7.33ng/ml，孕酮0.50ng/ml，垂体催乳素8.63ng/ml，卵泡生成素5.23mIU/L，黄体生成素21.84mIU/L，雌二醇24pg/ml。甲状腺功能：三碘甲状腺原氨酸2.07nmol/L，甲状腺素64.5nmol/L，促甲状腺激素3.31μIU/ml；外周血染色体46，XY。子宫附件彩超：①膀胱后方未见明显子宫影像（先天性无子宫？），纵切面可见阴道线（图33-2）；②双侧腹股沟区结节灶回声减低（隐睾？），内见多发散在点状强回声钙化灶（图33-3）。随后征得患者同意探查阴道情况，阴道长度约8cm，探及盲端未及宫颈口。查SRY基因阳性，AR基因测序发现AR基因c.2494C＞T突变（母源），母亲该点呈杂合突变。扩大家系调查，发现妹妹AR基因与先证者存在同样突变，其外婆、姨母及弟弟未见该点突变。

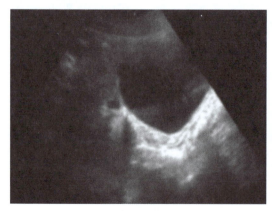

图33-2　先天性无子宫

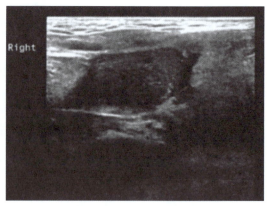

图33-3　腹股沟区的隐睾

【案例分析】

1. 临床案例分析

（1）临床表现、辅助检查：本案例中先证者自幼按女性生活，青春期表现为原发性闭经。女性体态，乳房发育，阴毛、腋毛稀少，女性外阴，大小阴唇发育较差，阴道呈盲端；彩超提示无子宫，发现疑似隐睾包块；睾酮7.33ng/ml，远超正常女性水平，提示存在性发育异常。

（2）细胞遗传学诊断：46，XY，遗传学性别为男性，社会性别女性，存在性发育异常。

（3）分子学诊断：先证者SRY基因阳性，为男性结果；测序AR基因c.2494C＞T半合子突变（母源）。

综上三点所述，先证者为AR基因突变所致的CAIS。

（4）家系基因诊断：17岁及14岁的"姐妹"无月经初潮，均为AR基因c.2494C＞T突变半合子，其母为AR基因c.2494C＞T突变杂合子，其外婆、姨母及弟弟该点未见突变。推断母亲为家系中AR基因c.2494C＞T新发突变携带者，并遗传给了其两个儿子，兄弟两性发育异常，出生时女婴外阴，误当成女儿抚养。

（5）治疗意见：本案例中CAIS患者女性外生殖器外观，自幼按女性抚养，乳房发育，考虑其社会、心理性别为女性，家属选择维持女性性别。给予相应的激素替代治疗维持第二性征及相关生理功能，望成年后能结婚成家。阴道长约8cm，接近正常女性阴道长度，故暂不考虑行阴道扩张成形术。

（6）隐睾处理意见：异位隐睾长期受体内相对较高温作用，为预防癌变，可考虑切除。但有研究证明，睾丸分泌的睾酮及雌激素对青春期身高增长及女性第二性征发育有重要意义，建议本案例中2名患者在青春期第二性征发育后再行隐睾切除术。

2.检验案例分析

本案例中先证者睾酮7.33ng/ml，而女性正常参考值0.10～0.75ng/ml，其睾酮水平远超正常女性，达到男性水平，结果与女性性别不符。与临床医护人员沟通后，排除取错血标本情况。根据患者17岁无月经初潮，再结合彩超盆腔未见子宫及腹股沟见似隐睾组织等信息，初步怀疑存在性发育异常。2周后，外周血染色体结果显示男性核型46，XY（图33-4），性发育异常怀疑得到证实。

于是建议先证者及其母亲抽取外周血标本，提取DNA，行SRY基因检查及AR基因测序。结果先证者SRY基因检测呈阳性，判读为男性结果，其母结果为阴性，判读为女性结果（图33-5）。

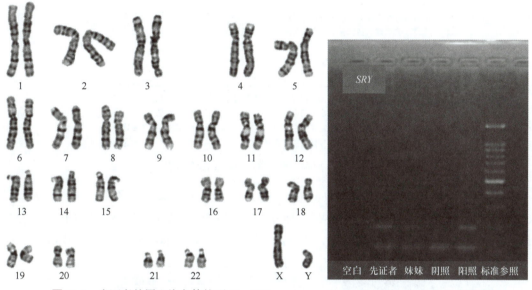

图33-4　先证者外周血染色体核型46，XY

图33-5　患者SRY基因阳性

测序先证者为AR基因c.2494C＞T突变半合子，其母为AR基因c.2494C＞T突变杂合子。扩大家系调查，发现其"妹妹"与先证者SRY和AR基因存在同样情况，其外婆、姨母及弟弟未见AR基因该点突变（图33-6）。

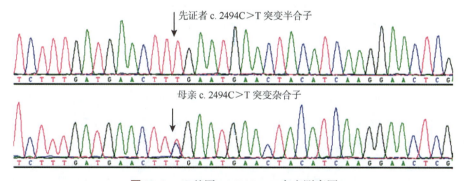

图33-6　AR基因c.2494C＞T突变测序图

【知识拓展】

AIS又称睾丸女性化综合征，是一种靶细胞对雄激素部分或完全无反应而导致的性腺发育障碍，是由AR基因突变引起的，属于X连锁隐性遗传病[3]。AR基因位于Xq11—q12，由8个外显子和7个内含子构成。点突变导致AR的单个氨基酸改变引起AR活性下降是AIS最常见病因。本案例中先证者AR基因c.2494C＞T为无义突变，cDNA第2494位（位于7号外显子）碱基C突变成T，导致第832位精氨酸R变成终止密码子（图33-7），随后第833～921氨基酸将不再翻译成蛋白[4]。

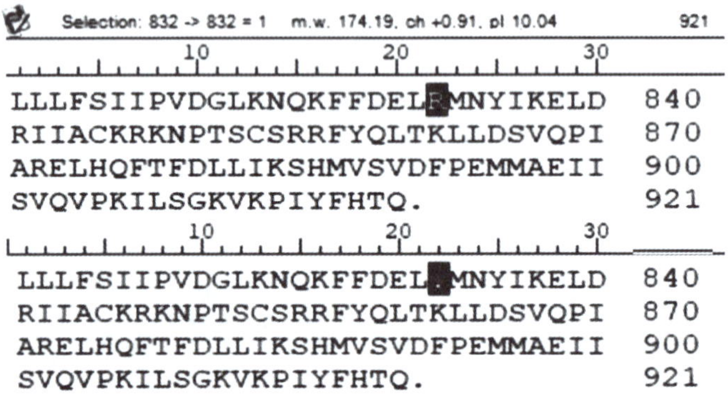

图33-7 832位精氨酸R变成终止密码子

查询数据库PubMed（https：//pubmed.ncbi.nlm.nih.gov/）发现，早在1992年AR基因c.2494C＞T突变导致的CAIS已被A De Bellis发现并报道。该突变已被人类基因突变数据库（Human Gene Mutation Database，HGMD，http：//www.hgmd.org/）收录（图33-8）。

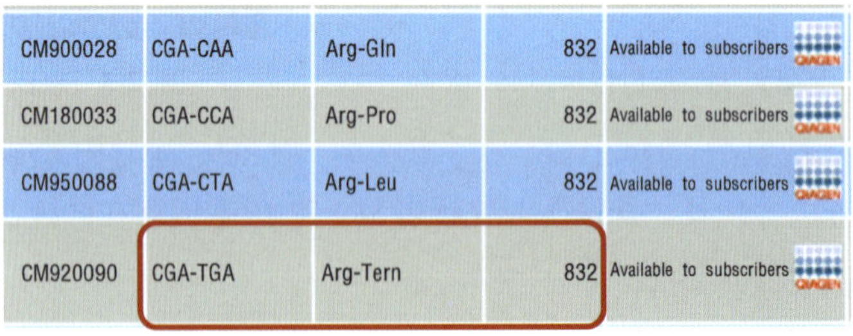

CM900028	CGA-CAA	Arg-Gln	832	Available to subscribers
CM180033	CGA-CCA	Arg-Pro	832	Available to subscribers
CM950088	CGA-CTA	Arg-Leu	832	Available to subscribers
CM920090	CGA-TGA	Arg-Tern	832	Available to subscribers

图33-8 HGMD数据库查询AR基因c.2494C＞T信息截图

查询数据库Mutation（https：//www.mutationtaster.org/）（图33-9）、Varcards（http：//varcards.biols.ac.cn/）及ClinVar（https：//www.ncbi.nlm.nih.gov/clinvar/）（图33-10）均认为AR基因c.2494C＞T是致病性突变；查询ExAC（Exome Aggregation consortium）、1000G（1000 Genome Project）和gnomAD（Genome Aggregation Database）等人群数据库，显示在各种族健康人群出现该突变的概率为0，即健康人群不会出现，一旦发生该突变，即成为患者。根据美国医学遗传学与基因组学学会（American College of Medical Genetics and Genomics，ACMG）制定的遗传变异分类标准与指南，综合本案例中患者临床表型、家系共分离现象（半合子患病，杂合子携带无表型，未发生突变者不患病）、突变数据库及文献查询信息，

本案例先证者发生的 *AR* 基因 c.2494C ＞ T 突变被评级为致病突变[5]。即现有证据（PVS1+P-M2+PP1）表明该基因突变是导致本案例中两人性发育异常的病因。

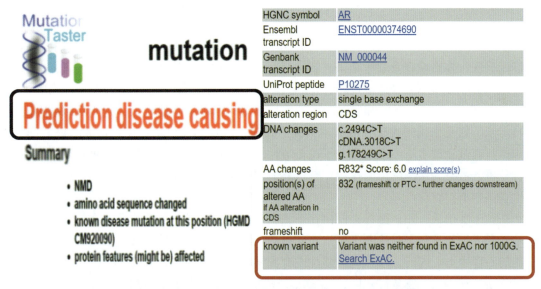

图33-9　Mutation 数据库查询 *AR* 基因 c.2494C ＞ T 信息截图

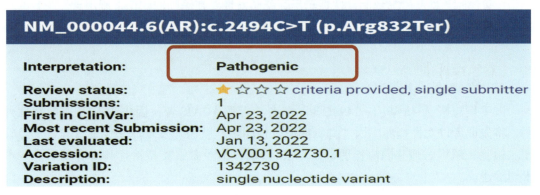

图33-10　ClinVar 数据库查询 *AR* 基因 c.2494C ＞ T 信息截图

　　该案例中先证者假两性畸形是如何形成的？在胚胎期，AIS 患者睾丸间质细胞分泌的睾酮由于雄激素受体异常而不能刺激沃尔夫管（又称中肾管）发育形成男性内生殖器；双氢睾酮对泌尿生殖窦和外生殖器不起作用而导致分化成阴道下段和女性外阴；睾丸支持细胞能分泌正常米勒管抑制物质（müllerian inhibiting substance，MIS），米勒管被抑制而没有输卵管、子宫、宫颈和阴道上段。青春期后，由于完全缺乏雄激素抑制，少量的雌激素即可导致乳房发育和女性体态[6]。

　　本案例中 CAIS 患者由于下丘脑-垂体系统中雄激素受体缺陷，睾酮对下丘脑-垂体系统的负反馈异常而引起黄体生成素水平升高[7-9]。先证者无子宫、无卵巢，其黄体生成素为21.84mIU/L，相当于女性排卵期黄体生成素水平（排卵期黄体生成素参考范围19.18～103.03IU/L）。而升高的黄体生成素又刺激睾丸增加睾酮和雌激素分泌。通常 CAIS 中睾酮和雌二醇等于或高于正常男性，血清卵泡刺激素水平在正常范围[10, 11]。

【案例总结】

该案例为"女性"先证者，因"青春期原发性闭经"就医，测血睾酮异常升高，综合其临床表现、体格检查及超声结果，多次与妇产科、超声科医师沟通，为先证者完善了染色体核型分析及相关致病基因检测。随后，进一步对家系成员进行基因检测，确定了其"妹妹"也患CAIS，促进了临床及时发现并尽早治疗家族中其他病例；查明其致病突变遗传自母亲，姨母未携带突变，故其本人及后代对于该点突变可不行产前诊断。该案例中，检验医师通过激素水平、细胞及分子遗传等检测联合临床和超声医师，对患者及其家系行综合分析，最终为疾病的诊断提供完整可靠的实验室证据，并且在家系追溯、患者随访及优生宣讲中承担重任。

在临床、检验、超声医师共同协作下，明确诊断先证者并扩大家系调查，发现家系中另一受累成员，达到了早诊断、早治疗的目的。明确不受累成员，减轻家属成员担心生育患儿的心理压力。同时，呼吁应加强性发育异常家系成员的携带者检出工作，对高风险胎儿早诊断、早干预。有条件地区，儿童入学体检增加性激素水平检测，幼儿时期如发现儿童性别异常，应尽早就医，争取合适的年龄进行性别矫正。此外，女性妊娠期使用口服避孕药、黄体酮等性激素易致胎儿两性畸形，备孕女性要在医师的建议下服用含性激素的药物，并做好产前和妊娠期检查。

【专家点评】

该案例患者为*AR*基因c.2494C＞T突变（母源）CAIS者，因出生时表现为女性外阴，将先证者以女性抚养。因"青春期原发性闭经"就医才发现原来性发育异常。经临床、检验、超声医师共同协作明确了CAIS诊断，给予激素支持治疗和青春期后隐睾手术切除建议。

参 考 文 献

[1] 胡小丽，陈霞.男性假两性畸形超声表现1例[J].临床超声医学杂志，2018，20（04）：273.

[2] 贺静，章锦曼，齐书武，等.雄激素不敏感综合征家系遗传学分析与产前诊断[J].中国实用妇科与产科杂志，2017，33（6）：622-625.

[3] Lanciotti L，Cofini M，Leonardi A，et al. Different clinical presentations and management in complete androgen insensitivity syndrome（CAIS）[J]. Int J Environ Res Public Health，2019，16（7）：1268.

[4] 吴婷，朱岷.雄激素不敏感综合征临床与遗传学分析[J].重庆医科大学学报，2022，47（3）：268-272.

[5] 张亚南，袁诗敏，席惠，等.7例完全型雄激素不敏感综合征患者的临床及遗传学分析[J].实用妇产科杂志，2019，35（12）：950-953.

[6] Fulare S，Deshmukh S，Gupta J. Androgen insensitivity syndrome：a rare genetic disorder[J]. Int J Surg Case Rep，2020，71：371-373.

[7] 曾艳，谭跃球，张建军，等.完全型雄激素不敏感综合征一家系的遗传学分析[J].中华医学遗传学杂

志，2018，4（2）：297-299.

[8] Nemivant SM，van Leeuwen K，Weidler EM. Two cases of gonad retention in adolescent patients with complete androgen insensitivity syndrome（CAIS）[J]. J Pediatr Surg Case Rep，2020，52：101332.

[9] Chaudhry S，Tadokoro-Cuccaro R，Hannema SE，et al. Frequency of gonadal tumours in complete androgen insensitivity syndrome（CAIS）：a retrospective case-series analysis[J]. J Pediatr Urol，2017，13（5）：498. e1-498. e6.

[10] De Bellis A，Quigley CA，Cariello NF，et al. Single base mutations in the human androgen receptor gene causing complete androgen insensitivity：rapid detection by a modified denaturing gradient gel electrophoresis technique[J]. Mol Endocrinol，1992，6（11）：1909-1920.

[11] Lundberg GY. Androgen receptor genotype in humans and susceptibility to endocrine disruptors[J]. Horm Res Paediatr，2016，86（4）：264-270.

34　完全型雄激素不敏感综合征

作者：李松涛[1]，岳玉林[1]，王丹丹[2]，王旭[2]（南京医科大学附属儿童医院：1.检验科；2.内分泌科）

点评专家：王旭（南京医科大学附属儿童医院内分泌科）

【概述】

患儿为7个月的女童，来笔者所在医院就诊前家长发现患儿外阴有一过性肿大后恢复正常，至当地医院就诊，考虑腹股沟疝，未给予特殊处理，嘱患儿体检时行B超检查。来笔者所在医院就诊后，查B超提示双侧腹股沟睾丸样低回声，完善染色体核型分析为46，XY，为求进一步诊治拟以"性腺发育异常"收住院。患儿入院后完善血常规、生化、腹部超声等常规检查，行促肾上腺皮质激素激发试验（ACTH激发试验）、促黄体素释放激素激发试验（LHRH激发试验）及人绒毛膜促性腺激素激发试验（HCG激发试验）等检查，结果提示患儿为完全型雄激素不敏感综合征（complete androgen insensitivity syndrome，CAIS）。进一步完善基因检测，患儿AR基因第865号核苷酸由鸟嘌呤G突变为胸腺嘧啶T（c.865G＞T）的半合子突变，导致氨基酸发生无义突变（p.E289X），其父该位点无突变，其母该位点杂合突变。在与家长充分沟通，尊重家长意愿的基础上，暂时选择社会抚养性别为女性，暂不行手术治疗，定期复查监测睾丸有无癌变。

【案例经过】

患儿，女性，7月龄，因"半年前家长发现患儿外阴有一过性肿大，后恢复正常，阴蒂稍肥大，外阴女婴式"于当地医院就诊，考虑腹股沟疝，未给予特殊处理，嘱患儿体检时行B超检查。于笔者所在医院门诊就诊后，查B超显示右腹股沟内见13mm×6mm类睾丸样低回声，形态欠规则，内部回声欠均匀，边界欠清晰，周围探及范围约39mm×10mm的透声暗区。左腹股沟内见13mm×7mm类睾丸样低回声，形态欠规则，内部回声欠均匀，边界欠清晰，周围探及范围约30mm×12mm的透声暗区。彩色多普勒血流成像（CDFI）：低回声内可见血流信号。双侧腹股沟类睾丸样低回声。结果如图34-1所示。

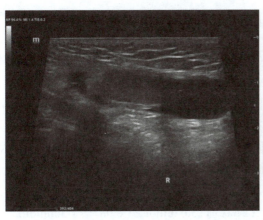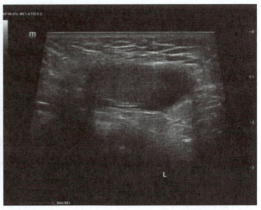

图 34-1 B超检查结果

完善染色体核型分析为46，XY。结果如图34-2所示。

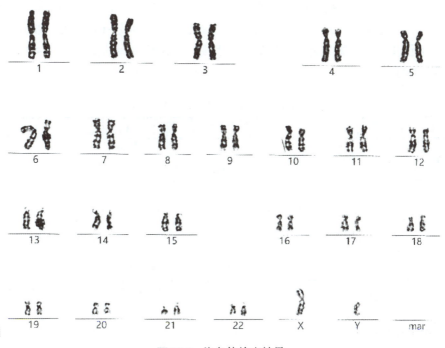

图 34-2 染色体检查结果

遂拟以"性腺发育异常"收住院。入院检查体温36.4℃，脉搏134次/分，呼吸28次/分，体重8kg，身长71cm，神志清楚，精神反应可，全身皮、肤黏膜未见皮疹及出血点，浅表淋巴结未触及肿大，颈软，甲状腺未触及明显肿大，双肺呼吸音清，未闻及干湿啰音，心音有力，心律齐，未闻及明显病理性杂音，腹软，无压痛，肝脾未触及明显肿大，外阴女婴式，阴蒂稍肥大，阴蒂下方可见阴道开口，未见腋毛、阴毛生长。四肢活动可，病理反射未引出。个人史：足月顺产，出生体重2.5kg，阿普加（Apgar）评分不详。喂养史：母乳喂养。生长发育史：同正常同龄儿。预防接种史：按序接种。家族史：父母平素体健，非近亲结婚，母亲有妊娠期糖尿病史，外婆有糖尿病，奶奶有"肺癌、结肠癌"病史，否认家族遗传代谢性疾病史。

入院后完善相关检查。左腕关节正位片（骨龄片）提示骨龄发育约相当于9月龄。肾上腺CT平扫：所及两侧肾上腺形态、位置、密度未见明显异常，未见明显实质团块影，所及腹膜后未见明显异常肿大淋巴结。肝及脾、两侧肾脏形态尚可，实质内未见明显异常密度影。胰腺轮廓尚可，未见明显异常密度。所及两侧肾上腺未见明显异常。腹部B超：肝、胆、脾及肾上腺未见明显占位性病变。垂体MRI：垂体高度约4.8mm，腺垂体和神经垂体未见异常，垂体柄居中无偏斜；两侧侧脑室饱满。血常规、生化常规、甲状腺功能、肾上腺激素（ACTH和CORT）、HCG、胰岛素、C肽未见明显异常。性激素检查：雌二醇＜18.35pmol/L；孕酮1.030nmol/L；睾酮（TESTO）13.67nmol/L（0.087～1.33nmol/L）；催乳素361.200mIU/L；卵泡刺激素（FSH）2.680mIU/ml；黄体生成素（LH）1.820mIU/ml（＜0.3mIU/ml），睾酮水平明显高于正常水平。检验人员在发现该异常升高的结果后，立即检查仪器状态和当天质控情况，未见仪器报警和质控出控情况，原管复测后结果仍一致。在确定结果无误后联系病房详细了解患儿病情，得知患儿的病史、影像学检查和染色体检查结果后，建议进行ACTH激发试验、LHRH激发试验及HCG激发试验和基因检测，以进一步确定患儿的性腺功能状态和基因型表现，完善相关辅助检查。LHRH激发试验结果如表34-1所示。

表34-1　LHRH激发试验结果

	0分钟	30分钟	60分钟	90分钟
FSH（mIU/ml）	2.68	12.45	14.83	13.34
LH（mIU/ml）	1.82	68.16	57.36	36.8

ACTH刺激试验：肾上腺皮质分泌皮质醇的激素峰值846.7nmol/L，较基础值增加。7α-羟孕酮、硫酸脱氢表雄酮和雄烯二酮未出现激发峰值。结果如表34-2所示。

表34-2　ACTH激发试验结果

	0分钟	30分钟	60分钟
皮质醇（nmol/L）	219.8	712.9	846.7
7α-羟孕酮（ng/ml）	6.70	6.70	6.70
硫酸脱氢表雄酮（μg/dl）	32.05	36.46	37.14
雄烯二酮（nmol/L）	0.71	0.76	0.76

HCG激发试验（HCG 1000U/d，连续3天）：激发前睾酮13.67nmol/L，双氢睾酮335.52pg/ml；激发后睾酮36.13nmol/L，双氢睾酮435.86pg/ml；HCG激发试验后睾酮、双氢睾酮水平较激发前明显升高，且为同步升高。抗米勒管激素＞180ng/ml，抑制素B 399.01pg/ml，结果正常。男性性别决定基因（SRY基因）：结果阳性。进一步完善性发育异常基因检测。基因检测结果回报：先证者AR基因第865号核苷酸由鸟嘌呤G突变为胸

腺嘧啶T（c.865G＞T）的半合子突变，导致氨基酸发生无义突变（p.E289X），其父该位点无突变，其母该位点杂合突变。基因结果如图34-3所示。

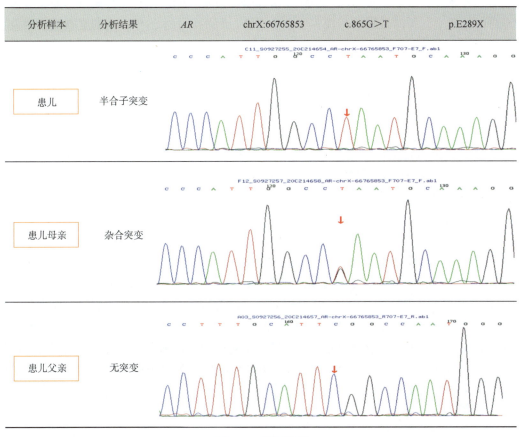

分析样本	分析结果	AR	chrX:66765853	c.865G＞T	p.E289X

图34-3 基因结果

【案例分析】

1.临床案例分析

CAIS通常在以下3种情况被诊断出来：①产前染色体核型为46，XY，但出生后表型为女性外生殖器；②儿童期女童腹股沟斜疝，疝修补时发现疝囊内为睾丸样性腺；③女童青春期原发性闭经，经查染色体为46，XY[1]。本文案例为第2种情况。结合血液学检查、影像学检查、基因检测诊断该患者为CAIS。对于性发育障碍（disorder of sex development，DSD）患儿，首先需要确定社会性别，根据2019年DSD诊治指南建议[2]，此类患儿多数选择按女性抚养，但存在于腹股沟内的睾丸组织，长期受到体内较高体温的作用，发生性腺癌变的风险会增加，主要是生殖细胞肿瘤（包括精原细胞瘤或性细胞瘤），对于性腺（睾丸组织）的切除时间现在并未达成共识。因为睾丸分泌的睾酮和雌激素对青春期身高增长、女性第二性征发育及预防骨质疏松症有很重要的意义，所以睾丸组织切除一般选择在青春期后进行[3]。其未进行手术之前，若发现睾丸有癌变倾向，应立即进行切除。青春期后性腺切除后应给予雌激素替代治疗以维持女性第二性征，使用雌激素期间，应定期查乳房和骨密度。最后，必要的心理辅助治疗是不可缺少的。在与家长充分沟通，尊重家长意愿的基础上，暂时选择社会抚养性别为女性，暂不行手术治疗，定期复查监测睾丸有无癌变。

2. 检验案例分析

患儿（女童表现）LH、睾酮水平明显高于正常，一方面考虑小青春期激素表现，另一方面睾酮水平高，提示雄激素转化、雄激素受体功能异常或先天性肾上腺皮质功能异常，进一步完善相关辅助检查。LHRH激发试验LH基础值1.82mIU/ml，偏高，考虑与患儿目前月龄处于小青春期相关；激发后LH峰值68.16mIU/ml，较基础值明显上升，提示此患儿下丘脑-垂体-性腺轴中枢反应可，功能正常，不支持促性腺激素过低引起的性腺发育异常。肾上腺皮质分泌的皮质醇激素峰值846.7nmol/L，较基础值增加，17α-羟孕酮、硫酸脱氢表雄酮及雄烯二酮水平均处于正常范围，肾上腺CT平扫未见肾上腺皮质增生、占位，先天性肾上腺皮质增生症可除外。HCG激发试验后睾酮、双氢睾酮水平较激发前明显升高，且为同步升高，提示患儿睾丸功能正常，雄激素转化异常（5α-还原酶缺乏症）可除外。AMH和抑制素B结果正常。SRY基因阳性，结合患者本身的外生殖器完全女性化，染色体核型46，XY，B超提示双侧腹股沟有睾丸样回声，HCG刺激前后，TESTO、双氢睾酮同步升高，高度怀疑雄激素受体异常，进一步完善性发育异常基因检测。基因检测结果根据《ACMG遗传变异分类标准与指南》，初步判定为致病性变异PVS1+PS4+PM2，结合患儿临床表现，确诊为CAIS。

【知识拓展】

2006年美国劳森-威尔金斯儿科内分泌学会和欧洲儿科内分泌学会联合发布了芝加哥共识，将性发育异常（DSD）定义为由于染色体、性腺、性别解剖结构异常发育而出现的一种先天性异常状态。46，XY DSD常表现为男性化不全或米勒管结构残留，外生殖器可表现为模糊不清甚至完全女性化，临床表现多样，发病机制主要包括睾丸发育异常和雄激素合成、代谢及靶器官应答异常[4]。其中，AIS是46，XY DSD中雄激素应答障碍最常见的诊断之一。该案例在临床诊断中考虑以下可能：①睾丸发育异常（完全或部分型性腺发育不良，卵睾型DSD及睾丸退化等）；②雄激素合成障碍，包括黄体生成素受体变异，类固醇合成急性调节蛋白变异、先天性肾上腺皮质增生症（congenital adrenal hyperplasia，CAH）、类固醇5α-还原酶缺乏症等；③雄激素作用异常，如部分型或完全型CAIS，药物和环境影响等；④其他原因，如米勒管永存综合征、睾丸缺失综合征、单纯性尿道下裂、低促性腺激素性性腺发育不良等。该患儿超声显示腹股沟可见类睾丸样回声，大小可，且性激素结果回报睾酮水平明显升高，故不支持睾丸发育异常。且患儿ACTH激发试验显示肾上腺功能可，暂不支持CAH或先天性类脂性肾上腺皮质增生症（StAR）可能。结合其完全女性化外生殖器表型和基因检测结果诊断为CAIS。

【案例总结】

目前检验科实验室仪器设备的自动化水平日益提高，还有很多实验室建立了先进的质量管理体系并通过了ISO15189等国际认证。然而检验人员越来越意识到，实验室不能脱离临床，检验人员不是流水线上的打工人，每天重复的机械操作工式劳动不是检验人员的终极目标。精准医学大背景下，新兴技术不断向医疗健康行业渗透，使检验技术与疾病诊断、治疗、预后乃至基础病因学等各环节在更高层次上相互关联与促进，检验医学已经从单纯辅助性技术逐渐发展为临床诊疗及科研的平台支撑学科。实验室数据既是人体健康状态和疾病发展的真实反映，也是指导临床决策的科学依据，这使临床医师在疾病诊疗方面愈发离不开检验医学。

在该案例中检验人员在发现了特殊的检验结果后，在保证结果准确性的前提下及时反馈给临床医师，并积极参与进一步的临床诊断工作，为临床的疾病诊断提供检验诊断意见。这种检验与临床的对话，充分发挥了检验医学在生命全周期管理中的重要支撑作用，有助于高质量推进"以患者为中心"的精准医学服务模式。

【专家点评】

CAIS是一种罕见病。本案例中CAIS在幼儿期被及时诊断出来，对患儿日后的生长发育、家庭养育、性腺手术等有重要的意义。本案例从临床和检验两个角度出发，联合生化检测、激素检查、染色体核型分析及基因测序等多方面精准检测，将此罕见病例诊断过程完整叙述清楚。检验人员能在日常工作中结合患者临床表现等综合分析检查结果，主动向临床医师提出进一步检查的建议，彰显扎实的理论功底和丰富的工作经验，为临床进一步明确诊断提供帮助。在工作中，检验人员要主动学习临床医学专业知识和检验医学专业知识，不断增强自身知识储备和工作能力，积极沟通与交流，协助临床正确、全面地进行诊断。

参 考 文 献

[1] Lanciotti L，Cofini M，Leonardi A，et al. Different clinical presentations and management in complete androgen insensitivity syndrome（CAIS）[J]. Int J Environ Res Public Health，2019，16（7）：1268.

[2] 中华医学会儿科学分会内分泌遗传代谢学组. 性发育异常的儿科内分泌诊断与治疗共识[J]. 中华儿科杂志，2019，57（6）：410-418.

[3] Xu ZN，Peng CZ，Zhang LY，et al. Evaluating complete androgen insensitivity syndrome with a multimodal sonography system[J]. Quant Imaging Med Surg，2022，12（3）：2165-2169.

[4] Izawa M，Hisamatsu E，Yoshino K，et al. Complete androgen insensitivity syndrome with accelerated onset of puberty due to a Sertoli cell tumor[J]. Clin Pediatr Endocrinol，2021，30（2）：99-104.

35　年轻女性高雄激素血症

作者：杨佳锦[1]，时夏捷[2]（中南大学湘雅二医院：1.检验医学科；2.内分泌科）

点评专家：胡敏（中南大学湘雅二医院检验医学科）

【概述】

患者为年轻女性，因"不孕不育2年"就诊于当地医院，检查发现雄激素升高。高雄激素血症（hyperandrogenism，HA）是导致月经紊乱或闭经、不孕、多毛、痤疮、肥胖及糖代谢异常等表现的重要病理基础，已成为困扰众多育龄期女性的临床问题[1]。HA病因复杂，鉴别诊断难度较大，给临床诊疗带来了巨大挑战。随着检验技术的不断发展和完善，可以准确测定各类激素，有利于全面反映HA的发生、发展机制，帮助临床定位和诊断。

【案例经过】

患者，女性，36岁，于2016年因"不孕不育2年"就诊于当地医院，完善检查后提示雄激素升高。患者皮肤较妹妹稍黑，儿时身高较同龄人无明显异常，智力无明显异常，无月经不规律，无向心性肥胖，无皮肤紫纹，无明显胡须。2017年前往深圳市人民医院就诊，完善相关检查后拟诊为"先天性肾上腺皮质增生可能"，予以地塞米松0.375mg每天1次口服。治疗后患者雄激素降至正常，皮肤肤色同前，无明显变化，于2018年初自然妊娠。患者于2019年停止服用地塞米松，无明显不适。患者于2021年拟行辅助生殖时建议评估糖皮质激素储备功能，遂就诊于笔者所在医院门诊，并以"先天性肾上腺皮质增生"收入笔者所在科室。

既往史：2008年有甲状腺功能亢进症病史，应用丙硫氧嘧啶治疗2年。2013年复发，再次药物治疗2年后治愈。否认高血压及糖尿病病史。

月经史：初潮14岁，月经持续时间3～5天，月经周期28～30天。月经周期规则，月经量中等，颜色正常。无血块、无痛经。

婚姻生育史：25岁结婚，育有1女，女儿为巨脑回畸形。

家族史：父母健在，兄弟姐妹健在，否认家族遗传病史。

体格检查无明显异常，全身皮肤稍黑，无明显增厚、粗糙，全身毛发分布正常。

实验室激素检查结果如表35-1所示。血常规、肝肾功能、电解质、甲状腺功能五项及糖化血红蛋白均无明显异常。

糖耐量试验：空腹血糖4.53mmol/L，120分钟血糖5.75mmol/L。C肽释放试验：0分钟445.0pmol/L，120分钟2177.2pmol/L。

表35-1　ACTH兴奋试验各项类固醇激素检测结果

时间	睾酮（nmol/L）	硫酸脱氢表雄酮（mg/L）	孕酮（ng/ml）	皮质醇（nmol/L）	17-羟孕酮（ng/ml）
0小时	3.13	9.7	12.63	323.8	13.22
1小时	3.35	9.74	15.17	519.4	14.74
4小时	2.41	8.16	8.54	276.7	9.18
8小时	2.04	6.51	13.7	62.8	6.67

皮质醇节律：24：00 ACTH 15.1ng/L，8：00 ACTH 38.9ng/L，24：00 皮质醇44.0nmol/L，8：00 皮质醇390.9nmol/L。

性激素全套：黄体生成素1.02U/L，卵泡刺激素1.35U/L，垂体催乳素26.41μg/L，雌二醇0.55nmol/L，睾酮3.38nmol/L，孕酮6.68μg/L。

MRI：①双肾上腺增大，首先考虑肾上腺增生；②肝门囊肿。

完善基因检测：CYP21A2基因存在c.113G＞A、c.126C＞T及c.293-13C＞G（12g）3处杂合突变。

【案例分析】

1.临床案例分析

患者临床主要表现为"不孕不育"，实验室检查发现雄激素升高。高雄激素血症是导致育龄期女性不孕的常见原因，女性雄激素升高主要来源于以下几个方面。

（1）卵巢源性：多囊卵巢综合征（PCOS）是导致女性雄激素升高最常见的卵巢功能性病因，占HA的比例大于70%。此外，卵泡膜增生症及一些特殊卵巢肿瘤也是导致卵巢源性HA的少见病因。

PCOS引起雄激素增多的原因可能与垂体分泌黄体生成素（LH）与卵泡刺激素（FSH）异常有关。LH作用于卵泡膜细胞，产生雄激素；FSH作用于颗粒细胞，产生雌激素。FSH还可以使芳香化酶的活性增强，将雄激素芳香更有效地转化为雌激素[2]。一旦垂体功能异常会造成分泌LH和FSH促性腺激素的比例失调，FSH太低或LH太高都会导致过多的雄激素产生（图35-1）。

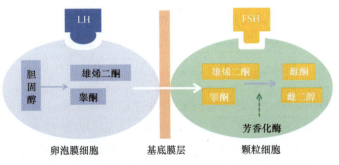

图35-1　雌激素合成的两种细胞和两种促性腺激素学说

除垂体功能异常外，PCOS常伴有胰岛素抵抗。一方面高胰岛素血症会刺激卵巢细胞色素P450裂解酶，从而抑制性激素球蛋白生成，使血清睾丸素和未分解的睾丸素自由分子增加；另外高胰岛素通过卵巢间质和内泡膜细胞中的胰岛素受体或胰岛素样生长因子，也会刺激更多的雄激素产生[3]。除此之外，增多的雄激素在脂肪组织中被转化为雌酮，雌酮水平升高，扰乱了正常的促性腺激素释放激素的脉冲式分泌模式。这一扰乱改变了垂体释放LH和FSH的适当比例。结果是LH太多、FSH不足，进一步刺激过量的雄激素生成。

（2）肾上腺源性：肾上腺皮质是类固醇激素合成的重要场所，其中雄激素合成途径如图35-2所示。

从图35-2中不难发现在各激素形成过程中依赖不同的酶，这些酶活性不足或缺乏时，可能影响相应路径的激素合成。同时很多激素都是共用一种前体物质，区别在于合成这些激素的酶不同。因此当一种酶缺乏时会导致前体物质向另外一条路径转化增加，引起其他激素增加。例如，先天性肾上腺皮质增生症（CAH）中21-羟化酶或11β-羟化酶活力不足或缺乏，导致堆积的17α-羟孕酮（17α-OHP）和孕酮向雄激素转化增多。

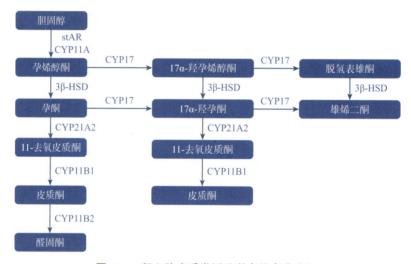

图35-2 肾上腺皮质类固醇激素的合成途径

CYP11A.细胞色素P450侧链裂解酶；3β-HSD. 3β-脱氢酶；CYP17. 17-羟化酶和17, 20-裂解酶；CYP11B1. 11β-羟化酶；CYP21A2. 21-羟化酶；CYP11B2.醛固酮合成酶

除CAH外，库欣综合征及特定的肾上腺肿瘤也可导致雄激素合成增多。

（3）其他：在特发性多毛中，由于外周组织中5α-还原酶活性增强，睾酮转化为活性更强的双氢睾酮增多。此外，高催乳素血症、甲状腺功能减退症和药物也可导致雄激素增多[4]。

根据以上内容，临床上需要完善以下检查进行鉴别诊断：性激素测定、类固醇激素测定、糖耐量试验、胰岛素和（或）C肽释放试验和影像学检查。如果生化结果不明确，还需要进一步加做ACTH兴奋试验和（或）地塞米松抑制试验，必要时可进行基因检测。

2.检验结果分析

患者性激素基本正常，FSH轻度降低，但LH与FSH比值＜2。综合患者月经基本正常，因此暂不考虑垂体功能异常及PCOS所致雄激素增高。患者糖耐量试验和C肽释放试验结果正常，可以排除胰岛素抵抗。皮质醇及ACTH节律和水平基本正常，提示没有库欣综合征。患者既往服用地塞米松可以降低雄激素水平，说明雄激素可以被抑制，且基础雄激素只是轻度升高，可以初步排除肿瘤性雄激素升高。患者雄激素中以硫酸脱氢表雄酮升高为主，该激素几乎全部由肾上腺皮质所产生，故考虑为肾上腺源性HA。

此外，由于患者在外院曾诊断过"先天性肾上腺增生症（CAH）"及影像学提示双侧肾上腺弥漫性增生，结合17α-羟孕酮（17α-OHP）水平升高，首先考虑CAH中最常见的21-羟化酶缺乏症（21-OHD）。按照21-OHD诊断流程，可将17α-OHP检测结果分为3个水平并按以下流程进行分析（图35-3）。

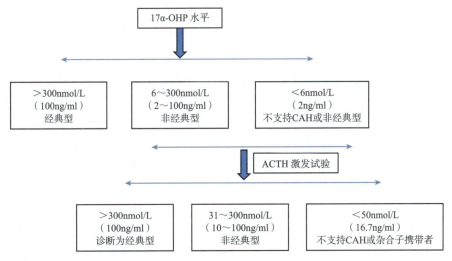

图35-3　不同水平17-OHP分析流程

由于患者17α-OHP无论基础水平还是激发后水平，都处于中间段，因此暂无法明确诊断。此外，经典型21-OHD常见ACTH水平升高，但该患者ACTH水平基本正常。导致上述生化指标升高不明显的原因，可能是酶活性缺乏程度较轻或其他酶缺乏。为明确诊断，建议加做基因分析。

最终基因分析结果提示 *CYP21A2* 基因存在c.113G＞A、c.126C＞T及c.293-13C＞G（12g）3处杂合突变。查阅相关资料发现，此突变位点尚无报道，同时检测其父母相关位点，发现其母亲携带该突变，但遗憾的是其母亲拒绝来院行相关检查。结合患者症状及生化结果，应考虑为非经典型21-OHD。

【知识拓展】

21-OHD是先天性肾上腺增生症中最常见的类型，是由于编码21-羟化酶的 *CYP21A2* 基因缺陷导致肾上腺皮质类固醇激素合成障碍的一种先天性疾病，呈常染色体隐性遗传。

经典型患者可发生肾上腺危象,可致生命危险;高雄激素血症使女性男性化,导致骨龄加速进展、矮身材及青春期发育异常,并影响生育能力。

21-羟化酶(P450c21)可催化17α-羟孕酮转化为11-脱氧皮质醇,同时催化孕酮转化为11-脱氧皮质酮,两者分别为皮质醇和醛固酮的前体。该酶活性降低致皮质醇和醛固酮合成受损。皮质醇合成减少,通过负反馈使垂体ACTH分泌增加,刺激肾上腺皮质细胞增生;而醛固酮分泌不足激活上游肾素和血管紧张素Ⅱ分泌,同时由于中间产物堆积,为性激素(在肾上腺皮质主要合成雄激素)合成提供了异常增多的底物,产生了旁路代谢亢进的特征性后果——高雄激素血症。雄激素升高显著程度依次为雄烯二酮、睾酮和脱氢表雄酮。

CYP21A2基因的突变类型有百余种,80%存在基因型和表型的相关性。当突变导致21-羟化酶活性低于1%时,表现为严重失盐,呈现低钠血症和高钾血症,新生儿肾上腺危象。当酶活性残留1%~2%时,醛固酮还可维持在正常范围,失盐倾向低(但应激时仍可发生)。酶活性保留20%~50%时,皮质醇合成几乎不受损。按基因型-临床表型的关系、醛固酮和皮质醇缺乏的程度、高雄激素的严重程度,21-OHD分为两大类型。①经典型21-OHD,按醛固酮缺乏程度又分为失盐型(约占75%)和单纯男性化型(约占25%);②非经典型21-OHD(NCCAH)。

21-OHD诊断需要综合临床表现、包括17α-OHP在内的各相关激素浓度加以判断,基因检测可进一步明确诊断。尤其是NCCAH患者血清皮质醇正常或在正常下限,ACTH正常或在临界高值,用17α-OHP基础值诊断具有不确定性,基因检测则极其重要。

常见的需要与21-OHD鉴别诊断的疾病如下。

(1)11β-羟化酶缺陷症(CYP11B1基因突变):也有高雄激素血症,极少有出生时失盐表现,常见盐皮质激素过多如水钠潴留、低血钾和高血压等,肾素-血管紧张素水平低,孕酮与17α-OHP升高。但部分患者血压可正常,必要时需要行基因检测与21-OHD鉴别。

(2)17α-羟化酶缺陷症(CYP17A1基因突变):此酶同时还具有17,20-裂链酶的活性,临床表现为盐皮质激素增多的症状,如低血钾、高血压及性激素不足的表现,如女性青春期发育缺失,男性女性化。孕酮升高,17α-OHP降低或正常。

(3)先天性遗传性肾上腺发育不良:是由NROB1基因或SF1基因突变导致的先天性肾上腺皮质功能减退,可合并性腺功能低下,其影像学多表现为肾上腺发育不良。

(4)肾上腺皮质肿瘤:肾上腺皮质肿瘤(尤其是儿童)常以高雄激素血症的临床表现起病,伴或不伴皮质醇增多症,甚至有17α-OHP显著升高,但ACTH明显低下是鉴别要点。影像学证实占位病变。

(5)多囊卵巢综合征:对于青春期或成年期因月经失调或高雄激素血症就诊的女性患者,NCCAH的表现可与多囊卵巢综合征有一定重叠,且多囊卵巢综合征亦可出现硫酸脱氢表雄酮升高,可根据性激素全套和ACTH、皮质醇鉴别,必要时行CYP21A2基因检测以明确诊断。

【案例总结】

高雄激素血症病因复杂,临床误诊、漏诊率高。诊断的关键为明确雄激素的来源和病因，不同病因引起的高雄激素血症治疗方式不尽相同，需要遵循个体化的治疗原则。在临床诊疗过程中，检验科发挥着极其重要的作用，通过先进的技术可以实现肾上腺皮质合成通路中全激素谱检测，帮助临床准确定位雄激素升高来源（图35-4）。

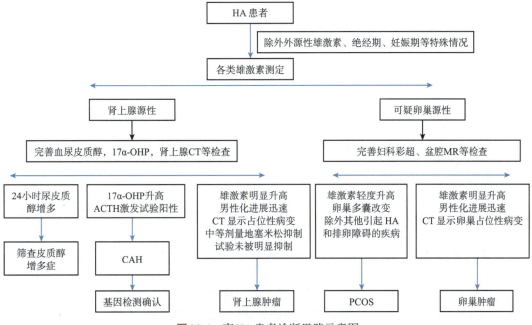

图35-4　高HA患者诊断思路示意图

【专家点评】

内分泌激素水平异常的临床表现复杂多样，需要临床医师具有非常缜密的逻辑思维和全面的临床判断能力，从全身各种临床症状中"抽丝剥茧"，找到真正的致病原因，从而制订正确的治疗方案。本文从1例雄激素升高的女性不孕患者的临床表现和实验室检查结果入手，通过对"高雄激素血症"导致不孕不育的常见原因进行分析，并完善了实验室检查；再根据对实验室检测结果的全面分析，结合患者病史，利用"排除法"初步提示患者诊断可能为"21-羟化酶缺乏症"；笔者用思维流程图的形式描述诊断思路，清晰明了；最后，用基因检测结果证实了诊断思路。

参 考 文 献

[1] 周新，府伟灵. 临床生物化学与检验[M]. 4版. 北京：人民卫生出版社，2007.

[2] 王吉耀. 内科学[M]. 2版. 北京：人民卫生出版社，2010.

[3] Screening and management of the hyperandrogenic adolescent：ACOG Committee Opinion，Number 789[J]. Obstet Gynecol，2019，134（4）：e106-e114.

[4] 中华医学会儿科学分会内分泌遗传代谢病学组. 先天性肾上腺皮质增生症21-羟化酶缺陷诊治共识[J]. 中华儿科杂志，2016，54（8）：569-576.

36　睾酮水平异常升高的诊疗过程分析

作者：王承缙[1]，王宁[1]，肖楠[2]（天津市中心妇产科医院：1.检验科；2.内分泌科）
点评专家：张月香（天津市中心妇产科医院检验科）

【概述】

患者因2次睾酮检测结果不一致，前往检验科投诉，经进一步调查，更换不同检测平台、排除异嗜性抗体干扰，最终锁定患者口服的保健品可能干扰了睾酮的检测，并通过实验数据得到了充分证实，通过翔实的实验数据给患者提供了科学的解答，消除了患者的顾虑。

【案例经过】

患者，女性，34岁，就诊于笔者所在医院生殖助孕中心，为初诊患者，孕1产1，2021年4月因异位妊娠行腹腔镜下患侧输卵管切除术，近期希望孕育二胎，因输卵管病变，拟行体外受精-胚胎移植（IVF-ET）手术治疗。

患者于2022年3月21日上午9:36空腹采血，行IVF-ET治疗前常规检验，包括性激素、血细胞分析、肝功能、肾功能、血糖、血沉、乙型肝炎、丙型肝炎、梅毒、HIV抗体。采血时为月经第3天，检测结果如表36-1所示。该患者除促甲状腺激素（TSH）和睾酮（TES）升高外，其余结果未见异常。

表36-1　2022年3月21日性激素检验结果

项目名称	检测结果	参考范围	单位
TSH	5.92 ↑	非妊娠期0.27～4.2	nIU/ml
FSH	7.6	卵泡期：3.5～12.5	mIU/ml
LH	5.1	卵泡期：2.4～12.6	mIU/ml
PRL	16.4	4.79～23.30	ng/ml
PROG	0.11	卵泡期：0～0.62	ng/ml
E_2	79.0	卵泡期：12.4～233.0	pg/ml
TES	225.0 ↑	8.4～48.1	ng/dl
AMH	2.43	0.67～7.55	ng/ml

由于女性体内睾酮50%以上来源于肾上腺，其余来源于卵巢和外周脂肪组织，该患者性激素六项检验结果未见明显异常，临床由肾上腺因素导致的睾酮异常增高较为常见，嘱患者于外院行外周血肾上腺激素检查。

患者于3月30日前往某三甲医院内分泌代谢科行外周血肾上腺激素检查，同时再次检测了雄激素，结果如表36-2所示。

表36-2 2022年3月31日外院检查外周血肾上腺激素检查结果

项目名称	检测结果	参考范围	单位
皮质醇（COR）	7.91	5.0～25.0	µg/dl
促肾上腺激素（ACTH）	7.43	0.0～46.0	pg/ml
睾酮（TES）	324	80～600	pg/ml
雄烯二酮（AE）	1195	300～2000	pg/ml
脱氢表雄酮（DHEA）	5376	＜10000	pg/ml
17-羟孕酮（17-OHP）	308	＜2200	pg/ml

2022年4月18日检验科接到1例临床投诉，临床医师和患者张某同时来到检验科，对笔者所在科室3月21日出具的性激素报告中的睾酮结果表示怀疑，笔者所在医院检测结果为225.0ng/dl，显著高于参考范围（20～49岁，8.4～48.1ng/dl；≥50岁，2.9～40.8ng/dl），而患者于3月31日在外院采血复查时，结果为正常，为确保检验结果准确，了解患者病情，再次采血复查以验证该患者的睾酮检验结果。

（1）复查患者激素水平：4月18日再次采血检测睾酮，结果如表36-3所示，TES测定值为170.0ng/dl，结果仍然高于参考范围。

表36-3 2022年4月18日复查结果

项目名称	检测结果	检测方法	参考范围	单位
TES	170.0 ↑	电化学发光法	8.4～48.1	ng/dl
AE	＞100.0 ↑	化学发光法	0.3～3.3	ng/ml
FT	128.0 ↑	化学发光法	0～4.2	pg/ml
DHEA-S	565.3 ↑	化学发光法	96.0～369.2	µg/dl

（2）平行比对不同免疫学发光检测平台睾酮检测值：使用不同免疫学发光检测平台对该患者睾酮进行检测，各免疫学发光检测平台结果如表36-4所示，各检测平台均显示该患者血清睾酮水平显著异常。

表36-4 不同免疫学发光检测平台检测结果平行比对

	结果	单位	参考范围
检测系统A*	170.0 ↑	ng/dl	8.4～48.1
检测系统B*	223.7 ↑	ng/dl	10.8～56.9
检测系统C*	32.29 ↑	nmol/l	0.35～2.60

*检测系统A：罗氏睾酮检测试剂盒（电化学发光法）；检测系统B：雅培睾酮测定试剂（化学发光微粒子免疫检测法）；检测系统C：贝克曼睾酮测定试剂盒（化学发光法）。

（3）排除异嗜性抗体对睾酮检测的影响：取该患者2022年4月18日测定血清（TES测定值为170.0ng/dl）并采用稀释法进行检测，查阅说明书，因睾酮试剂线性范围较宽，因此说明书中并未给出明确建议的稀释方法，因此使用去离子水和睾酮阴性血清分别进行稀释检测，检测结果如表36-5所示。

表36-5　不同稀释后睾酮测定值

稀释比例	去离子水稀释		阴性血清稀释（TES＜2.5ng/dl）	
	睾酮测定值（ng/dl）	回收率（%）	睾酮测定值（ng/dl）	回收率（%）
1：5	280.5	165	180.5	106
1：10	341.0	200	202.0	119
1：20	416.0	244	248.0	141

使用去离子水进行不同倍数稀释后，患者血清睾酮值有明显差异；使用睾酮低值血清稀释后患者血清睾酮值仍在180～248ng/dl，回收率范围为106%～141%，不符合异嗜性抗体对免疫学检测干扰的稀释后结果，且由于不同的化学发光检测平台所使用的包被抗体种属不同，而使用不同化学发光检测平台对该患者血清进行检测，睾酮检测值均高，因此排除了此患者体内存在异嗜性抗体干扰。

（4）患者病史：该患者有甲状腺功能亢进症病史，规律服用丙硫氧嘧啶进行治疗，有养宠物史，养猫1年多，从2月起自行服用保健品1个月，服用的3种保健品分别为维生素E、辅酶Q10和7-氧化去氢表雄酮（7-keto DHEA）。其中7-keto DHEA保健品的成分如表36-6所示。

表36-6　7-keto DHEA保健品成分表

成分名称	含量（mg/片）
7-keto DHEA	100
姜黄素混合物	25
绿茶咖啡因提取物	25
维生素C	11
白藜芦醇	1

（5）7-keto DHEA代谢[1-3]：在人体代谢中，7-keto DHEA是由DHEA通过其7α-羟基化衍生物氧化产生的，在结构上与其相似，但DHEA可转化为7-keto DHEA，7-keto DHEA不可逆转化为DHEA，DHEA可转化为睾酮和雌激素，7-keto DHEA则不可转化为睾酮和雌激素，且7-keto DHEA不可激活雄激素受体，因此不会导致女性面部胡须和毛发生长及男性乳房发育。但其可作为线粒体甘油磷酸脱氢酶和胞质苹果酸酶等产热酶的诱导剂，它的活性约是DHEA的2.5倍，此外7-keto DHEA还可增强人单核白细胞产生白细胞介素2，因此7-keto DHEA主要作用为增强免疫力和促进脂肪代谢。

在体内，7-keto DHEA主要代谢物为7α-和7β-羟基化代谢物及7ξ-羟基-雄烯二酮，arimisane（androst-3,5-diene-7,17-dione）也被假定为7-keto DHEA的主要代谢物，且被视为兴奋剂的一种。

经过更换检测平台和稀释性排除干扰试验，结合患者服用保健品的情况，高度怀疑笔者所在医院所测患者睾酮结果受到了保健品的干扰，具体结果详见案例分析。

【案例分析】

1. 临床案例分析

（1）睾酮检测结果与患者体征：患者性激素结果除睾酮升高外，其余均正常，患者正常生育1孩。患者有男性化、多毛和痤疮等高雄激素体征，但B超结果正常，无卵巢多囊表现。睾酮作为人体内主要的性激素之一，其作用主要是维持男性性功能和性征，并可促进核酸与蛋白质合成，促进肌肉增长和新陈代谢。睾酮在人体血液中以结合和非结合两种形式存在，其中20%～30%的睾酮与白蛋白松散结合，50%～70%与性激素结合蛋白紧密结合，4%与其他蛋白结合，1%～3%为游离睾酮[4]。患者的睾酮检测结果与患者体征不符。

（2）肾上腺功能异常对睾酮检测结果的影响：女性体内睾酮50%以上来源于肾上腺，当女性肾上腺患有疾病如肾上腺增生、肿瘤或有占位等时，肾上腺分泌激素的功能出现异常，可导致肾上腺分泌大量睾酮，使女性体内睾酮水平过高；但该患者在外院复查外周血肾上腺激素和雄激素结果显示促肾上腺皮质激素、皮质醇、睾酮、雄烯二酮、脱氢表雄酮、17-羟孕酮水平正常，同时该患者并没有体毛增多、声音变粗等男性化体征，由此可基本排除由肾上腺功能异常导致的睾酮增多。

（3）肝功能异常对睾酮检测结果的影响：睾酮主要在肝内降解、灭活。此外在外周组织，睾酮经酶催化产生芳香化作用转变为雌二醇，雌酮失去活性，而该患者肝功能正常，不支持睾酮不能被灭活导致结果升高。

（4）肾功能异常对睾酮检测结果的影响：个别文献报道，终末期肾病女性患者可能出现睾酮水平升高[5]，而该患者肾功能正常，也不支持由肾功能异常导致睾酮水平升高。

患者肝肾功能正常，外院检查结果提示其肾上腺功能和雄激素水平正常，与笔者所在医院出具的睾酮升高结果不一致，故从临床角度无法给出患者满意答复，患者顾虑重重，希望检验科进一步排查和验证。

2. 检验案例分析

（1）女性睾酮的代谢过程：女性体内睾酮50%以上来源于肾上腺，其余来源于卵巢和外周脂肪组织，女性血清睾酮浓度仅为男性的1/10[6]。

胆固醇与肾上腺皮质细胞膜中的LDL受体结合后，胆固醇进入细胞，以胆固醇酯的形式储存，在胆固醇酯酶的作用下，胆固醇酯分解为游离胆固醇，后者被转运蛋白移入线粒体，在胆固醇侧链裂解酶催化下转变成孕烯醇酮；此外卵泡膜细胞也可在LH的作用下以胆固醇为原料合成孕烯醇酮，孕烯醇酮再分别经Δ4和Δ5途径转化为雄烯二酮，雄烯二酮进一步转化为睾酮。发育到一定程度的卵泡颗粒细胞可在FSH的作用下表达雌激素合成的芳香化酶，该酶能将由泡膜细胞扩散而来的雄激素转化为雌二醇和雌酮，并将其分泌入血液或卵泡液，随着卵泡生长，合成雌激素的量逐渐增加，而雄激素逐渐减少，该过程如图36-1所示。最初的检测结果显示，该患者的TES、AE、FT和DHEA-S均升高，可能来源于卵巢功能异常或肾上腺功能异常，或者来源于异嗜性抗体及其他外源性干扰物质产生的交叉反应，如口服7-keto DHEA。

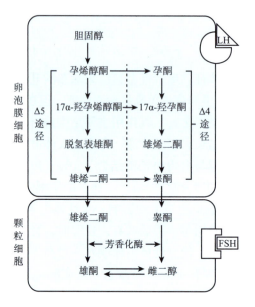

图36-1 女性体内睾酮的合成过程

（2）不同发光检测平台睾酮检测参数比对：对比结果如表36-7所示。

表36-7 不同发光检测平台睾酮检测参数比对

		检测系统A	检测系统B	检测系统C
检测方法		竞争法	竞争法	竞争法
包被抗体		生物素化抗睾酮单克隆抗体	羊抗睾酮单克隆抗体	小鼠单克隆抗睾酮抗体
溯源性		ID-GC/MS（同位素稀释-气相色谱/质谱分析）参考测量程序	—	—
交叉反应	DHEA	1000ng/ml, 0.007%	50nmol/L, 0.0	1000ng/ml, 0.0
	DHEA-S	50000ng/ml, 0.001%	50000nmol/L, 0.0	1000ng/ml, 0.0
	5α-二氢睾酮	500ng/ml, 1.84%	—	100ng/ml, 2.0%
	11β-羟基睾酮	500ng/ml, 20.4%	5nmol/L, 1.53%	100ng/ml, 4.1%
	11-酮基睾酮	1000ng/ml, 3.79%	5nmol/L, 0.07%	100ng/ml, 6.7%
	19-去甲睾酮（诺龙）	-	30nmol/L, 106.11%	100ng/ml, 1.6%

　　*检测系统B交叉反应为在睾酮2.4nmol/L时测定；检测系统A检测标本可选用标准试管或有分离胶的真空管收集的血清和肝素锂及EDTA-K$_2$、EDTA-K$_3$血浆。检测系统B检测标本可选择人血清及肝素锂、肝素钠、EDTA-K$_2$血浆；检测系统C血清和血浆值不可交互使用，使用EDTA血浆会得出错误结果，不可使用EDTA血浆；笔者所在医院外送标本为有分离胶的真空管收集的血清，不存在检测干扰和系统间无法比对的问题。

（3）异嗜性抗体对睾酮检测的影响：详见案例经过中排除异嗜性抗体对睾酮检测的影响所述。

（4）口服7-keto DHEA的影响：为了验证是否为口服的7-keto DHEA干扰了睾酮的检测，嘱患者停服7-keto DHEA 2周后，再次采血进行睾酮检测，结果如表36-8所示，结果显示患者各项雄激素水平全部恢复至正常。

表36-8　停服7-keto DHEA后复检结果

项目名称	3月21日结果	4月18日结果	5月3日结果	参考范围	单位
TES	225.0	170.0	14.3	8.4～48.1	ng/dl
AE	—	＞100.0	1.9	0.3～3.3	ng/ml
FT	—	128.0	1.24	0～4.2	pg/ml
DHEA-S	—	565.3	91.26	96.0～369.2	μg/dl

（5）检测7-keto DHEA保健品中雄激素浓度：该药物为胶囊制剂，打开胶囊取出粉末，将药物溶于去离子水中，1粒药物含有100mg 7-keto DHEA，溶于3ml去离子水中，静置30分钟，离心10分钟，取上清检测，检测结果如表36-9所示。

表36-9　100mg 7-keto DHEA对性激素检测结果的影响

	检测结果	1∶50	参考范围	与参考范围比较	单位	交叉反应率
TES	＞1500	2120	8.4～48.1	↑	ng/dl	0.0*
AE	＞10	450.0	10.8～56.9	↑	ng/ml	
FT	＞150	—	0.35～2.60	↑	pg/ml	
DHEA-S	29.42	—	96.0～369.2	↓	μg/dl	

*计算：2120（ng/dl）/100（mg）/（3ml）。

检测系统A、B、C说明书均明确标注DHEA、DHEA-S和部分睾酮类似物不会在检测中与睾酮存在交叉反应，但本病例中该患者服用7-keto DHEA后，检测系统A、B、C对睾酮的检测均出现结果明显升高。

虽然直接将7-keto DHEA溶于水后测得的交叉反应率为0.0，但如上所述，在患者服用7-keto DHEA后，7-keto DHEA会在患者体内进行代谢，产生相关代谢产物，7-keto DHEA在体内特殊的代谢过程和其产生的相关代谢产物可能会与睾酮的单克隆抗体产生交叉反应，且由于患者服用7-keto DHEA量为200mg/d，其在体内被消化吸收入血后患者血液中该物质的浓度可能很高，所以虽然交叉反应率为0.0，但极高的体内浓度仍可对雄性激素的检测造成影响。

在各检测系统说明书标注的交叉反应中，各检测系统中所标明的DHEA、DHEA-S和睾酮类似物等物质的交叉反应浓度较小，但若患者口服的某些药物在体内代谢浓度显著高于说明书中列出的浓度，也可能会对检测造成影响。

该患者非医嘱情况下自行在网上购买了7-keto DHEA药物服用，服用剂量为200mg/d，该药物的明确功效是增强免疫力和促进脂肪代谢，但销售者对其功能宣传为卵巢保养，提高妊娠和试管婴儿成功率，并将其称为"升级版青春素"。据文献报道[7-10]，DHEA 补充剂可以提高老年女性睾酮水平，并可以对老年女性的骨骼和肌肉起到保护作用，还可使患者 AMH 在短期内显著上升，可认为其具有一定的卵巢保护作用。而并没有文献明确证实 7-keto DHEA 具有与 DHEA 相同的作用，且在体育赛事中被认定为兴奋剂的一种。在其服用了该药 1 个月后检测性激素，因药物中的成分干扰化学发光检测系统，导致了不正确的睾酮检测结果。

【知识拓展】

临床上对小分子激素的检测常用方法多为化学发光法，化学发光法因其操作简便、报告快速，成了临床检测性激素的主流方法。化学发光法检测原理为抗原抗体的特异性反应，因此如患者服用药物的代谢产物可与针对睾酮的单克隆抗体产生反应，则会造成对睾酮检测结果的影响。

在本案例中，患者于 3 月 30 日在其他医院检测睾酮，该医院检测方法为质谱法，其原理为样本中的成分在离子化器中发生电离，生成不同荷质比的带正电荷离子，经加速电场作用，形成离子束，进入质量分析器。在质量分析器中，再利用电场或磁场使不同荷质比的离子在空间上或时间上分离，从而进行定量分析，因而未受到干扰。但质谱法因其操作烦琐，对实验技术人员的要求高，且检测费用较高，临床上尚未普及。

【案例总结】

本次病例的启发，如果遇到检验结果与临床表现不符，从医师的角度：由于很多患者自认为服用的保健品对临床诊断及治疗并不会产生影响或并不清楚保健品的成分和作用，容易漏说或不说，因此在询问患者用药史时，应引导患者尽量说出正在服用的保健品，并尽量明确该保健品的成分和服用剂量，如发现患者正在服用某些可能会对检测结果产生影响的药物及保健品，应建议患者停用药物数周后再进行性激素检测，以免错误的结果干扰临床诊断及治疗。

从患者角度：如有正在自行服用的药物及保健品，应向医师说明情况，请医师帮助判断，是否会对临床诊疗产生干扰。

从检验人员角度：免疫发光检测方法不同检测系统包被的抗原片段不同或采用的单克隆抗体株不同，此外采用的指示系统如钌标记、酶标记等也不同，因此检测结果之间不具有可比性。此外由于检测的抗原片段不同，也使不同检测系统抗干扰的能力不尽相同，但是没有一种检测系统是绝对完美的，在使用中需要检验人员细心积累，掌握各种项目和实验的影响因素，具备排查干扰的能力，给临床提供解决问题的思路。采用免疫学方法若检测值为高值，且与患者的临床体征不符，应遵从说明书，建议患者采用质谱法或其他方法进行复检，以排除某些干扰因素。同时，检验人员应积极与试剂生产厂家反馈使用情况，获得更多的技术支持，帮助厂家补充并完善说明书的内容。若睾酮需要稀释，在罗氏检测平台上建议使用睾酮低值血清或配备稀释血清进行稀释。

同时，虽然本案例中7-keto DHEA的服用可能会对患者的睾酮等雄激素检测结果造成影响，但是具体影响剂量及药物代谢多久后会使影响消失还需要继续补充完善。除服用7-keto DHEA的患者外，后续还将关注服用DHEA的患者的睾酮及其他雄激素检测值是否受DHEA影响并完善相关实验，以期为临床提供可供参考的实验数据。

此外，性激素检验结果单位虽然能换算，但目前卫生部门没有推荐参考范围，结果单位也是各自不同，不利于患者就诊，同时也不利于临床医师诊疗，因此亟待统一结果单位，尤其在目前检验结果互认的趋势下，应更加完善此方面的工作。

【专家点评】

药物或某些物质干扰检验结果在临床工作中并不罕见，并且是造成实验室与临床间纠纷的一个潜在风险因素。本案例根据全面的患者情况分析和翔实的实验数据，证实了药物对化学发光检测的干扰，案例资料充分、逻辑清晰，为解决检测结果与临床不符提供了具有指导意义的思路和方法。

参 考 文 献

[1] Davidson M，Marwah A，Sawchuk RJ，et al. Safety and pharmacokinetic study with escalating doses of 3-acetyl-7-oxo-dehydroepiandrosterone in healthy male volunteers[J]. Clin Invest Med，2000，23（5）：300-310.

[2] Lardy H，Kneer N，Wei Y，et al. Ergosteroids Ⅱ：biologically active metabolites and synthetic derivatives of dehydroepiandrosterone[J]. Steroids，1998，63（3）：158-165.

[3] Martinez-Brito D，Torre X，Colamonici C，et al. 7-keto-DHEAmetabolism in humans. Pitfalls in interpreting the analytical results in the antidoping field[J]. Drug Testing and Analysis，2019，11（11-12）：1629-1643.

[4] Diver MJ. Laboratory measurement of testosterone[J]. Frontiers of Hormone Research，2009，37：21-31.

[5] Rosner W，Auchus RJ，Azziz R，et al. Position statement：utility，limitations，and pitfalls in measuring testosterone：an Endocrinol Society position statement[J]. J Clin Endocrinol Metab，2007，92（2）：401-413.

[6] Kane J，Middle J，Cawood M. Measurement of serum testosterone in women；what should we do[J]. Annals of Clinical Biochemistry，2007，44（Pt 1）：5-15.

[7] Hu Y，Wan P，An X，et al. Impact of dehydroepiandrosterone（DHEA）supplementation on testosterone concentrations and BMI in elderly women：a meta-analysis of randomized controlled trials[J]. Complementary Therapies in Medicine，2021，56：102620.

[8] Jankowski CM，Wolfe P，Schmiege SJ，et al. Sex-specific effects of dehydroepiandrosterone（DHEA）on bone mineral density and body composition：A pooled analysis of four clinical trials[J]. Clin Endocrinol，2019，90（2）：293-300.

[9] Yin WW，Huang CC，Chen YR，et al. The effect of medication on serum anti-müllerian hormone（AMH）levels in women of reproductive age：a meta-analysis[J]. BMC Endocrine Disorders，2022，22（1）：158.

[10] Delbeke FT，Van Eenoo P，Van Thuyne W，et al. Prohormones and sport[J]. J Steroid Biochem Mol Biol，2002，83（1-5）：245-251.

第五部分

其他相关疾病

37　肺大细胞神经内分泌癌

作者：徐韫健[1]，李乃健[2]（广州医科大学附属第一医院：1.检验科；2.国家呼吸医学中心/呼吸科）

点评专家：林勇平（广州医科大学附属第一医院检验科）

【概述】

2022年1月14日检验科人员发现一患者的神经元特异性烯醇化酶（NSE）高达125.30ng/ml。NSE存在于神经组织和神经内分泌组织中，在与神经内分泌组织起源有关的肿瘤中有过量表达，导致血清中NSE明显升高。该病例为晚期肺腺癌患者，其NSE升高高度怀疑是神经内分泌癌引起的，恰好实验室在做胃泌素释放肽前体（ProGRP）的性能验证实验，该指标同样在神经内分泌癌中的水平显著高于其他疾病。结果显示该患者血清ProGRP高达5000pg/ml，极可能是与神经内分泌癌相关，因此马上联系临床医师，告知2个肿瘤标志物的检测结果，以便及时明确诊断和指导治疗。

【案例经过】

第一阶段如下。

患者，男性，51岁，2019年9月因"咳嗽、咳血痰1个月"入院，入院后完善PET-CT显示右肺下叶后基底段占位，考虑肺癌，有肝转移、多发骨转移及淋巴结、肾上腺转移。肺肿瘤六项：NSE 16.76ng/ml，癌胚抗原（CEA）331.80ng/ml↑，CA12-5 120.10U/ml↑，CA15-3 63.12U/ml↑，细胞角蛋白片段19（CYFRA21-1）7.76ng/ml↑，鳞状细胞癌抗原（SCC）1.3U/ml。CEA和CYFRA21-1升高提示可能是非小细胞肺癌（NSCLC）。最后经支气管镜活检确诊肺腺癌（T3N2M1，ⅣB期）（图37-1），肿瘤组织基因检测结果显示表皮生长因子受体（EGFR）基因19号外显子序列缺失突变。给予第三代表皮生长因子受体酪氨酸激酶抑制剂（EGFR-TKI）奥希替尼口服治疗。1个月后复查胸部CT显示肺肿瘤缩小（图37-2），血清肿瘤标志物均明显下降，CEA 145.70ng/ml，CA12-5 15.24U/ml，CA15-3 24.97U/ml，CYFRA21-1 3.4ng/ml，2个月后腹部CT显示肝肿瘤缩小（图37-3）。

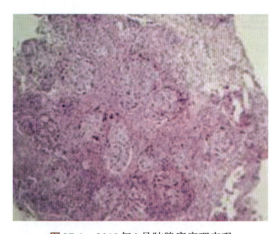

图37-1　2019年9月肺腺癌病理表现

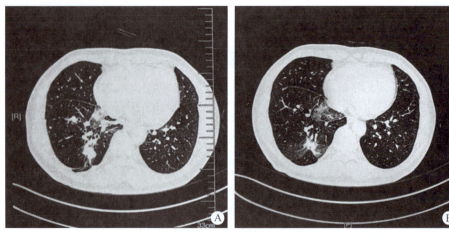

图37-2 2019年9月（A）和2019年10月（B）CT影像比较

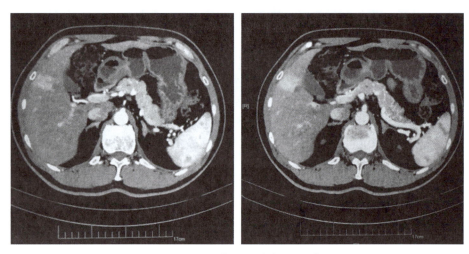

图37-3 2019年12月腹部CT影像

第二阶段如下。

2020年6月患者外周血肿瘤基因检测结果显示 *EGFR* 基因19号外显子序列缺失突变合并T790M突变，奥希替尼本身是专门针对T790M突变的，此时血清肿瘤标志物显示CEA 89.59ng/ml↑，CA12-5 12.78U/ml，CA15-3 7.16U/ml，CYFRA21-1 2.14ng/ml，胸部CT显示肺肿瘤较前无进展（图37-4A），显示患者病情稳定，于是继续采用靶向药物治疗。2021年3月，患者复查血清CEA上升至174.70ng/ml，胸部CT提示肺部病灶进展（图37-4B）及多个椎体骨转移，经肺穿刺活检后进行肿瘤组织的基因检测，结果为在原来突变上伴 *c-MET* 扩增。*c-MET* 扩增是靶向治疗常见的耐药机制之一。根据基因检测结果在奥希替尼的基础上加服针对 *c-MET* 扩增的靶向药物赛沃替尼。3个月后复查胸部CT显示肺肿瘤较前无进展，但患者CEA持续升高至253.9ng/ml。

2021年8月在治疗上采用抗血管+化疗+免疫治疗+靶向治疗，患者血清CEA下降至41.75ng/ml。

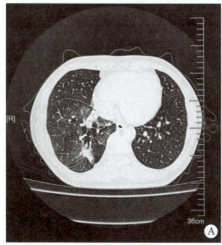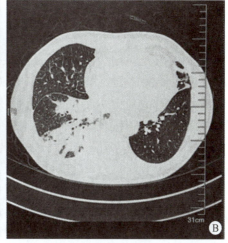

图 37-4 2020年6月（A）和2021年3月（B）胸部CT影像

第三阶段如下。

2022年1月，患者胸部CT提示肺部肿瘤较前明显增大（图37-5），检测血清肿瘤标志物结果于是便出现前面所提到的一幕（患者NSE高达125.30ng/ml）。再次行肺穿刺活检，病理诊断为具有大细胞特征的高级别神经内分泌癌（图37-6），治疗方案马上更改为化疗＋免疫治疗。经上述治疗后患者一般情况明显好转，复查胸部CT显示肺部肿瘤病灶明显缩小。

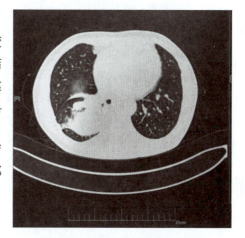

图 37-5 2022年1月胸部CT影像

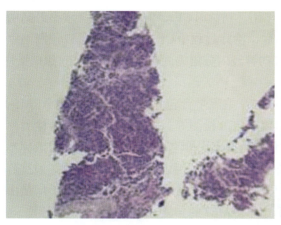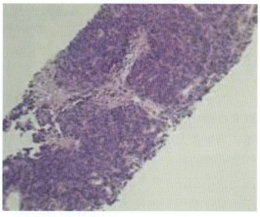

图 37-6 2022年1月大细胞特征的神经内分泌癌病理图表现

【案例分析】

1. 临床案例分析

表皮生长因子受体酪氨酸激酶抑制剂（EGFR-TKI）治疗前（包括手术前、化疗前、放疗前和靶向治疗前）需要对血清肿瘤标志物进行首次检测，选择对患者敏感的2～3种肿瘤标志物作为治疗后疗效观察的指标。EGFR-TKI治疗后有50%会产生T790M突变，约20%的患者有另外一种耐药机制——c-MET扩增。在TATTON研究中奥希替尼联合赛沃替尼治疗EGFR-TKI耐药合并c-MET扩增患者取得了不错的效果。而免疫检查点抑制剂（ICI）在晚期NSCLC的治疗中发挥着重要作用，ICI和抗血管生成治疗具有协同抗肿瘤作用，抗血管生成治疗不仅使肿瘤血管系统正常化，而且优化了肿瘤的免疫微环境。建议每3个月检测1次肿瘤标志物，随访中若发现明显升高（高出首次随访值25%），应在1个月内复测1次，如果仍然升高，则提示可能复发或存在转移，需要进一步检查。

肺大细胞神经内分泌癌（LCNEC）的生物学特性、临床特性及预后因素都与小细胞肺癌相似。NSE和ProGRP明显异常升高可提示LCNEC或SCLC转化，为后续治疗方案制订提供重要参考。LCNEC由于其发病率较低及病理特征较为奇特，目前就其诊疗仍存在很多争议，相关的推荐治疗及预后指标缺少文献数据支持，多数研究都倾向采用小细胞肺癌化疗方案。虽然EGFR基因19号外显子序列缺失突变合并T790M突变依然存在，但病理类型转化为神经内分泌癌后靶向治疗无效。有学者认为ICI对所有分期较晚、侵袭性较高的神经内分泌癌均有疗效，部分LCNEC可能会显示对免疫治疗反应良好。

2. 检验案例分析

回顾2年多的诊疗历程，血清肿瘤标志物的检测贯穿患者靶向治疗的全过程（图37-7），并在关键时刻起到了重要的提示作用。初诊时CEA和CYFRA21-1水平升高明显有助于肺腺癌的诊断，使用靶向药物治疗后，治疗过程中CEA血清水平可以预测治疗效果，而靶向治疗过程中有可能发生NSCLC向神经内分泌癌的转变，NSE、ProGRP水平升高可以预示这一情况发生。

NSCLC靶向治疗相关基因检测有多种方法，主流平台包括突变扩增系统（ARMS）PCR检测、下一代测序技术（NGS）检测和数字PCR检测等。肿瘤组织是最好的检测标本，当患者无法取得肿瘤组织或用药监测过程中需要多次检测基因情况，可采用血液标本作为有效的补充。当EGFR-TKI治疗过程中发生进展时优先考虑血浆T790M检测，通过监测血液中EGFR突变情况可以比CT检查更早发现耐药引起的疾病进展。而MET扩增是由于c-MET基因局部或区域的重复，最终都引起了c-MET的异常表达，导致肿瘤发生，是较为常见的EGFR-TKI治疗后耐药机制的一种。目前FISH技术在临床中是c-MET基因扩增的"金标准"，具有敏感度高、特异性好和操作简便的优势。

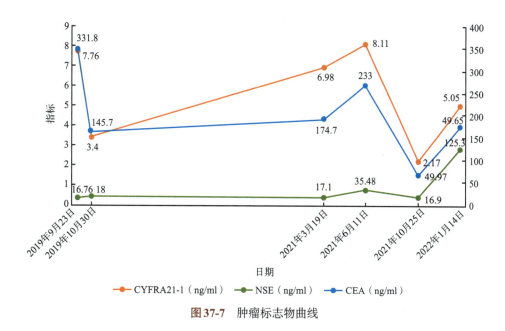

图37-7 肿瘤标志物曲线

【知识拓展】

关于肺癌的血清肿瘤标志物：NSE和ProGRP是诊断神经内分泌癌较为理想的指标，CEA、SCC和CYFRA21-1水平升高亦有助于NSCLC的诊断。在治疗过程中CEA血清水平可以预测化疗、靶向治疗和免疫治疗疗效及预后，NSE、ProGRP可以提示病理类型的转化，提示临床及时改变治疗方案。

EGFR-TKI获得性耐药机制包括以下4个方面[1]：EGFR获得性耐药突变，如T790M突变；旁路激活，包括在相同细胞中重合或独特克隆出现，如MET、HER2、HER3的激活；下游通路激活，如 *BRAF* 突变或PI3K信号通路激活；组织学类型转变，如向神经内分泌癌（主要是小细胞肺癌）转化或发生上皮间质转化（EMT）。

NSCLC发生EGFR-TKI耐药转化为神经内分泌癌的概率为3%～15%，神经内分泌癌包括LCNEC和SCLC，转化为LCNEC的概率低于SCLC，不超过5%。转化机制目前有两种假说[2, 3]，一是肿瘤异质性，异质性是恶性肿瘤的特征之一，穿刺活检标本仅取部分肿瘤组织，因此诊断具有局限性，不能全面反映整体肿瘤组织的情况，可能同时存在NSCLC和LCNEC细胞成分的异质性肿瘤。另一种在肿瘤干细胞增殖分化的某个阶段，肿瘤干细胞先向NSCLC细胞定向分化，在其增殖发展的过程中，接受某些外界压力，如EGFR-TKI，转化为LCNEC，由于转化的LCNEC细胞仍然携带原有 *EGFR* 基因突变，可以证明LCNEC并非新发，而是由原有NSCLC细胞转化而来。

【案例总结】

本案例患者在靶向治疗过程中出现了3种耐药，T790M突变到 *c-MET* 扩增的出现，最后转化为神经内分泌癌，治疗过程艰辛曲折。肺癌血清肿瘤标志物的临床应用贯穿肺癌诊治全程[4]。肺癌肿瘤标志物检测具有敏感、高效、标本易获取、创伤小、可量化动态监测等优点，为肿瘤诊断、复发、预后及疗效监测提供可量化的观察指标。肿瘤标志物和靶向治疗相随与共，检验与临床在工作中同样也需要相随与共，互相学习，共同进步。

【专家点评】

EGFR 突变是肺腺癌患者中最常见的驱动突变，亚洲人的发生率为50%，欧洲高加索人的发生率为9.8%。所以 EGFR-TKI 是"东方人的礼物"，EGFR-TKI 显著延长了携带 *EGFR* 突变患者的生存期，但耐药性和疾病进展是不可避免的，因此，TKI 耐药后的疾病管理已成为一个关键问题，定期的 CT 和肿瘤标志物检测为肿瘤复发、预后及疗效监测提供量化指标。笔者所在科室是华南地区最早规范化开展肿瘤基因检测的实验室，目前拥有 ARM-PCR、NGS 和数字 PCR 平台，可检测肿瘤组织、血液和细胞学标本，辅助国家呼吸医学中心对大量 NSCLC 患者进行靶向治疗前判断和用药过程的耐药检测。临床、放射、病理和检验多学科合作，提供恰当、及时的疾病诊断和治疗方案，使患者受益最大化。临床和实验室的合作沟通是必不可少的，如在肿瘤患者的个体化诊疗过程中，关于标本质量的要求（肿瘤细胞数量、血液送检的时效等）、判断处于标准临界的结果、处理与临床表现不相符的结果，都需要检验医师主动与临床医师沟通，以便顺利解决问题。在这个过程中，互相学习，紧密配合，实现以患者为中心的服务理念，共同促进临床与检验的共赢发展。

参 考 文 献

[1] Westover D，Zugazagoitia J，Cho BC，et al. Mechanisms of acquired resistance to first- and second-generation EGFR tyrosine kinase inhibitors[J]. Ann Oncol，2018，29（suppl 1）：i10-i19.

[2] Norkowski E，Ghigna M R，Lacroix L，et al. Small-cell carcinoma in the setting of pulmonary adenocarcinoma：new insights in the era of molecular pathology[J]. J Thorac Oncol，2013，8（10）：1265-1271.

[3] Chen YQ，Tang W，Tong X，et al. Pathological transition as the arising mechanism for drug resistance in lung cancer[J]. Cancer Commun（Lond），2019，39（1）：53.

[4] Holdenrieder S. Biomarkers along the continuum of care in lung cancer[J]. Scand J Clin Lab Invest Suppl，2016，245：S40-S45.

38　反复脆性骨折

作者：蒋瑞妹[1]，马黎丽[2]（阜阳市人民医院：1.内分泌科；2.检验科）

专家点评：马兴波（阜阳市人民医院内分泌科）

骨质疏松症是一种以骨量降低、骨组织微结构损坏，导致骨脆性增加、易发生骨折为特征的全身性骨病[1, 2]。骨质疏松症分为原发性骨质疏松症和继发性骨质疏松症两大类，其中继发性骨质疏松症病因复杂、多样，明确诊断很大程度依赖于实验室及影像学检查，临床上容易发生漏诊及误诊[2]。

本文报道了1例反复脆性骨折的中年男性患者的诊治过程，分析了骨质疏松症诊断过程中实验室检查的适用性，体现了骨质疏松症病因学诊断的思维方式，并通过加强问诊、体格检查及综合性检验，提高了临床上对骨质疏松症综合评估及诊治能力。

【案例经过】

患者，男性，42岁，2021年1月6日因"低血糖昏迷（否认跌倒、外伤）"急送至当地医院，输注葡萄糖溶液后意识转清，感腰背部疼痛，呈中等程度持续性胀痛，卧位休息后疼痛可缓解，坐位或活动时疼痛加重，伴活动受限，当地医院摄腰椎CT提示L_1椎体压缩性改变、骨小梁稀疏，建议手术治疗，2021年1月11日就诊于笔者所在医院骨科，骨科以"L_1椎体压缩性骨折"收住入院，排除手术禁忌证后行手术治疗，术后患者因血糖波动较大转入内分泌科进一步诊治。

追问病史：患者在2008年曾有不明原因颈椎脆性骨折病史，手术治疗后定期复诊，且自2008年后时常出现腰背部疼痛，未重视。

既往史：1型糖尿病病史7年余，平素胰岛素皮下注射控制血糖，血糖控制较差，有反复低血糖病史。手术史：2008年曾因颈椎骨折于外院行颈椎内固定术。个人史：无烟酒不良嗜好。传染病史：否认"肝炎、肺结核"等传染病史。过敏史：否认药物及食物过敏史。婚育史：已婚，育有1子。家族史：父母、兄弟姐妹及1子均无脆性骨折病史。

体格检查：血压122/70mmHg，体重55kg，身高172cm，BMI 18.6kg/m^2，神志清，精神可，白色巩膜，粗测视力、听力正常，背部皮肤可见大片咖啡斑，余皮肤未见异常色素沉着，心肺腹查体无特殊，胸骨无压痛，胸廓、骨盆无挤压痛，脊柱无畸形，多节段棘突压痛（＋）、叩击痛（＋），腰椎各方向活动受限，四肢关节无畸形，无关节过伸，活动正常，双下肢无水肿，双下肢浅感觉正常，病理征阴性。

辅助检查：血常规、大便常规正常；尿常规提示尿潜向1+，尿糖4+；生化检查血清白蛋白（ALB）35g/L，高密度脂蛋白（HDL）0.7mmol/L，余正常；凝血功能D-二聚体1.17mg/L，余正常；免疫八项正常；骨代谢，碱性磷酸酶（ALP）120U/L，1型前胶原氨基端前肽（P1NP）53.04ng/ml（17.67～96.76ng/ml），骨钙素N端中分子（N-MID）14.89ng/ml（14.00～42.00ng/ml），β-CTX ↑0.89ng/ml（0.30～0.58ng/ml），25-（OH）-维生素D 24.46ng/ml，PTH 36.32pg/ml；空腹C肽0.05ng/ml（同步血糖5.9mmol/L），餐后2小时C肽0.06ng/ml（同步血糖10.9mmol/L）；糖尿病自身抗体三项：GAD-Ab（-），ICA（+），IAA（+）；HbA1C 7.4%。影像学检查：全脊柱CT三维重建，C_{4-5}椎体术后改变；T_{3-4}、T_{6-7}、L_1椎体变扁，L_1椎体后方脊髓受压。颈椎、胸腰椎MRI：C_{4-5}椎体术后改变，C_{3-4}、C_{5-6}椎间盘突出，T_3、T_4、T_6、T_7椎体压缩性骨折，L_1椎体压缩性骨折，L_{3-4}椎间盘突出。双能X射线吸收法（DXA）：Z值，L_1 -2.2，L_2 -0.6，L_3 -0.7，L_4 -0.8，$L_{1～4}$ -1.0；左侧股骨颈-1.2，左侧全髋-1.7。腰椎定量CT（QCT）：T_{12} 133.2mg/cm³，L_2 135.7mg/cm³，L_3 96.3mg/cm³，L_4 118.3mg/cm³，L_1椎体压缩性骨折、局部骨质不连续。心电图：窦性心律。心脏彩超正常；双下肢动脉及深静脉彩超未见异常。

初步诊断：①骨质疏松症，腰椎压缩性骨折（L_1）、胸椎压缩性骨折（T_3、T_4、T_6、T_7）、颈椎内固定术后；②1型糖尿病。

为进一步明确病因诊断，寻找骨质疏松症病因，进一步进行了以下实验室及影像学检查：肿瘤标志物、轻链测定、血尿免疫电泳、尿本-周蛋白、白血病基因（-）。甲状腺功能正常。昼夜皮质醇节律检测结果如表38-1所示。

表38-1 患者昼夜皮质醇节律检测结果

皮质醇及ACTH节律	皮质醇（μg/dl）	ACTH（pg/ml）
8：00	12	19.25
16：00	7.26	17.92
0：00	12.3	28.46
0：00 1mg DEX抑制试验	0.91	1.24

实验室检查结果：PTH 29.1pg/ml，血钙2.00mmol/L（ALB 30.1g/L），血磷1.00mmol/L；ANA、ANCA、RF、A-CCP、免疫球蛋白、HLA-B27正常。头颅正侧位片、髋部正位片正常。胸部+全腹部CT：未见异常；全身骨扫描：T_3、T_4、T_6、T_7、L_1椎体异常浓聚，结合病史考虑骨折所致，余骨骼暂未见异常。全外显子基因检测：COL1A1基因发生杂合突变，位于17号染色体第37外显子第2573碱基位点发生C＞G突变，致使该基因编码产物第858位氨基酸Ala＞Gly。

诊断：①成骨不全症，腰椎压缩性骨折（L_1）、胸椎压缩性骨折（T_3、T_4、T_6、T_7）、颈椎内固定术后；②1型糖尿病。

治疗经过：①全程给予钙剂600mg每天1次+阿法骨化醇0.5μg每天1次；②2021年2月，基因结果未回报时立即予以唑来膦酸5mg；③2021年8月，依据基因结果明确诊断后调整为特立帕肽200IU每天1次。

随访：骨标志物变化如表38-2所示。骨密度变化如表38-3所示。

表 38-2 治疗前后骨标志物变化

项目	治疗前	治疗后2个月	治疗后7个月	治疗后1年
25-(OH)-维生素D(ng/ml)	24.46	29.22	51.18	40.65
P1NP(ng/ml)	53.04	87.31	43.17	56.46
N-MID(ng/ml)	14.89	15.21	15.25	16.05
β-CTX(ng/ml)	0.89 ↑	0.19 ↓	0.50	0.26 ↓

表 38-3 治疗前后骨密度变化（手术治疗时 $L_1 \sim L_3$ 均植入内固定器械）

项目	治疗前	治疗后7个月
L_1	0.705g/cm²	—
L_2	0.962g/cm²	—
L_3	0.970g/cm²	—
L_4	0.954g/cm²	1.002g/cm²
$L_1 \sim L_4$	0.905g/cm²	—
股骨颈	0.755g/cm²	0.829g/cm²
全髋	0.749g/cm²	0.759g/cm²

【案例分析】

1. 临床案例分析

骨质疏松症是最常见的一种骨骼疾病，是以骨量低，骨组织微结构损坏，导致骨脆性增加，易发生骨折为特征的全身性骨病。骨质疏松症初期通常没有明显的临床表现，随着病情进展，骨量不断丢失，骨微结构破坏，患者会出现骨痛、脊柱变形甚至发生脆性骨折等，部分患者可没有临床症状，仅在发生脆性骨折等严重并发症后才被诊断为骨质疏松症。

骨质疏松症的诊断基于全面的病史采集、体格检查、骨密度测定、影像学检查及必要的生化检查。临床上骨质疏松症分为原发性和继发性两大类，原发性包括绝经后骨质疏松症、老年性骨质疏松症、特发性骨质疏松症及遗传性骨病，而继发性骨质疏松症病因复杂多样[3]。因此骨质疏松症明确诊断后病因学诊断更为重要、复杂。

该男性患者自青壮年反复发生多脊椎脆性骨折，骨标志物提示骨破坏指标β-CTX增高，DXA及腰椎QCT均提示骨量减低，依据骨质疏松症诊断标准，该患者骨质疏松症可明确诊断[1]。但患者无药物、制动、年龄等骨质疏松症发生的危险因素，因此在病因学诊断中首先需要排除继发性骨质疏松症。

继发性骨质疏松症病因复杂、多样（表38-4），继发性骨质疏松症是由影响骨代谢的疾病和（或）药物导致的骨质疏松症，明确诊断更依赖于实验室检查。该患者实验室检查提示肿瘤标志物、血尿轻链、血尿免疫电泳、白血病相关指标、肝肾功能均正常，内分泌激素水平检测提示HPT轴、HPA轴、HPG轴功能及甲状旁腺功能均正常，无继发性骨质疏松症依据，继发性骨质疏松症可首先排除，因此考虑为原发性骨质疏松症。

表38-4 继发性骨质疏松症病因

内分泌疾病	慢性疾病及肿瘤	系统性先天遗传代谢病	其他
库欣综合征	关节炎/SLE	肝豆状核变性	长期制动
甲状旁腺功能亢进症	白血病/多发性骨髓瘤	高胱氨酸尿症	长期糖皮质激素治疗
甲状腺功能亢进症	骨肿瘤或骨转移瘤	糖原贮积症	神经性厌食
糖尿病	炎性肠病/胆道疾病/慢性肝病	……	……
性腺功能减退症	肾小管酸中毒/肾功能不全		

2. 检验案例分析

骨质疏松症是以骨强度下降、骨折风险性增加为特征的骨骼系统疾病，骨强度反映骨骼的两个主要方面，即骨密度和骨质量[4]。

目前DXA是骨质疏松症诊断金标准，可反映70%的骨质量，但是许多疾病都可以影响骨代谢，仅靠骨密度无法鉴别原发性还是继发性，临床还存在骨密度测定正常却依然发生脆性骨折的情况，而且骨密度监测疗效反应时间太长，无法快速判断治疗效果。因此从血液、尿液中检测出的骨代谢生化产物或相关激素可反映骨代谢状态，可以协助代谢性骨病的诊断、鉴别诊断、治疗及疗效评价[4]。

骨转换标志物（bone turnover marker，BTM）是反映骨代谢转换的指标，包括骨形成标志物（Ⅰ型原胶原N端前肽、骨钙素）和骨吸收标志物（血清Ⅰ型胶原C端前肽）。其中Ⅰ型胶原在破骨细胞中降解产生Ⅰ型胶原羧基端片段（CTX）及氨基端（NTX），每吸收一个胶原分子，就会有一个分子的β-CrossLaps产生，特异性反映骨吸收过程[4]。国际骨质疏松基金会（IOF）已发布骨标志物和骨折风险的关系，骨吸收标志物浓度越高，骨折风险越大，骨质疏松症可能性越大。β-CrossLaps是骨标志物组合中首选的风险评估标志物。β-CrossLaps受昼夜节律影响变化和进食影响[4]。

该患者骨标志物治疗前检测结果显示，骨吸收标志物β-CrossLaps异常升高，表明该患者骨转换率明显升高，结合骨密度检测结果，可诊断骨代谢异常，存在骨折高风险。给予患者全程钙尔奇600mg每天1次+阿法骨化醇0.5μg每天1次，以及特立帕肽200IU每天1次联合治疗1年左右后，再次复查骨标志物和骨密度，骨吸收标志物β-CrossLaps下降至治疗前的30%，骨密度也相应增加。PTH与降钙素、维生素D协同作用，调节钙、磷水平，升钙降磷，促进小肠黏膜上皮细胞对钙吸收，促进骨盐沉积和骨形成，治疗后PTH也降至理想范围，维生素D升高至理想范围。

后期持续治疗仍需要定期复查骨标志物各项指标，并结合临床症状，以监测治疗的有效性。

依据原发性骨质疏松症分类，考虑特发性骨质疏松症及遗传性骨病可能，其中特发性骨质疏松症的诊断是排他性诊断，而遗传性骨病诊断的金标准是基因诊断。因此，进一步完善患者的全外显子基因检测。基因检测结果提示COL1A1基因发生杂合突变，可明确诊断成骨不全症。

【知识拓展】

成骨不全症（osteogenesis imperfecta，OI）是一种以骨量降低、骨骼脆性增加、反复骨折及进行性骨骼畸形为主要表现的单基因遗传性骨病，85%～90%为常染色体显性遗传，10%～15%为常染色体隐性遗传[5]。目前认为OI的发病机制系编码Ⅰ型胶原的基因突变，或编码Ⅰ型胶原翻译后修饰、组装、转运、分泌、矿化相关的蛋白或酶的基因突变，导致Ⅰ型胶原合成数量减少或结构异常，进而引起骨强度受损、骨骼脆性增加和骨量减低。截至目前发现与OI相关的致病基因有20余种，其中*COL1A1*和*COL1A2*是最主要的致病基因。国外流行病学调查显示在新生儿中OI发生率为1/15 000～1/20 000[6]。

OI患者临床表现存在异质性，少数患者可表现为经典的"三联征"，即反复骨折、蓝巩膜、听力下降。其他特征表现还包括牙本质发育不良、关节韧带松弛、缝间骨、脊柱侧凸等。而OI临床表型亦存在多样性：严重致死型OI患者在围生期即可死亡，轻型OI患者可能只表现为早发型骨质疏松症，且蓝巩膜也存在异质性[6]（图38-1）。

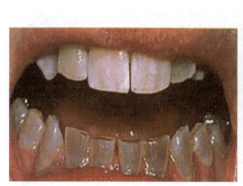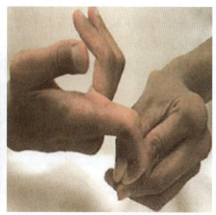

图38-1　患者临床表现

OI患者的实验室检查缺乏特异性，血钙、血磷、碱性磷酸酶一般正常，骨形成指标一般正常，部分患者可轻度升高，骨破坏指标可正常或轻度升高。骨密度检测通常提示骨量减低。骨骼X线片可表现为弥漫性骨质稀疏、骨骼畸形、骨皮质菲薄、长骨纤细等[6]。

临床上依据以下标准可做出诊断：①幼年或青少年起病、反复脆性骨折病史；②体格检查，蓝巩膜、牙本质发育不全、骨骼畸形等；③腰椎或髋部骨量减低；④骨骼X线片提示弥漫性骨质稀疏、骨骼畸形、骨皮质菲薄、长骨纤细等；⑤排除其他继发性骨质疏松症。而其诊断的金标准依赖于分子学诊断，即致病基因突变检测[6]。

截至目前，OI尚缺乏特异性治疗手段，其治疗的主要目的是提升患者骨量、减少脆性骨折发生。目前临床上应用最广泛的药物是唑来膦酸，有研究显示，其可有效增加OI患者的骨密度、减少脆性骨折的发生频率及次数[7]。而近年来有学者发现rhPTH适用于OI成年患者，可显著增加患者的骨密度，但其对脆性骨折的影响目前仍缺乏相关数据[8]。而对于儿童OI人群，可考虑唑来膦酸联合rhGH治疗，有研究提示两者联合应用可更显著地提高患儿骨密度，且对改善终身高有良好的效果，但需要注意用药前排除rhGH应用禁忌[5,6]。

【案例总结】

骨质疏松症的病因学诊断较复杂，涉及多学科内容，在该病例诊疗过程中临床诊断逻辑清晰，MDT诊疗模式的优势得到了充分体现，使患者得到了及时而明确的诊断，随访1年余，患者无新发脆性骨折，骨密度也逐步提高。

在本案例诊疗过程中，实验室检查对骨质疏松症的病因学诊断起了关键性作用，无论在疾病的筛查阶段，还是初诊及明确诊断阶段，实验室检查都为临床诊断思路提供了重要方向及多维度综合诊断信息。

【专家点评】

骨质疏松症多见于老年人群，对于儿童、青少年及中年起病较早的骨质疏松症患者，需要警惕遗传性骨病、特发性骨质疏松症及继发性骨质疏松症的可能，因此对于早发型骨质疏松症的病因学诊断，临床上需要借助多方专科力量才能取得明确诊断。

本例患者系青壮年起病的早发型骨质疏松症，诊治过程中经过骨科、内分泌科、血液科、检验科及影像科等多学科协作，最终明确了患者的病因学诊断，为后续的治疗及随访提供了良好指导。该案例诊治过程中临床诊断逻辑清晰，诊断依据充分，而且体现了临床与检验的紧密协作。

参 考 文 献

[1] 中华医学会骨质疏松和骨矿盐疾病分会. 原发性骨质疏松症诊疗指南（2017）[J]. 中国骨质疏松杂志. 2019，25（3）：281-309.

[2] 中华医学会骨科学分会骨质疏松学组. 骨质疏松性骨折诊疗指南[J]. 中华骨科杂志，2017，37（1）：1-10.

[3] Allgrove J. Classification of disorders of bone and calcium metabolism[J]. Endocr Dev，2015，28：291-318.

[4] NIH Consensus Development Panel on Osteoporosis Prevention，Diagnosis，and Therapy，March 7-29，2000：highlights of the conference[J]. South Med J，2001，94（6）：569-573.

[5] Rossi V，Lee B，Marom R. Osteogenesis imperfecta：advancements in genetics and treatment[J]. Curr Opin Pediatr，2019，31（6）：708-715.

[6] Palomo T，Vilaça T，Lazaretti-Castro M. Osteogenesis imperfecta：diagnosis and treatment[J]. Curr Opin Endocrinol Diabetes Obes，2017，24（6）：381-388.

[7] Hald JD，Evangelou E，Langdahl BL，et al. Bisphosphonates for the prevention of fractures in osteogenesis imperfecta：meta-analysis of placebo-controlled trials[J]. J Bone Miner Res，2015，30（5）：929-933.

[8] Harsevoort AGJ，Gooijer K，van Dijk FS，et al. Fatigue in adults with osteogenesis imperfecta[J]. BMC Musculoskelet Disord，2020，21（1）：6.

39　下丘脑综合征

作者：李健航¹，姜关祎清²（中山市人民医院：1.检验医学中心；2.内分泌科）

点评专家：叶凯云（中山市人民医院内分泌科）

【概述】

患者，因"生长发育迟缓伴多饮、多尿2年"入院。入院后完善相关检查，发现该患者生长激素缺乏，IGF-1降低，进一步完善胰岛素低血糖兴奋试验，皮质醇、ACTH经低血糖刺激后有所升高，GH不升高，提示生长激素缺乏；患者尿量多，每天3～5L，偶有遗尿，进一步完善禁水加压素试验，评估神经垂体是否受损。结果提示：完全性中枢性尿崩症。垂体MRI增强扫描未见明显异常，考虑下丘脑受损，结合以上考虑诊断为下丘脑综合征。在家长充分知情同意的情况下，给予该患者生长激素补充治疗，同时观察患者的第二性征发育情况，择期加用性激素补充治疗。

【案例经过】

患者，男性，14岁，因"生长发育迟缓伴多饮、多尿2年"入院。2年前，患者无明显诱因出现生长发育迟缓，伴口干、多饮，饮水量为3～5L/d，伴多尿，表现为夜尿增多、遗尿，尿量为3～5L/d，无多食、消瘦，无头晕、头痛、复视、视野缺损。患者自小父母经常吵架，后离异，父亲早逝，生活环境压抑，情绪低落。2021年3月因"反复呕吐"于中山市某医院住院治疗，考虑"垂体、甲状腺功能低下"，查垂体增强MRI正常。某中医院查IGF-1明显降低，影像学提示"骨龄12岁"。2021年10月至笔者所在医院门诊就诊，考虑"下丘脑垂体病变、性发育未启动"，建议住院诊治，患者及其家属不同意，遂给予"左甲状腺素钠片、泼尼松片、去氨加压素片"口服治疗，门诊随诊。其间患者多饮、多尿症状缓解，但服药1个月后自行停药，多饮、多尿症状再次加重，遂至笔者所在医院门诊就诊，为进一步治疗收入院。既往患者有反复呕吐症状10年。出生及喂养史：足月顺产，无难产史，出生时身长、体重正常，母乳喂养，儿童时期生长发育如常人。

查体：生命体征平稳。营养状态一般。身高148cm，体重36.5kg。心、肺、腹查体无特殊。第二性征发育不明显，外生殖器及睾丸较同龄男性平均发育水平低。

辅助检查：2021年10月5日中山市某中医院IGF-1水平69.3ng/ml，IGF-1蛋白序列多样性N/A，ACTH 5.07pmol/l，24小时尿17-羟皮质类固醇（17-OH）1.1mg/24h，17-酮皮质类固醇（17-KS）＜2.0mg/24h。

入院诊断：①腺垂体功能低下；②多饮、多尿查因：糖尿病？尿崩症？

入院后完善相关检查，具体结果如下。

2022年1月16日血常规五分类、凝血四项：未见明显异常。

2022年1月16日生化、电解质：丙氨酸转氨酶32U/L、天冬氨酸转氨酶45U/L↑、碱性磷酸酶79U/L↑、白蛋白47.5g/L、尿素氮5.86mmol/L、肌酐69μmol/L、高密度脂蛋白胆固醇1.98mmol/L↑、总胆固醇5.61mmol/L↑、空腹血糖5.77mmol/L，电解质未见异常。

2022年1月16日性激素六项：黄体生成素1.5mIU/ml、睾酮57.40ng/dl↓、孕酮0.85nmol/L↓、卵泡刺激素2.4mIU/ml、催乳素26.0ng/ml↑、雌二醇17.40pg/ml。

2022年1月16日甲状腺功能五项：三碘甲状原氨酸0.94nmol/L、游离三碘甲状腺原氨酸3.12pmol/L↓、游离甲状腺素12.81pmol/L、促甲状腺刺激激素2.0960μIU/ml、甲状腺素61nmol/L。

2022年1月16日甲状旁腺素：23.70pg/ml。

2022年1月16日生长激素（8：00—16：00—00：00）：1.32—2.920—1.63ng/ml。

2022年1月16日胰岛素样生长因子-1（IGF-1）精准检测：IGF-1 69.4ng/ml↓、水平分布−3.1SD↓、IGF-1蛋白系列多态性N/A。

2022年1月16日皮质醇测定（8：00—16：00—00：00）：115.10—39.40—14.50ng/ml。

2022年1月16日促肾上腺皮质激素（8：00—16：00—00：00）：25.93—13.27—8.37pg/ml。

2022年1月17日尿常规：比重1.010，尿胆原：±。

2022年1月17日糖化血红蛋白：5.5%。

2022年1月17日尿皮质醇：17.3ng/ml↓、24小时尿游离皮质醇88.2μg/24h、尿17-羟皮质类固醇＜1.0mg/24h↓。

2022年1月16日胸部X线片、心脏彩超、全腹彩超均未见明显异常。左侧手掌正位片：符合一般男性13岁手腕骨龄，请结合临床。

2022年1月18日甲状腺彩超未见明显异常。垂体MRI增强扫描未见明显异常，请结合临床。

【案例分析】

1.临床案例分析

（1）病例特点：该患者为青春期男性，慢性病程。生长发育迟缓，营养一般，身高、体重低于同龄男性水平，第二性征不明显，外生殖器发育不良。实验室检查：①电解质、血常规、肝肾功能等未见明显异常；②甲状腺功能，2021年3月外院结果为FT$_3$ 2.25pmol/L↓，FT$_4$ 12.21pmol/L↓，TSH 0.568μIU/ml，本次入院结果正常；③GH、IGF-1偏低，完善GH兴奋试验，GH的峰值低下，GHRH兴奋试验因条件有限未完善；④皮质醇节律存在，血浆皮质醇功能尚可，但24小时尿游离皮质醇偏低，因没有相关试验药物，未能完善CRH兴奋试验及ACTH兴奋试验；⑤性激素中睾酮偏低，催乳素升高，完善GnRH兴奋试验，LH、FSH基础值低，GnRH兴奋试验有反应；⑥尿渗透压降低，尿量增多，每天尿量最多可达5L，完善禁水加压素试验，注射加压素后1小时，患者尿量明显减少，尿渗透压增加50%以上。辅助检查：垂体MRI未见异常。左侧手掌正位片：符合一般男性13岁手腕骨龄。

（2）病例分析：该患者以生长发育迟缓、多尿为主诉入院，首先完善相关检查，甲状腺功能、电解质未见明显异常，骨龄较真实年龄偏小，GH及IGF-1均降低，考虑患者GH分泌不足，青春期的GH分泌量高于成人，GH分泌有明显个体差异，与下丘脑、垂体、神经递质及大脑结构和功能的完整性有关，并受睡眠、运动、摄食和应激的影响，故单次测定血GH水平不能真正反映GH的分泌情况。遂完善GH兴奋试验，通过注射胰岛素诱发急性低血糖，激活下丘脑单胺类神经元α_2受体，促进GH释放激素的分泌，同时抑制GH抑制激素的分泌，观察血液中GH水平的动态变化，从而了解垂体调节合成与分泌GH的能力。根据该患者的结果，GH的峰值＜5ng/ml，考虑下丘脑-垂体性生长激素缺乏，需要进一步完善GHRH兴奋试验以判断是垂体性还是下丘脑性。根据GH的峰值进行鉴别，GH峰值仍低，则为垂体性，GH峰值升高，则为下丘脑性，但要注意单次的GHRH刺激有时可呈假阴性，预先补充GHRH 1周或1个月后可出现阳性反应。因为笔者所在医院无生长激素释放激素，因此未能完善该检查。生长激素缺乏在全垂体功能缺乏中常见，因此同时评估了其他腺体的功能，包括肾上腺、性腺、甲状腺。①垂体-甲状腺轴：患者于外院住院治疗时发现甲状腺功能减退，曾服用甲状腺素（优甲乐）进行替代治疗，虽患者现已停用，在笔者所在医院复查甲状腺功能正常，但仍不能排除中枢性甲状腺功能减退可能，需要动态检测甲状腺激素水平，以明确是否存在中枢性甲状腺功能减退症。②垂体-肾上腺轴：该患者的皮质醇节律存在，血浆皮质醇功能尚可，但24小时尿游离皮质醇偏低，因没有相关试验药物，遂未能完善CRH兴奋试验及ACTH兴奋试验，垂体-肾上腺轴是否存在问题需要后续复查才可明确。③垂体-性腺轴：性激素提示性腺激素分泌偏低，进一步完善GnRH兴奋试验，结果发现患者FSH、LH基础值低，GnRH刺激后LH可升高，GnRH兴奋试验呈正常反应，考虑该患者的病变位置不在垂体，而是在下丘脑。该患者多种垂体激素分泌低下，不能用单纯垂体损害解释。④神经垂体：该患者的尿渗透压降低，尿量增多，偶有遗尿出现，血糖及糖化血红蛋白正常，排除糖尿病后，评估神经垂体的功能，完善禁水加压素试验，在注射加压素后1小时，患者尿量明显减少，尿渗透压增加50%以上，提示该患者为完全性中枢性尿崩症，神经垂体激素抗利尿激素分泌不足。该患者的垂体MRI未见异常，因此排除了垂体的器质性病变。该患者的特殊性为从小的家庭生活环境，父母的争吵及早期离异，父亲5年前突然离世，无法追寻家族史等，这些因素对他的精神刺激是否影响了内分泌激素分泌，也尚不确定。

综上所述，结合目前体征、症状、相关检验、检查，临床诊断：①下丘脑综合征；②生长激素缺乏症；③完全性中枢性尿崩症；④低促性腺激素性性功能减退症？⑤中枢性甲状腺功能减退症？

该患者的治疗及预后：该患者14岁，第二性征发育较为稚嫩，考虑可能为青春期发育延迟，也可能为低促性腺激素性性功能减退症，考虑该患的身高及骨骺闭合情况暂不补充激素，临床先观察其第二性征的发育，要密切追踪至患者18岁以后，必要时再给予性激素补充替代治疗，后续可完善染色体检查、基因检测；甲状腺激素水平目前正常，但尚未排除中枢性甲状腺功能减退症，定期复查甲状腺激素水平，必要时补充甲状腺素；生长激素缺乏诊断明确，选择注射生长激素以达到增长身高的目的，但该患者的父母均不是很高，因此预期身高不会达到一个理想高度。完全性中枢性尿崩症诊断明确，给予醋酸去氨加压素片（弥凝）补充治疗。对于家庭导致的精神心理创伤，可给予心理治疗。

预后：随访该患者家属，患者目前身高增长2cm。因在外地求学，未能回门诊复查，已告知近期复查相关激素水平。

2. 检验案例分析

患者的生长激素节律紊乱，IGF-1水平偏低，性激素偏低，同时伴有尿皮质醇、尿17-羟皮质类固醇偏低。首先，查看送检的标本，标本无溶血、凝血、脂血等影响检测结果的情况，送检的标本质量合格。其次，各项质控在控，检测过程无报错记录。因此，上述检测结果可信。根据患者目前的检查结果，按"一元论"解释，考虑患者存在腺垂体功能低下。

进一步查看患者的入院病历。该患者以"生长发育迟缓伴多饮、多尿2年"入院，营养状态一般，身高、体重低于同龄男性平均水平，伴有第二性征发育不明显、外生殖器及睾丸较同龄男性平均发育水平低。既往外院辅助检查IGF-1水平偏低，17-OH、17-KS偏低，骨龄低于实际年龄。结合患者的病史，进一步明确患者存在腺垂体功能低下。与此同时，患者存在多饮、多尿症状。临床上多饮、多尿症状常见于尿崩症、1型糖尿病。年轻患者，有多饮、多尿症状，应注意与1型糖尿病鉴别，但患者入院病历中无多食、体重明显下降的临床表现，同时入院后检测的空腹血糖、糖化血红蛋白水平正常，可排除糖尿病。考虑患者存在腺垂体功能低下，同时伴多饮、多尿，应进一步明确患者有无下丘脑-抗利尿激素轴病变。如患者存在下丘脑-抗利尿激素轴病变，则提示患者不只存在腺垂体功能减退，还同时存在神经垂体功能病变，需要重新考虑患者的诊断。患者正处于青春期发育阶段，治疗方案的制定对患者的预后有极大的影响，包括生理、心理和未来的社会关系。

将目前的结果及考虑与临床医师沟通，临床医师表示生长激素缺乏在全垂体功能低下中常见。患者入院后相关检查示皮质醇节律存在，甲状腺功能正常，空腹血糖及糖化血红蛋白水平正常，但性腺激素分泌偏低，同时存在多饮、多尿症状，拟下一步评估下丘脑-垂体-性腺轴、下丘脑-垂体-生长激素轴功能，同时完善禁水加压素试验，评估神经垂体功能。

根据临床要求，排除试验禁忌证后，患者于2022年1月19日进行了GnRH兴奋试验（静脉注射戈那瑞林100μg），结果如表39-1所示。

表39-1 患者GnRH兴奋试验结果

注射时间	卵泡刺激素（mIU/ml）	黄体生成素（mIU/ml）
注射前15分钟	1.8	2.0
注射时	1.8	2.0
注射后15分钟	2.8	3.6
注射后60分钟	3.0	5.0
注射后90分钟	3.3	5.4
注射后120分钟	4.2	5.2

结果分析：GnRH兴奋试验是通过GnRH类似物（戈那瑞林等）兴奋垂体分泌黄体生成素（LH）和卵泡刺激素（FSH）来评价垂体促性腺激素细胞的储备功能及下丘脑-垂体-性腺（HPG）轴兴奋状态的一种常用试验方法。患者LH基础水平＜3.0mIU/ml，注射戈那瑞林后LH峰值＞5.0mIU/ml，GnRH兴奋试验有反应，排除垂体病变，考虑下丘脑功能低下。

于2022年1月20日进行了禁水加压素试验，结果如表39-2所示。

表39-2 患者禁水加压素试验结果

时间	尿比重	尿渗透压 [mOsm/（kg·H₂O）]	血渗透压 [mOsm/（kg·H₂O）]	尿量 （ml）	血压 （mmHg）	心率 （次/分）	体重 （kg）
10：00	1	67	290	200	107/78	65	37
11：00	1	71		200	103/74	67	37
12：00	1.0050	71		320	101/80	69	36.5
13：00	1	91		250	96/71	69	36.5
14：00	1.003	126		120	103/80	77	36
15：00	1.004	127		110	92/71	71	36
16：00	1.003	117		150	102/79	85	36.5
17：00	1.003	119	291	200	112/94	88	36.5
18：00	1.018	580		50	98/45	75	36.5
19：00	1.017	565		30	90/77	66	36

结果分析：注射加压素前（10：00～17：00），患者禁水后尿量仍多，尿比重＜1.010，尿渗透压＜血渗透压，提示存在尿崩症。待连续2次尿量变化不大，尿渗透压＜30mOsm/（kg·H₂O）时，于17：00皮下注射垂体加压素5U，在注射后1小时（18：00），患者尿量明显减少，尿渗透压增加50%以上，该结果提示患者为完全性尿崩症。

于2022年1月21日进行了胰岛素低血糖兴奋试验（静脉注射7U胰岛素），结果如表39-3所示。

表39-3 患者胰岛素低血糖兴奋试验结果

注射时间	血糖（mmol/L）	皮质醇（ng/ml）	ACTH（pg/ml）	GH（ng/ml）
注射前30分钟	5.5	60.9	12.98	3.28
注射时	5.2	100.2	16.11	2.59
注射后30分钟	3.1	83.8	30.64	4.98
注射后60分钟	2.9	169.1	39.85	2.64
注射后90分钟	2.3	181.9	46.13	1.66
注射后120分钟	3.2	238.7	47.11	1.29

ACTH. 促肾上腺皮质激素。GH. 生长激素。

结果分析：胰岛素通过诱发急性低血糖，影响GH分泌。患者生长激素峰值提前出现

（正常峰值在60分钟或90分钟出现），且峰值浓度＜10.00ng/ml，提示患者垂体生长激素储备功能不足。

综上，患者存在完全性尿崩症、生长激素分泌不足，提示全垂体病变。

【知识拓展】

下丘脑综合征是一组由多种病因导致的下丘脑疾病[1]，主要临床表现包括：①下丘脑原发病的表现和功能异常，下丘脑神经核团神经元受损时，表现为调节功能障碍，如睡眠、摄食障碍，体温调节异常，水、电解质代谢紊乱，精神症状等。②下丘脑-垂体-靶腺内分泌功能紊乱，完全性下丘脑激素分泌缺乏可引起全垂体功能减退症，单一性下丘脑激素分泌缺乏或亢进。③视力及视野障碍等。其病因复杂，主要包括肿瘤、先天性因素、肉芽肿、炎症、退行性变、血管病变、损伤、药物、部分病因未明。其中肿瘤是最主要的病因[2]，包括颅咽管瘤、异位松果体瘤、星形细胞瘤、漏斗瘤、垂体瘤（向鞍上生长）、室管膜瘤、神经节细胞瘤、神经细胞瘤、髓母细胞瘤、生殖细胞瘤等。另外鞍上肿瘤术后和头颅外伤也可导致下丘脑疾病[3]。

由于下丘脑综合征的病因复杂，临床表现各不相同，各种症状出现的先后顺序不一，体征也不尽相同，因此临床诊断比较困难，容易漏诊、误诊。当患者出现如下表现应考虑下丘脑综合征：①多饮、多尿，中枢性尿崩症；②生长发育缓慢，身高明显低于同龄人；③外生殖器发育不良，进入青春期后第二性征发育延迟或性早熟；④肥胖、嗜睡、贪食或厌食；⑤不明原因的发热、体温调节障碍；⑥出现精神症状，如性格改变、精神异常；⑦出现颅内压升高症状，如头痛、呕吐、视力障碍；⑧内分泌症状或体征不能用单一的靶腺或单纯垂体损害解释。

诊断下丘脑疾病：①注意详细询问其病史，包括生育史、家族史等。②体格检查要全面，评估生长发育情况，如身高、体重、体态；第二性征发育情况，如乳房、阴毛、阴茎、睾丸大小；精神状态、心理状态、智力情况等。③实验室检查，激素水平测定，评估是否存在垂体-靶腺功能继发性减退或亢进。下丘脑-垂体激素相关的兴奋试验，鉴别病变发生于下丘脑还是垂体。④辅助检查，包括腕关节X线片、颅脑CT、肾上腺CT、垂体MRI等，了解病变部位和性质。⑤综合患者的临床表现、体征及相关的检验、检查结果，以明确其诊断。下丘脑综合征要与原发性甲状腺功能减退症、性腺功能低下、肾上腺功能低下、全垂体功能低下、精神分裂症等相鉴别。

对于高度怀疑及确诊的下丘脑综合征患者，尚未发现其明确肿瘤，因为下丘脑肿瘤的进展缓慢，因此要进行长期随访，定期复查垂体MRI，及时发现，可有效改善其预后。

【案例总结】

内分泌系统通过分泌各种激素并在神经系统的参与下对维持机体基本生命活动及各种功能活动发挥作用。在有内分泌疾病状态下，一般会发生激素水平改变，同时产生相应的生理生化效应变化。因此，内分泌疾病的实验室诊断主要依赖于激素及其代谢物的直接测定、激素生化效应及其生化标志物检测等。

本病例患者因"生长发育迟缓伴多饮、多尿2年"入院，通过对相应激素水平的检测，发现患者存在GH节律紊乱，IGF-1和性激素水平偏低，同时伴有尿皮质醇、尿17-羟皮质类固醇偏低，提示患者存在腺垂体功能低下。患者存在多饮、多尿症状，通过检测空腹血糖、糖化血红蛋白水平，排除了糖尿病导致多饮、多尿症状。随后，通过禁水加压素试验、胰岛素低血糖兴奋试验，进一步明确患者存在完全性尿崩症、生长激素分泌不足的情况，患者存在多个靶腺功能低下，进行GnRH兴奋试验区别垂体性还是下丘脑的病变，将结果反馈给临床，临床结合患者病史、症状，得出下丘脑综合征的诊断。

由此可见，在日常工作中，检验工作者对于检测激素水平的标本，首先要确保检验结果的准确性。其次，检验工作者不但要掌握检查项目的检测原理，还需要理解其临床意义。唯有如此，在平时的工作中检验工作者才能游刃有余，甚至有时能够比临床医师更早发现一些容易漏诊的、误诊的或疑难的疾病，起到及时与临床联系的作用，真正做到辅助诊断、服务临床。

【专家点评】

下丘脑综合征是由多种原因导致的下丘脑病变引起的临床综合征；表现为内分泌代谢功能失调、自主神经功能紊乱，以及睡眠、体温调节和性功能障碍、尿崩症、多食肥胖或厌食消瘦、精神失常等，尿崩症多为首发症状。下丘脑综合征发病原因复杂、临床症状多样，现无明确诊断标准，临床工作中存在误诊、漏诊。在诊断时应注意结合病史中有特殊意义的表现、体格检查、实验室检查有助于确诊。下丘脑-垂体兴奋试验包括GH释放试验、TRH兴奋试验、LHRH兴奋试验、CRH兴奋试验等有助于鉴别病变发生于下丘脑还是垂体，但这类试验因试验药物没进入我国临床使用或价格高昂等没能在临床上广泛开展。

该案例充分体现了实验室检查对内分泌疾病诊断的重要性，通过检验科积极与临床科室沟通，并主动给临床医师提出进一步检查的建议，为提高临床诊断准确性提供帮助，协助临床医师做出正确及全面的诊断。

参 考 文 献

[1] 廖二元，超楚生.内分泌学[M].北京：人民卫生出版社，2001：485.

[2] 罗世祺，李春德，马振宇，等.下丘脑错构瘤40例临床分析[J].中华神经外科杂志，2002，18（12）：37-40.

[3] Schneider HJ, Andermahr IK, Ghigo E, et al. Hypothalamopituitary dysfunction following traumatic brain injury and aneurysmal subarachnoid hemorrhage[J]. JAMA, 2007, 298: 1429-1438.

40 天冬酰胺合成酶缺乏症

作者：卢婉[1]，袁慧珍[2]，曾柏涛[1]（江西省妇幼保健院：1.检验科；2.内分泌科）

点评专家：刘艳秋，杨必成（江西省妇幼保健院：医学遗传中心）

【概述】

天冬酰胺合成酶缺乏症（ASNSD）是一种罕见的常染色体隐性遗传代谢病，为7号染色体上 *ASNS* 基因突变所致。先天性天冬酰胺合成缺陷导致脑内天冬酰胺缺乏或天冬氨酸/谷氨酸累积，进而导致严重的神经系统疾病[1]。其临床特征包括生长发育迟缓、先天性和进行性小头畸形、呼吸功能不全、进食困难、精神运动发育迟滞、痉挛性四肢瘫痪、癫痫等[2]。脑部影像学检查可显示皮质萎缩、小脑发育不全、胼胝体变薄。

ASNSD罕见，并且由于其非特异性临床表现，在通过外显子测序鉴定致病变异之前很难做出临床诊断[3]。对先证者及其父母进行相关基因检测有助于明确诊断，并指导父母及其他家族成员生育，尽量避免天冬酰胺合成酶缺乏症患儿出生，以减轻家庭和社会的负担。

【案例经过】

患儿，因"出现小头畸形等表型"，就诊。追溯患儿及其母亲病史如下。

2020年1月20日就诊：孕妇，G1P0，孕34周时因胎心监测异常、脐带打结行剖宫产。新生儿出生后反应差、气促、发绀、吐沫22分钟。阿普加评分7分。

患儿入院查体：体温不升，呼吸浅促、呻吟明显、呼吸节律不规律；小头畸形、前囟平，未触及明显血肿；四肢肌张力低，原始反射未引出。

辅助检查：C反应蛋白（-）；血气分析 PCO_2 58mmHg，PO_2 37mmHg；凝血酶原时间19.7s，活化部分凝血活酶时间92.6s。

患儿诊断：①新生儿轻度窒息；②新生儿呼吸衰竭。

2020年1月22日就诊：由于患儿出现小头畸形等表型，怀疑病毒感染的可能性，而产妇妊娠期未行TORCH相关检测。给予患儿优生十项及尿巨细胞病毒定量检测，结果显示IgM（-）、IgG（-）、巨细胞病毒定量（-），初步排除相关病毒感染；进一步行血培养、痰培养，均提示阴性。患儿在辅助通气下，偶有屏气发作，并出现抽搐。

2020年1月23日就诊：头颅B超提示早产儿脑结构改变，脑白质损伤，左侧室管膜下出血及脑室内出血可能。治疗后未见好转，转诊至上级儿童医院。

2020年1月25日就诊：心脏超声检查提示心内结构未见明显异常；正常心电图；凝血功能异常；行放射CT检查提示早产脑枕部硬膜外积液（图40-1）。

由于患儿出现神经系统异常表现，考虑是否患有遗传代谢病，行以下检测并显示结果：血串联质谱遗传代谢病检测分析未见明显异常；尿有机酸气相色谱检测分析显示4-羟基苯乳酸增高；血浆氨升高。

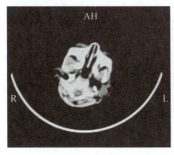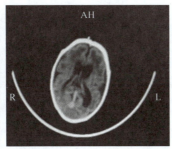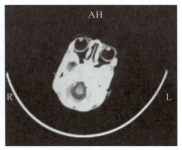

图40-1 患儿头颅CT检查结果

2020年2月5日就诊：患儿喂养困难，时有抽搐，使用抗癫痫药物治疗无效。

经多学科会诊，综合以上实验室检查结果及临床表现，给予该家系高精度临床外显PLUS基因检测，检测到与临床表型相关的致病变异/疑似致病变异（表40-1）。该结果提示，患儿存在ASNS基因复合杂合变异，ASNS基因（OMIM *108370）与天冬酰胺合成酶缺乏症（OMIM #615574）发病相关。

表40-1 高精度临床外显PLUS基因检测结果

基因名称	OMIM编号	遗传方式	HG19位置	核苷酸与氨基酸改变	合子状态	相关疾病/文献	来源
ASNS	108370	AR	Chr7:97488633	c.565del（p.D189Ifs*2）	杂合	天冬酰胺合成酶缺乏症	父亲（杂合）
ASNS	108370	AR	Chr7:97483919	c.1211G＞A（p.R404H）	杂合	天冬酰胺合成酶缺乏症	母亲（杂合）

2021年5月10日就诊：孕妇再次妊娠，孕18周前往产前诊断门诊进行遗传咨询。

该家系先证者（已夭折）具有天冬酰胺合成酶缺乏症的相关表型，父母表型未见明显异常。先证者行高精度临床外显PLUS基因检测发现携带ASNS基因c.565del杂合变异及c.1211G＞A杂合变异，此变异很可能为该家系的致病变异，但也不完全排除其他致病基因变异的可能，仅针对ASNS基因c.565del变异及c.1211G＞A变异位点检测对该家系进行产前诊断存在一定风险。该家系夫妻双方在完全知情的情况下，仍强烈要求仅对ASNS基因c.565del变异及c.1211G＞A变异位点进行产前诊断，愿意承担相应的风险。

实验室采用PCR结合Sanger测序的方法，对ASNS基因第5号外显子上的c.565del变异位点及第10号外显子上的c.1211G＞A变异位点进行检测。结果提示，胎儿携带ASNS基因c.1211G＞A变异位点，不携带ASNS基因c.565del变异（表40-2，表40-3）。经咨询后，孕妇继续妊娠并定期产检。

2021年11月5日妊娠后随访，新生儿各项指标均无异常。

表 40-2　家系 Sanger 测序图谱

姓名	*ASNS*基因 c.565 位点测序图谱	*ASNS*基因 c.1211 位点测序图谱
父亲		
母亲		
胎儿		

表 40-3　家系 Sanger 测序结果

姓名	检测变异位点	核苷酸与氨基酸改变	变异类型	变异状态	致病性分类
父亲	*ASNS*基因 c.565 位点	c.565del（p.D189Ifs*2）	移码变异	杂合变异	可能致病
	*ASNS*基因 c.1211 位点	—	—	—	—
母亲	*ASNS*基因 c.565 位点	—	—	—	—
	*ASNS*基因 c.1211 位点	c.1211G＞A（p.R404H）	错义变异	杂合变异	可能致病
胎儿	*ASNS*基因 c.565 位点	—	—	—	—
	*ASNS*基因 c.1211 位点	c.1211G＞A（p.R404H）	错义变异	杂合变异	可能致病

【案例分析】

患儿（先证者）出现不明原因呼吸功能障碍，对其进行无创通气等治疗，并考虑是否存在肺部发育异常。经相关病毒检测、血培养、痰培养，未发现病原体感染。同时，患儿出现小头畸形、发育迟缓、抽搐，经头颅 B 超和 CT 检查可见脑组织异常改变。患儿血串联质谱相关指标正常，但尿有机酸气相色谱检测分析显示 4-羟基苯乳酸增高，同时血浆氨升高。考虑患儿有先天性遗传代谢病，最终对该家系进行全外显子测序，依据其临床表现，经检测发现其携带 *ASNS* 基因杂合变异，此变异很可能为该家系的致病变异。

在本案例中，实验室提供的检查结果协助了临床诊断，并为再生育时产前诊断提供了指导。

（1）TORCH 相关检测、血培养、痰培养为临床排除了巨细胞病毒或其他病原体感染导致的多系统复杂性出生缺陷。

（2）血串联质谱作为先天性遗传代谢病的筛查方法，在结果阴性的情况下，并不能完全排除遗传代谢病的可能。

（3）全外显子测序技术通过与临床症状的关联，寻找与临床表型相关的致病/疑似致病变异，从而将疾病锁定在天冬酰胺合成酶缺乏症，为后续再生育提供了产前诊断依据。

【知识拓展】

遗传代谢病是由维持机体正常代谢所必需的某些多肽、酶、受体等发生改变或缺陷而导致的疾病。血串联质谱是目前新生儿遗传代谢病常规筛查项目，可筛查40余种遗传代谢病，但已知的遗传代谢病有1000多种，在串联质谱分析未见异常的情况下，不可排除患有罕见遗传代谢病。临床结合患者表型，可利用相关基因检测技术如全外显子测序，对患者及其家系进行进一步检测，有助于疾病的诊断。

【案例总结】

（1）先证者有小头畸形、颅内出血，伴有呼吸衰竭。在给予常规护理的同时，予以重症监护、抗感染、辅助通气。患儿时有抽搐发作，使用抗癫痫药物治疗无效。排除病原体感染后，结合其临床表现，初步考虑为遗传代谢病，行串联质谱分析及基因检测辅助诊断。

（2）ASNSD临床症状多样，且呈非特异性，其诊断依靠全外显子测序技术。任何出现小头畸形、严重精神运动发育迟缓、难治性癫痫发作等表现的患儿考虑ASNSD的可能；疑似ASNSD的患儿应尽早行全外显子测序以明确诊断。

（3）本案例为ASNSD家系，ASNSD预后差，除支持性治疗外尚无有效治疗方法，因此产前诊断预防出生缺陷显得尤为重要。对于已诊断该疾病的家庭，再生育时应建议其进行产前诊断，以减轻家庭及社会经济负担。

【专家点评】

本案例患儿表现为难治性呼吸功能障碍，伴小头畸形、喂养困难、抽搐等症状。经过临床与检验的沟通与分析，以及一系列相关检查，初步考虑为先天性遗传代谢病。继而利用全外显子测序技术对患儿行进一步检测，最终诊断为ASAND，并对夫妻双方的再生育提供了指导。该案例充分体现了临床与检验相互协作的重要性，检验技术在不断发展，也终将更好地应用于临床。

参 考 文 献

[1] Ruzzo EK，Capo-Chichi JM，Ben-Zeev B，et al. Deficiency of asparagine synthetase causes congenital microcephaly and a progressive form of encephalopathy[J]. Neuron，2013，80（2）：429-441.

[2] 索桂海，汤继宏，冯隽，等. 天冬酰胺合成酶缺乏症1例报告并文献复习[J]. 临床儿科杂志，2021，39（1）：55-58.

[3] 宋振凤，易致，李菲，等. ASNS基因变异致天冬酰胺合成酶缺乏症一家系分析并文献复习[J]. 中华实用儿科临床杂志，2021，36（9）：690-693.

41 继发性骨质疏松症患者骨转换标志物监测的分析

作者：孟琦[1]，王潇[2]（昆明医科大学第一附属医院：1.全科医学科；2.检验科）

点评专家：沈芸（昆明医科大学第一附属医院全科医学科）

【概述】

继发性骨质疏松症是疾病、药物、器官移植等原因导致的骨量减少、骨微结构破坏、骨脆性增加和易于骨折的代谢性骨病。骨代谢生化指标包括钙磷代谢调节指标、骨形成标志物、骨吸收标志物、激素与细胞因子，其中骨形成标志物与骨吸收标志物合称为骨转换标志物（bone turnover marker，BTM）。通常情况下，骨代谢生化指标的变化对骨质疏松症鉴别诊断有一定意义，但少数情况也会出现骨转换标志物指标正常的骨质疏松症患者。本文通过1例继发性骨质疏松症患者寻找病因及抗骨质疏松症治疗过程中对骨转换标志物的监测，为骨质疏松症治疗中骨转换标志物的作用提供了依据。

【案例经过】

患者，男性，自2017年（37岁）体检发现骨质疏松症，无手足搐搦，无骨折、全身骨痛，否认身高缩短，无头痛、怕热、视野异常、复视，无体重增加、颜面变红、皮肤紫纹等，于当地医院就诊后长期服用碳酸钙D₃。2019年及2020年接受唑来膦酸5mg静脉滴注，每年1次，治疗后监测骨密度无明显改善，2022年3月停用唑来膦酸改为地舒单抗60mg半年1次骨质疏松症治疗。因数年治疗后骨密度改善不明显，2021年4月患者因骨质疏松症就诊于笔者所在医院。

入院查体：身高170cm，体重67kg，BMI 23.18kg/m²，嗅觉正常，声音正常，男性喉结不明显，四肢及关节无疼痛，脊柱生理曲度存在，未见侧弯、后凸畸形，男性乳房女性化，腋毛稀疏。外生殖器检查：阴毛分布稀疏，阴茎短小，非勃起状态下长度约4cm，直径约1.5cm，睾丸容积约8ml。阴毛发育Tanner分期Ⅲ期，男性外生殖器Tanner分期Ⅱ期，乳房发育Tanner分期Ⅱ期。

外院实验室检查及其他辅助检查结果如下。

2018年9月16日垂体MRI：未见异常。

2019年12月24日当地医院检查骨密度（HOLOGIC Discovery）：桡骨1/3 T -3.9，Z -2.8；髋骨 T -2.4，Z -2.2；L₁～L₄ T -4.1，Z -4.0。

2020年5月28日PTH：83.95ng/L。

2021年2月23日当地医院检查骨密度（HOLOGIC Discovery）：L₁～L₄ T -4.5，Z -4.3。

　　2021年3月8日性激素六项：催乳素4.84ng/ml，卵泡生成素0.67mIU/ml，黄体生成素0.19mIU/ml，孕酮0.19ng/ml，雌二醇＜10.00pg/ml，睾酮0.19ng/ml。

　　2021年3月8日骨代谢：降钙素＜0.50pg/ml，PTH 55.38pg/ml，骨钙素N段中分子片段15.61ng/ml，β-胶原降解产物556.40pg/ml，25-羟维生素D 65.00nmol/L。肾膀胱超声、肾上腺彩超未见异常。

　　患者为中年男性，否认糖皮质激素药物应用史，考虑原发性骨质疏松症可能性较小。结合患者查体异常及院外检查显示性激素水平低下，考虑代谢性疾病所致继发性骨质疏松症可能。再次详细询问病史，患者1996年（17岁）因第二性征发育不良曾于笔者所在医院就诊，完善染色体检查46，XY，行HCG及HMG双促治疗，治疗后第二性征发育可，有精液，无精子，10年前配偶行供精人工授精育有1子。家族中无类似疾病史，父亲身高180cm，母亲身高160cm。

　　2021年4月16日骨代谢：25-羟维生素D 74.32nmol/L，碱性磷酸酶66.8IU/L，降钙素＜0.500pg/ml，钙2.48mmol/L，骨钙素N端中分子片段13.5ng/ml，无机磷1.06mmol/L，β-胶原降解产物67pg/ml。

　　2021年4月20日GnRH兴奋试验：如表41-1所示。

表41-1　患者GnRH兴奋试验结果

时间	卵泡刺激素（mIU/ml）	黄体生成素（mIU/ml）
用药前	0.67	0.45
用药30分钟	2.31	4.28
用药45分钟	2.61	4.27
用药60分钟	2.94	4.07
用药90分钟	3.25	3.93

　　2021年4月21日垂体MRI：垂体未见明显异常。泌尿生殖超声：①前列腺多发钙化斑；②双侧睾丸及附睾体积稍小声像（请结合临床）；③双肾未见明显异常声像。考虑患者为特发性低促性腺激素性性腺功能减退症（idiopathic hypogonadotrophic sexsual hypofunction，IHH）所致继发性骨质疏松症，因患者无生育需求，采用十一酸睾酮80mg口服每天2次雄激素替代治疗，随后监测骨代谢指标及骨密度。

　　2021年9月9日性激素六项：催乳素7.70ng/ml，卵泡生成素0.29mIU/ml，黄体生成素0.17mIU/ml，孕酮0.3ng/ml，雌二醇12.00pg/ml，睾酮0.78ng/ml。骨代谢：25-羟维生素D 67.00nmol/L，碱性磷酸酶59.3IU/L，降钙素0.79pg/ml，钙2.47mmol/L，骨钙素N端中分子片段20.1ng/ml，无机磷1.05mmol/L，β-胶原降解产物371pg/ml。

　　2021年9月13日腰椎骨密度（HOLOGIC Discovery）：骨质疏松症（$L_1 \sim L_4$ T -4.1，Z -3.9）。

【案例分析】

1. 临床案例分析

该患者为中年男性，慢性病程，体检发现骨质疏松症，使用双膦酸盐抗骨质疏松症治疗2年仍出现骨密度下降，多次就诊外院未能诊断继发性骨质疏松症，再次就诊后经详细询问病史及完善相关检查后考虑IHH所致继发性骨质疏松症，因患者无生育需求，起始给予雄激素替代治疗，随后监测骨代谢指标及骨密度。骨密度变化情况如图41-1所示。

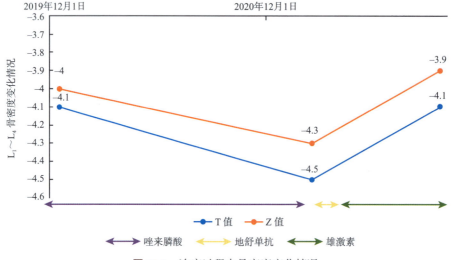

图41-1 治疗过程中骨密度变化情况

患者自2019年12月接受双膦酸盐治疗，至2021年复查仍有骨密度下降，其间评估抗骨质疏松症药物治疗主要监测骨密度，自使用地舒单抗及雄激素替代治疗后定期监测骨代谢指标变化情况（图41-2～图41-4）。

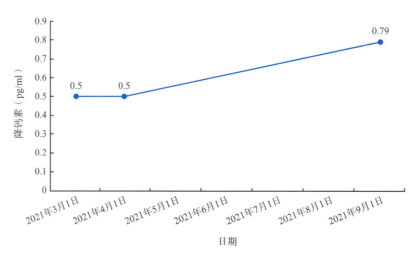

图41-2 降钙素变化情况

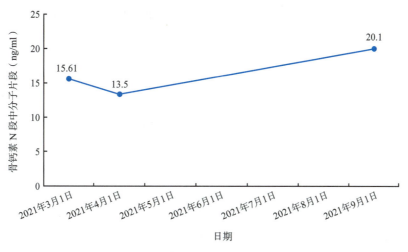

图41-3　骨钙素N段中分子片段变化情况

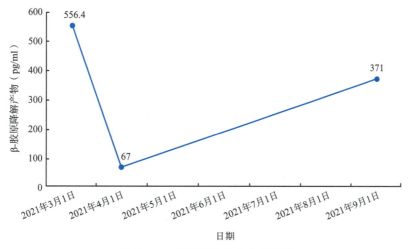

图41-4　β-胶原降解产物变化情况

　　患者于2021年3月使用地舒单抗1个月后β-胶原降解产物明显下降，符合药物治疗后骨吸收减少；成年男性睾酮存在促进骨形成并抑制骨吸收的作用，自2021年4月加用雄激素补充治疗后BTM出现降钙素及骨钙素N段中分子片段上升，评估对患者调整治疗方案后抗骨质疏松症有效。拟治疗1年后复查骨密度，但在患者强烈要求下于治疗后6个月复查骨密度$L_1 \sim L_4$ Z值及T值均上升，符合BTM变化趋势，增强了患者继续治疗的信心。

2. 检验案例分析

　　目前，临床常用的骨代谢生化标志物主要包括三类：一般生化标志物（血钙、血磷、尿钙、尿磷），骨代谢调控激素（维生素D及其代谢产物、甲状旁腺素、成纤维生长因子）及BTM。骨钙素是成熟成骨细胞分泌的一种非胶原骨基质蛋白，血清中的骨钙素具有多样性，其中1/3为骨钙素N端中分子（N-MID）片段，是反映体内成骨能力的一项指标，通过测量骨钙素，可监测抗吸收药物在骨质疏松症患者中的治疗效果。β-胶原降解产物是一种骨吸收标志物，主要来源于Ⅰ型胶原羧基末端的肽链片段。β-胶原降解产物含量增高反映了骨吸收程度、骨质流失增加，以致骨质疏松症和变形性骨病的发生，是首选的骨吸收标志物，主要用于辅助监测骨质疏松症或其他骨疾病的抗吸收治疗疗效。

在本案例研究中，该患者3次骨代谢生化指标均在正常参考范围内，单独看一份骨代谢检验报告单似乎并无参考价值。那么在临床实践中如何监测骨质疏松症治疗药物的疗效呢？2021年《骨转换生化标志物临床应用指南》建议在使用抗骨质疏松症药物前测量BTM的基线水平，在药物治疗后3～6个月，再次测量患者BTM水平以了解BTM的变化，判断患者对药物治疗的反应及治疗的依从性，以进一步调整治疗方案，此后在药物治疗过程中，可每6个月到12个月测量BTM水平，以了解药物治疗的有效性。该患者在地舒单抗治疗1个月后骨吸收标志物β-胶原降解产物明显下降，提示药物起效迅速，使用地舒单抗治疗6个月后β-胶原降解产物出现升高，符合药物治疗周期中BTM变化，对起始下一周期的地舒单抗治疗有着指导作用。患者使用雄激素后出现骨钙素及降钙素水平上升，随访骨密度也出现雄激素替代治疗较单独使用双膦酸盐抗骨吸收治疗改善明显，BTM的变化先于骨密度对骨质疏松症药物疗效的评估。

【知识拓展】

骨质疏松症可分为原发性和继发性两类，继发性骨质疏松症常见于男性和绝经前女性，通常是由于某些疾病、药物或其他原因引起的骨量减少，易发生脆性骨折。诊断继发性骨质疏松症有赖于详细的病史、完整的体格检查和辅助检查，特别是相关疾病史、特殊药物使用史。不同于原发性骨质疏松症，继发性骨质疏松症首先要针对其病因进行治疗，如果仅采用常规的抗骨质疏松症治疗方案，其临床疗效可能并不理想。

IHH是因先天性下丘脑GnRH神经元功能受损，GnRH合成、分泌或作用障碍，导致垂体分泌促性腺激素减少，进而引起性腺功能不足。临床表现为青春期第二性征部分或完全缺失，血睾酮或雌二醇水平低下，但血黄体生成素（LH）、卵泡刺激素（FSH）低于或处于正常水平，且下丘脑-垂体轴的其他激素水平正常。根据患者是否合并嗅觉障碍，IHH分为两大类：伴有嗅觉受损称为卡尔曼综合征，嗅觉正常称为嗅觉正常的IHH（nIHH）。

睾酮在骨骼的生长代谢、骨量维持及抗骨量丢失方面均起着重要作用。儿童期表现尤为突出，如促进骨骼肌发育、促进骨骼中钙盐沉积，使骨骼增厚生长等；青春期主要增加骨松质与骨皮质的骨量，对达骨峰值起着重要作用；成年后则主要促进骨形成并抑制骨吸收，并与其他调节骨代谢的激素共同维持骨量，调节骨代谢。对于先天性或年轻起病的性腺功能减退症，男性雄激素替代治疗有助于预防骨丢失、降低骨吸收水平、获得更好的峰值骨量[1]。

BTM是骨组织本身分解与合成代谢的产物，可在血液或尿液中检测到，能动态反映骨重塑。BTM分为骨形成标志物和骨吸收标志物，前者反映成骨细胞活性及骨形成状态，后者代表破骨细胞活性及骨吸收水平。BTM虽然不能用于骨质疏松症的诊断，但有助于对骨质疏松症诊断进行分型、判断骨转换类型、预测骨丢失速率、评估骨折风险、监测药物疗效及患者用药依从性等，国内《原发性骨质疏松症诊疗指南（2017版）》及《男性骨质疏松症诊疗指南》均推荐在治疗过程中进行BTM监测[2, 3]。此例患者多次骨代谢指标均处于男性正常参考范围内，虽未能通过BTM进行骨质疏松症类型鉴别，但在治疗过程中通过BTM变化进行了个体化药物治疗方案调整及治疗效果预测，增加了患者对治疗的依从性及信心。

国际上尚无统一的BTM正常参考范围，建议对同一种族、采用相同检测方法建立正常参考范围。目前比较一致的意见是将35～45岁年龄段的健康绝经前女性或男性的BTM水平作为正常参考范围[4]。本例患者检测项目中β-胶原降解产物男性人群的参考范围为43～783pg/ml，查阅国内相关男性队列情况，上海地区102名35～39岁健康男性β-胶原降解产物为0.402ng/ml（0.333～0.470ng/ml）、117名40～44岁健康男性β-胶原降解产物为0.402ng/ml（0.318～0.485ng/ml）[5]。对照本案例，虽该患者多次检测处于正常参考范围内，但参照其他同年龄段健康男性，基础β-胶原降解产物水平仍有升高，提示可能存在导致骨吸收增加的情况。随着骨代谢检测的广泛应用，可能出现一部分骨转换标志物水平"正常"的骨质疏松症患者，对于临床医师诊断或治疗效果的评估存在干扰，仍需要进一步评估临床细化参考范围。

目前指南推荐使用BTM评估抗骨质疏松症药物疗效并建议采用最小有意义变化（the least significant changes，LSC）来帮助判断BTM改变的临床意义，患者BTM的改变超过LSC才能视为有意义[4]。尽管BTM升高与骨量丢失、骨折风险增加有关，但任何单独一项或多项BTM的变化都不足以诊断骨质疏松症或其他代谢性骨病，必须结合临床病史、体格检查和生化检查进行综合分析，才能获得正确的临床诊断。

【案例总结】

BTM改变的意义必须结合临床病史、体格检查和生化检查进行综合分析。在临床应用过程中除了关注BTM正常参考值，特殊人群的BTM需进一步结合患者情况分析，通过监测BTM的变化，医生可以更有效地评估治疗效果，及时调整治疗方案。

继发性骨质疏松症主要需要针对病因进行治疗，治疗过程中对骨代谢标志物进行监测，有助于临床医师全面监测药物疗效及提高患者治疗依从性。

【专家点评】

随着人口老龄化进展，骨质疏松症发病率处于上升趋势，其在我国及全球都是值得关注的慢性病。本案例提示在骨质疏松症治疗过程中需要重视原发性及继发性骨质疏松症的诊断鉴别，中年男性骨质疏松症患者诊治中需要首先考虑继发性骨质疏松症的可能。本案例患者多次院外就诊过程中均未将性激素水平低下与骨质疏松症关联，从而此前2年单纯抗骨吸收治疗后骨质疏松症无改善。不同于原发性骨质疏松症，IHH患者骨质疏松症药物治疗方案的选择更加依赖于对发病机制的认识。近年随着骨质疏松症与BTM相关研究进展，BTM在临床中的应用日趋广泛，本案例在继发性骨质疏松症患者中的BTM监测对药物治疗效果评价及提高患者依从性都有较好的临床示范作用。同时随着检测人群的增多，可能出现更多类似本例BTM"正常"的骨质疏松症患者，仍需要时间进一步观察临床上是否存在对BTM进一步细化年龄段参考范围的需求。

参 考 文 献

[1] Laitinen EM，Hero M，Vaaralahti K，et al. Bone mineral density，body composition and bone turnover in patients with congenital hypogonadotropic hypogonadism[J]. Int J Androl，2012，35（4）：534-540.

[2] 中华医学会骨质疏松和骨矿盐疾病分会. 男性骨质疏松症诊疗指南 [J]. 中华骨质疏松和骨矿盐疾病杂志，2020，13（5）：381-395.

[3] 章振林，金小岚，夏维波. 原发性骨质疏松症诊疗指南（2017版）要点解读[J]. 中华骨质疏松和骨矿盐疾病杂志，2017，10（5）：411-412.

[4] 中华医学会骨质疏松和骨矿盐疾病分会. 骨转换生化标志物临床应用指南 [J]. 中华骨质疏松和骨矿盐疾病杂志，2021，14（4）：321-336.

[5] Hu WW，Zhang Z，He JW，et al. Establishing reference intervals for bone turnover markers in the healthy Shanghai population and the relationship with bone mineral density in postmenopausal women[J]. Int J Endocrinol，2013，2013：513925.

42　肝癌综合治疗导致的脑垂体激素水平异常

作者：陈浩[1]，韩雪[2]（中山大学肿瘤防治中心：1.检验科；2.微创介入治疗科）

点评专家：戴淑琴（中山大学肿瘤防治中心检验科）

【概述】

免疫检查点抑制剂（ICI）现已被批准用于多种癌症类型、多种联合治疗方案，开启癌症治疗的新时代。ICI的毒性本质上来自自身免疫性，有可能影响任何器官和系统，而对内分泌系统的影响通常涉及甲状腺、垂体、肾上腺和胰腺[1]。近年来，ICI的副作用越来越受到重视，并不断被发现，人们逐渐认识到这些过程的潜在发生机制，以及制定的治疗策略成效初显。在此，报道1例少见的由ICI治疗导致的脑垂体激素水平异常升高的案例。

【案例经过】

患者，男性，50岁，因"巨块肝癌并肝内转移"入院治疗。患者的脑垂体激素结果出现异常（表42-1）。

表42-1　患者的脑垂体激素检测结果

项目	结果	单位	参考范围
卵泡刺激素（FSH）	8.32	mIU/ml	成人1.50～12.40
黄体生成素（LH）	10.11	mIU/ml	成人1.7～8.6
催乳素（PRL）	899.2	μIU/ml	86.0～390.0
人生长激素（HGH）	9.661	mg/ml	0.00～2.47
促甲状腺素（TSH）	5.921	μIU/ml	0.27～4.20

此类检测结果在肿瘤医院并不少见，许多脑肿瘤和脑转移瘤的患者均有出现以上结果的可能，然而本案例通过开单科室（非神经肿瘤科）和诊断（肝癌）可迅速排除脑肿瘤的可能。

【案例分析】

1.临床案例分析

临床医师收到检测报告反馈，首先考虑是否为脑转移瘤引起的升高？

临床表现：患者无明显不适，也未出现因长期内分泌激素过多引起的症状，如肢端肥大症、性欲减退和性功能障碍等。

辅助检查：患者1个月前脑垂体激素结果均无升高，且其他甲状腺激素（T$_3$、T$_4$、FT$_3$、FT$_4$）水平均在正常范围。

结合患者的临床表现和检查信息医师认为脑转移瘤的可能性不大，暂时无脑部MRI检查需要，应继续寻找其他引起异常的原因。

2. 检验案例分析

实验室仪器状态正常，质控在控，样本无异常情况，同时抽血的其他检验项目如血常规的平均血红蛋白体积（MCV）值、肝肿瘤标志物与之前检查结果接近，可以基本排除抽错血的可能。

那是什么原因导致的脑垂体激素异常呢？查看病例：该患者于2020年12月8日确诊为"巨块肝癌并肝内转移，门静脉血栓"，随后于2020年12月10日、31日在笔者所在医院行两期肝动脉灌注化疗（HAIC），并于2020年12月3日、13日、17日、31日在外院行HAIC联合靶向治疗、免疫治疗。此后于2021年1月1日在笔者所在医院行mFOLFOX7方案化疗，并于1月3日采用卡瑞利珠单抗（艾瑞卡）200mg治疗。此次抽血检查为免疫综合治疗前的常规监测。卡瑞利珠单抗是ICI，其靶点是免疫耐受的关键调节因子，在生理状态下可预防自身免疫。它不仅可导致抗肿瘤免疫，还可导致其他部位的自身炎症，临床表现为免疫相关不良事件（甲状腺和垂体是常见的不良反应靶器官）。然而，文献报道ICI治疗主要引起垂体炎和垂体功能减退，导致一种或多种激素缺乏。其中，CTLA-4抑制剂比PD-1抑制剂更容易引起垂体炎。在抗PD-1/PD-L1单一疗法中，垂体炎症的发生率为0.5%～1%，其中男性和年龄较大可能是危险因素。该患者并未出现激素缺乏，而是脑垂体激素出现了升高，这也是临床医师接到报告后首先怀疑脑转移瘤而不是药物因素的原因。继续查找原因，通过绘制患者整个治疗过程激素结果变化图（图42-1）发现：患者的PRL、HGH、TSH从第1次治疗（2020年12月3日，外院）后逐步升高（2020年12月11日、30日检测脑垂体激素结果），并在第5次治疗（2021年1月1日）后于2021年1月21日检查出现上述报告结果（表42-2）。

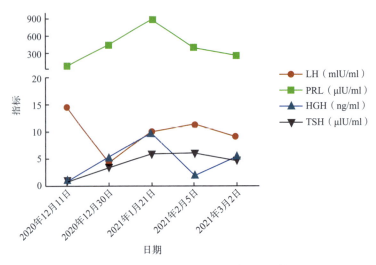

图42-1　治疗过程中患者激素结果变化情况

表 42-2　不同时间点患者激素变化情况

项目	2020年12月11日	2020年12月30日	2021年1月21日	2021年2月5日	2021年3月2日
LH（mIU/ml）	14.69	4.4	10.11	11.57	9.2
PRL（μIU/ml）	78.07	442.7	899.2	388.8	250.4
HGH（ng/ml）	0.857	5.28	9.66	2.03	5.51
TSH（μIU/ml）	0.629	3.36	5.92	6.16	4.63

　　查看资料也显示有小部分的垂体炎患者也会出现高 PRL 的情况，有文献报道在接受伊普利单抗治疗的患者中，垂体炎导致内分泌功能障碍，催乳素升高比例为 0～11%，而催乳素降低的比例为 44%～92%。因此，初步怀疑脑垂体激素升高可能是免疫治疗药物引起的。随后与临床医师进行沟通，医师也认可该结论，但由于尚未达到需要干预和药物治疗中断的地步，患者将继续完成治疗计划，但会加强对脑垂体激素的全程监测。随后的监测结果也支持了以上的观点，患者在最后一次治疗（2021年2月10日）结束 1 个月左右，PRL、HGH、TSH 出现下降，其中 PRL 恢复到正常水平（2021年3月2日）（图 42-1）。

【知识拓展】

　　（1）ICI 治疗导致的垂体疾病：其症状通常与神经压迫有关，包括头痛、恶心、呕吐、复视和视野缺损，或更常见的是继发性肾上腺功能不全，包括疲劳和恶心[2]。严重病例会出现低血压或并发症引发的肾上腺危象。最常见的情况是出现与垂体相关的激素（ACTH、TSH、FSH、LH、HGH、PRL）水平降低[3]。影像学上垂体腺增强和肿胀，可诊断为垂体炎。大多数患者可能因继发性甲状腺功能减退症（左旋甲状腺素治疗）或继发性肾上腺功能减退症（氢化可的松替代剂量治疗）需要长期补充受影响的激素。

　　（2）催乳素与自身免疫：PRL 不仅由腺垂体分泌，还由包括免疫细胞在内的许多垂体外部位分泌。高催乳素血症出现在一些非器官特异性自身免疫性疾病的活动期，如系统性红斑狼疮（SLE）和类风湿关节炎（RA），以及器官特异性自身免疫性疾病，如腹腔疾病、1 型糖尿病、艾迪生病、自身免疫性甲状腺疾病[4]。在淋巴细胞性垂体炎（LYH）患者中也经常检测到高水平的 PRL，其可能机制：一方面 PRL 的增加是继发于垂体的炎症过程，但另一方面，这种增加可能有助于增强 LYH 免疫过程的活性。PRL 在结构上与细胞色素/造血家族成员相似，在调节动物和人类的免疫反应中起着重要作用。此外，垂体和免疫细胞通过内分泌和旁分泌/自分泌机制释放 PRL 并与所有免疫和造血细胞膜上表达的特定受体（PRL-R）结合，从而对免疫系统产生影响[5]。催乳素受体（PRL-R）属于细胞色素/造血受体超家族，其家族包括 IL-2、IL-3、IL-4、IL-6、IL-7、IL-9、IL-12、IL-15 和 IFNγ 受体。因此，PRL 可能作为免疫扩张剂在局部和外周 Th1 谱相关的癌症患者的抗肿瘤反应中发挥作用。

【案例总结】

随着ICI的广泛使用，其副作用也越来越多地被人们所认识。临床上较为常见的副作用是垂体功能减退，但是本案例表现出与ICI治疗相关的脑垂体激素异常升高。与垂体功能减退可能导致的严重后果相比，脑垂体激素升高似乎不那么严重，目前也无相关的指南报道其是否影响免疫治疗或需要采取干预措施。在临床工作中也发现了多例因使用ICI后PRL、HGH升高的男性高龄患者，这些指标与接受免疫治疗患者疗效和预后的关系仍不清楚，需要后续更多的研究和追踪，希望本案例能起到抛砖引玉的作用。

【专家点评】

随着对ICI副作用的深入了解，对其监测也越来越规范。药物不良反应造成的检验结果异常也是检验工作中的难点之一。与免疫治疗常见的垂体功能减退相比，本案例是1例不常见的由免疫治疗引起脑垂体激素升高的案例，检验人员并未因该现象罕见而予以忽略，而是通过缜密分析、追根溯源，最终找到原因。在日常工作中，发现检验结果与患者的病情或与常见情况不符合时，需要及时与临床医师沟通。检验科不仅以提供准确可靠的检测结果为目的，还应负责解释和咨询工作，当对检测结果的可靠性存疑时，更应积极深入参与临床诊疗工作，包括诊治和病案讨论，让临床医师切实体会到通过分析检验数据和治疗过程来挖掘问题实质的检验专业优势，促进检验和临床共同提高，发挥检验医学在全方位、全周期健康服务中的重要作用。

参 考 文 献

[1] Bhattacharya S，Goyal A，Kaur P，et al. Anticancer drug-induced thyroid dysfunction[J]. Eur Endocrinol，2020，16（1）：32-39.

[2] Barroso-Sousa R，Barry WT，Garrido-Castro AC，et al. Incidence of endocrine dysfunction following the use of different immune checkpoint inhibitor regimens：a systematic review and meta-analysis[J]. JAMA Oncol，2018，4（2）：173-182.

[3] 中华医学会内分泌学分会免疫内分泌学组. 免疫检查点抑制剂引起的内分泌系统免疫相关不良反应专家共识（2020）[J]. 中华内分泌代谢杂志，2021，37（1）：1-16.

[4] De Bellis A，Bizzarro A，Pivonello R，et al. Prolactin and autoimmunity[J]. Pituitary，2005，8（1）：25-30.

[5] Joshi MN，Whitelaw BC，Palomar MTP，et al. Immune checkpoint inhibitor-related hypophysitis and endocrine dysfunction：clinical review[J]. Clin Endocrinol，2016，85（3）：331-339.